Christina Czeschik, Claudius Diez

Die medizinische Doktorarbeit

Zu den Autoren:

Dr. med. Christina Czeschik
ist Ärztin und Medizininformatikerin und arbeitet als Fachautorin und Beraterin für Digitalisierung im Gesundheitswesen (www.serapion.de). Weitere Bücher: "Literaturrecherche mit PubMed – Rezepte für Studenten, Doktoranden und Kliniker", "Gut gerüstet gegen Überwachung im Web – Wie Sie verschlüsselt mailen, chatten und surfen", "Medizinische Informatik kompakt", "Weniger schlecht über IT schreibenünd andere.

Prof. Dr. med. Claudius Diez
Chief Medical Officer, Acute Care Therapies, Getinge Group, hat in Würzburg studiert und promoviert (dabei entstand die erste Auflage des vorliegenden Buchs). Er arbeitete von 2001–2008 an der Martin-Luther-Universität Halle-Wittenberg (Poliklinik für Herz- und Thoraxchirurgie), anschließend im Universitätsklinikum Regensburg (Cardiothoracic Surgery), hier wurde er 2011 erfolgreich habilitiert. Zahlreiche Veröffentlichungen, u. a. im „Journal of Cardiothoracic Surgery“ und in „The Thoracic and Cardiovascular Surgeon“.

Christina Czeschik, Claudius Diez

Die medizinische Doktorarbeit

Nicht nur ein Ratgeber zum effektiven Computereinsatz

lehmanns media

Impressum

Bibliografische Information der Deutschen Nationalbibliothek
Die Deutsche Nationalbibliothek verzeichnet diese Publikation in der Deutschen Nationalbibliografie; detaillierte bibliografische Angaben sind im Internet unter http://www.dnb.de abrufbar.

7., überarbeitete und aktualisierte Auflage 2021

Helmholtzstr. 2-9
10587 Berlin

Umschlag: Jasmin Plawicki
Foto U1: Andriyko Podilnyk auf https://unsplash.com
Satz & Layout: LaTeX(Zapf Palatino) Volker Thurner, Berlin
Druck und Bindung: Totem • Inowrocław • Polen
ISBN 978-3-96543-246-8 www.lehmanns.de

Inhaltsverzeichnis

1 Einführung

Von Dr. van Helsing über Dr. Watson bis hin zu Dr. House, und vom Onkel Doktor, der in Kinderhälse schaut, bis zur Frau Doktor in der Nachbarschaft, die alle vier Wochen neue Herztabletten aufschreibt: der Beruf des Arztes ist in der öffentlichen Wahrnehmung untrennbar mit dem Doktortitel verbunden.

Tatsächlich begannen noch im Jahr 2002 etwa 80 bis 85 % aller deutschen Medizinstudenten während ihres Studiums ein Promotionsvorhaben. Fünf Jahre nach Beendigung des Studiums waren ungefähr 45 % aller jungen Ärztinnen und Ärzte promoviert. Diese Zahlen sind seitdem rückläufig. Warum? In Befragungen nennen die Studierenden eine ganze Reihe von Gründen: Die Promotion wird als irrelevant für das spätere Berufsleben wahrgenommen, und von denen, die bereits eine Dissertation angefangen haben, wird die Betreuung oft als mangelhaft empfunden. Schon 2002 sprach sich die Mehrheit der befragten Doktoranden im 5. und 6. Studienjahr für klar definierte Forschungsperioden aus (Diez et al. 2002) – ein Hinweis darauf, dass die studienbegleitende Promotion in Konflikt mit anderen Verpflichtungen wie Prüfungen, Famulaturen, PJ und Nebenjobs steht.

Gleichzeitig geriet der wissenschaftliche Wert medizinischer Doktorarbeiten in den letzten Jahren immer wieder in die Diskussion. So wird immer wieder gefordert, man solle in Deutschland dem Vorbild anderer Länder wie beispielsweise Österreich folgen: dort erhält seit 2002 jeder Arzt nach Abschluss seines Studiums den Titel „Dr. med. univ.", der äquivalent zu einem Diplom ist. Eine Dissertation ist nicht notwendig, um diesen Titel zu erlangen. Auch in angelsächsischen Ländern wird das Berufsdoktorat „M. D." schon nach erfolgreichem Abschluss des Medizinstudiums verliehen.

Die deutschen Doktoren und angehenden Doktoren der Medizin ergeben sich jedoch nicht kampflos: obwohl der europäische Wissenschaftsrat ERC den deutschen Dr. med. als prinzipiell geringerwertig einstuft als naturwissenschaftliche Promotionen in anderen Fächern, hat die Deutsche Forschungsgemeinschaft DFG durchgesetzt, dass medizinische Promotionen mit nachweislich hohem wissenschaftlichem Erkenntnisgewinn als gleichwertig betrachtet werden. Eine wissenschaftlich hochwertige medizinische Promotion bietet also im Wettbewerb um europäische Forschungsgelder weiterhin die gleichen

Chancen wie eine Promotion in anderen Fächern – vielleicht sogar bessere Chancen, da Mediziner sicher die besten Voraussetzungen dazu haben, die viel gefragte Praxisrelevanz von Grundlagenforschung in ihren Anträgen verständlich darzulegen.

Auch in der ärztlichen Karriere wirkt ein Doktortitel vor allem in Unikliniken von jeher als Türöffner. Ohne Promotion keine Habilitation – und eine Chefärztin oder ein Chefarzt ohne Professorentitel ist in deutschen Krankenhäusern, insbesondere in großen Städten und in Unikliniken sowieso, ein seltenes Tier.

Zuletzt noch der wahrscheinlich wichtigste Grund, eine Doktorarbeit zu schreiben: Bevor der Berufsalltag Einzug hält, bietet sie die vielleicht einmalige Gelegenheit, sich gründlich in ein Thema zu vertiefen, die wissenschaftliche Arbeitsweise zu lernen, und die eigene Arbeit möglicherweise auch auf Kongressen zu präsentieren und mit Fachkollegen aus aller Welt zu diskutieren. Selbst, wenn Sie Ihre wissenschaftliche Karriere danach nicht fortsetzen, erweitert der Einblick in die wissenschaftliche Welt nachhaltig Ihren Horizont: Wer einmal selbst erlebt hat, wie schwierig es ist, geeignete Patienten für eine Studie zu rekrutieren, eine saubere Zellkultur lebend über das Wochenende zu bringen oder auch der Versuchung zu widerstehen, die eigenen Messergebnisse so lange zu selektieren, bis sie statistisch signifikant werden, der liest wissenschaftliche Publikationen danach mit anderen Augen. In einer Welt, in der uns immer mehr Daten zur Verfügung stehen, um Vorhersagen zu machen und Entscheidungen zu treffen, ist es umso wichtiger, dass man die dabei eingesetzten Methoden kritisch und reflektiert beurteilen kann.

Ende der Motivationsrede – Sie wollen also eine Doktorarbeit schreiben. Welche Hürden erwarten Sie?

- Sie brauchen das richtige **Equipment**. Ein Laptop-, Notebook- oder Desktop-Computer ist mittlerweile Teil fast jedes Studierendenhaushalts und steht auch in jedem Forschungsinstitut und jeder Klinik zur Verfügung. Sie müssen sich aber möglicherweise in fremde Hard- und Software einarbeiten oder – wenn Sie Ihre eigene Ausrüstung benutzen – sich erst einmal für die für Sie richtigen Werkzeuge entscheiden. Dabei wollen wir Ihnen helfen, indem wir die wichtigsten Entscheidungskriterien besprechen.

- Sie müssen eine **Literaturrecherche** durchführen, ohne das Ziel aus den Augen zu verlieren. Ein großer Teil davon kann heutzutage elektronisch erfolgen – aber ohne den Fuß in Ihre Unibibliothek zu setzen, werden Sie die Promotion wahrscheinlich trotzdem nicht abschließen können. Wir zeigen Ihnen, wo und wie Sie in beiden Fällen am besten suchen. Ebenso wichtig wie die Recherche ist die **Verwaltung** der Literatur, sonst verlieren Sie blitzschnell die Übersicht. Auch dies kann heute am besten mit elektronischen Werkzeugen erfolgen, von denen wir Ihnen einige vorstellen werden.

- Mehr und mehr Forschungsprojekte verwenden auch Daten aus biologischen Datenbanken und beinhalten **bioinformatische Analysen**. Dieses Buch kann zwar keine vollwertige Einführung in die Bioinformatik sein, aber wir geben Ihnen so viele Basics an die Hand, dass Sie danach zumindest intelligente Fragen stellen und die Antworten im Netz suchen können.

- Sie müssen Ihre Daten wahrscheinlich auch **statistisch** auswerten. Auch wenn Sie einen Statistiker zu Rate ziehen, ist ein Grundverständnis der wichtigsten Konzepte unabdingbar, um Ihre Ergebnisse später in Ihrer Arbeit sinnvoll diskutieren zu können.

- Schließlich müssen Sie **Abbildungen** erstellen, **Formeln** setzen und – Sie haben es sicher geahnt – die Arbeit **schreiben**. Für letzteres sollten Sie ungefähr ein Drittel der Gesamtzeit der Arbeit einplanen (siehe Abbildung 1.1). Wir gehen mit Ihnen Schritt für Schritt den Aufbau einer wissenschaftlichen Arbeit durch und erklären auch, was zu tun ist, wenn die gefürchtete Schreibblockade zuschlägt. Einen kurzen Leitfaden zur Erstellung einer deutsch- oder englischsprachigen Publikation in einem Fachjournal haben wir in ein separates Kapitel gepackt, denn hier treten besondere Fragen auf, beispielsweise: Wo reiche ich das Paper ein?

- Wenn Sie die Arbeit mit unserem hoffentlich hilfreichen Beistand erfolgreich zu Ende geschrieben haben, steht als nächstes die Veröffentlichung an. Wie so oft haben Sie die Wahl zwischen traditionellen und elektronischen Methoden. Beide stellen wir kurz vor.

- Läuft es an einer Stelle nicht so, wie Sie es sich gewünscht haben? Ein Promotionsvorhaben ist ein Langstreckenlauf, und dass es zwischendurch Rückschläge gibt, ist ganz normal. Wir haben eine Auswahl von häufig auftretenden Problemen und mögliche Lösungen im Sinne eines Troubleshootings an das Ende dieses Buchs gesetzt. Nicht vergessen: Sie sind nicht allein. Generationen von Doktoranden vor Ihnen hatten mit ähnlichen Problemen zu kämpfen, und auch wenn nicht jedes Problem eine zufriedenstellende Lösung hat, so gibt es doch oft schon Erfahrungswerte und Lösungswege.

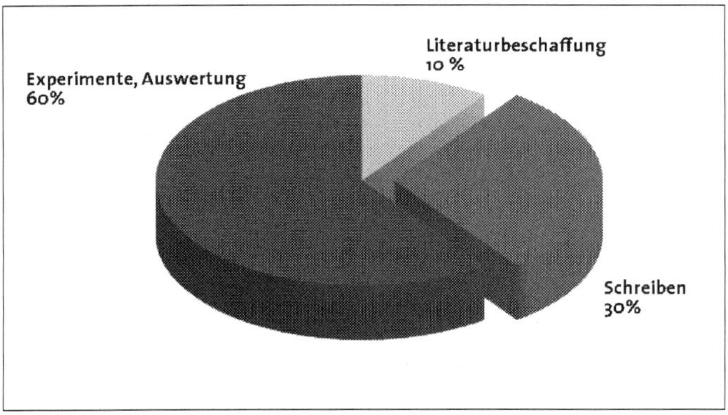

Abbildung 1.1: Zeitliche Einteilung einer Promotion. Beachten Sie, dass das Zusammenschreiben etwa ein Drittel der gesamten Zeit beansprucht.

Bevor es ernst wird, noch drei Tipps. Wenn Sie schon alles andere aus diesem Buch vergessen haben, behalten Sie diese bitte in Erinnerung:

- Keine Angst vor dem leeren Blatt – eine schlecht geschriebene Seite ist besser als eine nicht geschriebene Seite. Auf angelsächsisch: „Done is better than perfect."

- Seien Sie nett zu MTAs, Laboranten und anderen Nichtwissenschaftlern.

- Machen Sie Sicherheitskopien. Oft!

2 Die Themenwahl

Worüber wollen Sie forschen? Wenn Sie Ihre Doktorarbeit schon während des Studiums anfangen, wie sicher viele Ihrer Kommilitoninnen und Kommilitonen, ist diese Frage gar nicht so trivial zu beantworten. Wenn Sie ernsthaft über die Themenwahl nachdenken, haben Sie wahrscheinlich schon die Vorklinik mit ihren ganzen theoretischen Vorlesungen und Laborpraktika hinter sich gebracht. Sie können gut pipettieren, mutmaßen wir, wissen aber noch nicht so ganz genau, was Sie eigentlich pipettieren wollen. Oder vielleicht gehören Sie auch zu den wenigen Glücklichen, die schon vor dem Studium wussten, dass sie später mal in der Neurologie zu M. Alzheimer forschen wollen oder immer schon Kardiologe werden wollten. Damit lässt sich die Themensuche dann natürlich schon etwas eingrenzen.

Anders liegt die Schwierigkeit, wenn Sie das Studium bereits beendet haben und als Assistenzarzt arbeiten. Die Idee liegt nahe, ein Thema zu wählen, das zu Ihrem Weiterbildungsfach passt. Vielleicht hat Ihre Chefärztin auch schon ein Projekt, das darauf wartet, umgesetzt zu werden, und die dazu passenden Daten. Dann ist das Problem nicht mehr die Themenwahl, sondern im klinischen Alltag die Zeit zur Forschung zu finden.

Egal, in welcher Situation Sie sind – Sie haben in den Kerngebieten der Medizin prinzipiell drei verschiedene Arten der Dissertation zur Auswahl:

- klinisch: Erhebung und Auswertung von Patientendaten, beispielsweise im Rahmen einer klinischen Studie.
- experimentell: Erhebung und Auswertung experimenteller Daten im Labor, beispielsweise anhand von Zellkulturen, DNA-Material oder Tierversuchen.
- statistisch: Auswertung bereits vorhandener Daten.

Daneben gibt es in Grenzgebieten der Medizin noch weitere Arten von Arbeiten: Wenn Sie im Bereich der medizinischen Ethik, Medizingeschichte oder auch Gesundheitsökonomie forschen wollen, werden Sie wahrscheinlich eine theoretische Literaturarbeit anfertigen. In IT-lastigen Gebieten – wie der Radiologie oder Genetik und Bioinformatik – haben Arbeiten immer häufiger zum Ergebnis, dass Sie eine eigene Software entwickeln und programmieren.

Welche Art der Arbeit am schnellsten zum Erfolg führt, ist sehr vom konkreten Thema, der Güte der Betreuung, Ihrem eigenen Arbeitseinsatz und immer auch ein wenig von Glück und Zufall abhängig.

2.1 Statistische Arbeit

Grob vereinfacht kann man jedoch sagen, dass eine statistische Arbeit am wenigsten aufwändig ist und am schnellsten beendet werden kann, jedoch möglicherweise auch weniger wissenschaftlichen Erkenntnisgewinn bringt, was sich unter Umständen auf die Note auswirken kann. Die Note ist jedoch – darauf gehen wir weiter unten noch ein – eher unwichtig, wenn Sie nicht vorhaben, Karriere in der Wissenschaft zu machen.

In einer statistischen Arbeit haben Sie keinen Patientenkontakt und stehen nicht im Labor, sondern werten Daten aus, die bereits erhoben wurden. Eine statistische Arbeit entspricht also im Prinzip einer klinischen oder experimentellen Arbeit, bei der Sie den praktischen Teil nicht selbst übernehmen. Das ermöglicht es Ihnen jedoch, auch Themen zu bearbeiten, bei denen der praktische Teil viel zu aufwändig wäre, um ihn als medizinischer Doktorand selbst durchzuführen – beispielsweise die Beantwortung von Fragestellungen mit Hilfe der Daten großer klinischer Studien.

Sowohl experimentelle als auch klinische Arbeiten können wesentlich aufwändiger werden als statistische Arbeiten und jeweils ihre eigenen Arten von Komplikationen mit sich bringen, stellen jedoch auch eher einen realistischen Einblick in die Welt der Wissenschaft mit ihren Hoch- und Tiefpunkten dar.

2.2 Experimentelle Arbeit

Im Falle einer experimentellen Arbeit stehen Sie zunächst vor der Herausforderung, sich in das Laborequipment einzuarbeiten, in der Regel mit Hilfe der technischen Assistenten (zu denen Sie, wie wir in der Einführung schon erwähnten, möglichst gute Kontakte pflegen sollten). Ehe das erste Experiment gelingt, wird möglicherweise Ihre Frustrationstoleranz bis an ihre Grenze getestet, und selbst wenn Sie „den Dreh raus“ haben, können Experimente in jedem Stadium der Arbeit noch schief gehen.

Zudem sollten Sie mit Ergebnissen rechnen, die Ihrer ursprünglichen Arbeitshypothese (beziehungsweise der Ihres Betreuers) widersprechen. In diesem Fall fragen Sie sich oft zuerst, ob Ihre Ergebnisse überhaupt zuverlässig sind und Sie die Labortechniken richtig angewandt haben. Wenn dies der Fall ist und die unerwarteten Ergebnisse zuverlässig sind, müssen sie im Kontext der bisher veröffentlichten Studien zum Thema neu diskutiert werden. Dies kann dazu führen, dass Ihre Arbeit hinterher nur noch schwer zu publizieren ist – nur eine geringe (aber zunehmende) Zahl von wissenschaftlichen Journalen ist an Artikeln mit dem Tenor „Effekt xxx bei yyy nicht nachgewiesen" interessiert.

Andererseits können Ergebnisse, die der bisherigen Lehrmeinung widersprechen, natürlich auch überaus aufregend sein. Vielleicht haben Sie eine bahnbrechende Entdeckung gemacht?

2.3 Klinische Arbeit

Auch bei einer klinischen Arbeit müssen Sie zunächst Ihr Equipment beherrschen. Je nach Untersuchungstechniken, die Sie anwenden (oder anwenden lassen, wenn Sie beispielsweise Blutproben ins Labor schicken), sind dies aber Techniken, die Sie auch in Ihrer späteren Tätigkeit als Arzt gebrauchen können.

Je nachdem, wie die Untersuchung von Patienten organisiert ist, wird eine klinische Arbeit am ehesten Ihren Tagesablauf und möglicherweise auch Ihre Nächte und Wochenenden durcheinander werfen. Sie brauchen, um eine zuverlässige statistische Aussage zu treffen, eine ausreichend große Anzahl von Patienten, und diese Patienten werden in der Regel aus denen rekrutiert, die auf einer Station der Klinik liegen oder eine Ambulanz aufsuchen. Wann der nächste Patient aufschlägt, der in Ihre Studie passen könnte, haben Sie also nicht in der Hand – Sie müssen sich nach den Patienten richten und nicht umgekehrt. Das heißt – wie viele Probanden Sie brauchen, wie viele Sie schon haben, ob Sie jede Untersuchung selbst durchführen und was Sie ansonsten mit Ihrem Betreuer vereinbart haben, müssen Sie also unter Umständen auch nachts oder am Wochenende in die Klinik, um einen Studienpatienten zu untersuchen.

Ebenso kann die Datensammlung sich aus diesem Grund Monate oder Jahre länger hinziehen als geplant. Wenn Sie in der Zwischenzeit schon Ihr Staatsexamen abgelegt haben und ärztlich tätig sind, womöglich auch noch an einem anderen Ort als dort, wo die Studie durchgeführt wird, kann Sie das bezüglich der Datenerhebung in Schwierigkeiten bringen. Wenn Sie andererseits in der gleichen Klinik arbeiten, in der die Studie durchgeführt wird, kann eine klinische Studie auch weniger aufwändig sein, als wenn Sie beispielsweise nach Feierabend noch ins Labor müssten.

2.4 Andere Arbeiten: Ethik und Geschichte, Gesundheitsökonomie, Medizininformatik

Sowohl eine theoretische Arbeit im Bereich der Ethik, Medizingeschichte oder Gesundheitsökonomie als auch eine medizininformatische Arbeit erfordern Kenntnisse, die Sie (noch) nicht im Lehrplan eines normalen Medizinstudiengangs finden. Wenn Sie sich für einen dieser beiden Typen entscheiden, gehen wir davon aus, dass Sie besonderes persönliches Interesse an dem jeweiligen Themenfeld haben – was natürlich im besten Fall für jede Art der Doktorarbeit zutrifft, hier aber ganz besonders. Insbesondere im Fall der Medizin-IT können sich dadurch besonders interessante (und nachtdienstfreie) Karriereperspektiven auftun.

3 Das richtige Equipment

3.1 Die Basics, oder: Was will ich eigentlich?

Es muss wahrscheinlich irgendwann in den 1990er Jahren gewesen sein, als irgendwo in Deutschland zum letzten Mal eine Doktorarbeit auf einer Schreibmaschine verfasst wurde. (Nein? Sie kennen jemanden, der sich noch später dem Einsatz von Computern verweigert hat? Bitte eine Mail an uns, wir sind neugierig.)

Dass ein Computer einem das Leben in vielerlei Hinsicht leichter macht, natürlich auch beim wissenschaftlichen Arbeiten, ist mittlerweile unbestritten. Der Computereinsatz bringt aber auch neue Herausforderungen mit sich, mit denen sich Doktoranden früherer Generationen noch nicht auseinandersetzen mussten: Datensicherung und Umgang mit Abstürzen, Organisation der Verzeichnisse, Nutzung von E-Mail und Filesharing-Diensten und – als erste und wahrscheinlich auch wichtigste Herausforderung – die richtige Auswahl von Hardware und Software. Hardware, das sind alle greifbaren Bestandteile des Systems wie Laptop, Bildschirm, Festplatte, USB-Stick. Software bezeichnet die Gesamtheit der Programme inklusive Betriebssystem (Windows, Linux, MacOS). Ein wichtiger Faktor ist daneben natürlich noch die Wetware: Der Mensch, der vor dem Computer sitzt. In diesem Kapitel wollen wir uns aber nur mit Hardware und Software beschäftigen.

Bevor man einen Computerkauf plant, sollte man genau überlegen, wofür der Rechner eingesetzt werden soll. Der Anwendungsbereich und die einzusetzende Software bestimmen die Ausstattung des Rechners. Allerdings, das sei hier angemerkt, werden mittlerweile fast ausschließlich Rechner angeboten, die den Anforderungen an einen „Dissertationsrechner" entsprechen – egal, ob vom Discounter, Versandhandel oder einem der großen IT-Märkte.

Sparen kann man bei sorgfältiger Planung auch bei einem guten Fachhändler, auf die vermeintlichen Schnäppchen im Supermarkt angewiesen ist man da keinesfalls. Spart man allerdings an der falschen Stelle, droht monatelanger Frust und Ärger wegen einer klapprigen Tastatur, einer lärmenden Festplatte oder dem fehlenden Platz zum Einbau weiterer Komponenten.

Folgende Fragen sollte man sich daher stellen:

- Kommt vor allem Bürosoftware wie Textverarbeitung, Tabellenkalkulation und ggf. eine Datenbankanwendung zum Einsatz? Soll der Computer auch als Faxgerät und Telefon genutzt werden?
- Werden umfangreiche und komplexe Grafiken bearbeitet? Werden im Rahmen der Promotion z. B. immunhistochemische Bilder erstellt? Wird ein eigener Scanner benötigt (für Röntgenfilme, Abbildungen)?
- Soll der Computer auch im Multimediabereich (Video, Audio, TV) benutzt werden?
- Sollen Spiele auf dem Rechner laufen?
- Welche Zugangsart zum Internet (kabelgebunden, WLAN) ist vorhanden bzw. soll genutzt werden?
- Wird ein Drucker benötigt?
- Und natürlich die wichtigste Frage: Wie hoch ist mein Budget?

Prinzipiell hat man als Privatkunde die Auswahl zwischen zwei Computertypen: Apple (früher auch als Macintosh bekannt) und IBM-kompatiblem PC. Ein Apple-Rechner läuft per Vorinstallation immer mit Apples eigenem Betriebssystem macOS – obwohl man theoretisch auch Windows oder Linux auf einem Apple installieren kann. Bei einem IBM-kompatiblen PC hat man die Auswahl zwischen Microsoft Windows und Linux in seinen verschiedenen Ausführungen (beispielsweise Ubuntu, Mint, Fedora oder openSUSE). Apples Betriebssystem macOS auf einem IBM-kompatiblen PC zu installieren ist nicht ganz so einfach wie umgekehrt und widerspricht außerdem den AGB der Firma Apple, sodass man in Sachen Dissertationsrechner auf solcherlei Abenteuer eher verzichten sollte.

3.2 Hardware und Betriebssysteme

3.2.1 Betriebssysteme: macOS, Linux, Windows

Die Entscheidung für Hardware von Apple auf der einen Seite und IBM-kompatible PCs auf der anderen Seite bestimmt also wesentlich die Auswahl des Betriebssystems mit, und andererseits hat die Antwort auf die Frage, in welchem Betriebssystem man sich am meisten zu Hause fühlt, entscheidenden Einfluss auf die Kaufentscheidung für einen Apple oder PC. Daher werden wir in diesem Abschnitt sowohl Hardware als auch Betriebssysteme besprechen.

Sowohl Apple mit macOS (früher: Mac OS X) als auch PCs mit Linux gewinnen seit Jahren langsam aber stetig Marktanteile gegenüber PCs mit Windows. Im Frühjahr 2021 lag macOS trotz deutlichen Gewinnen in den letzten Jahren noch bei einem vergleichsweise geringen Marktanteil von 19%, Linux noch weit darunter bei etwa 2% (Daten von Statista). Trotzdem eine stramme Leistung, wenn man bedenkt, wie aggressiv Microsoft von jeher um Marktanteile gekämpft hat: Händler wurden lange Zeit gezwungen, Microsofts Software nur zusammen mit Hardware zu verkaufen, bis im Jahr 2000 ein Gericht diese Praktiken untersagte. Microsoft hatte bis dahin jahrelang Zeit, um seine Software als De-facto-Standard in Unternehmen, Behörden und bei Privatleuten zu etablieren.

Was sind also die Vorteile (und Nachteile) von macOS und Linux gegenüber Windows?

3.2.1.1 macOS Eine Studie in den USA (bereits Mitte der nuller Jahre durchgeführt) hat gezeigt, dass etwa 60 % der in kreativen Berufen tätigen Menschen einen Macintosh-Computer (also Apple) benutzen. Leider wurde nicht untersucht, ob der Computer auch tatsächlich Einfluss auf die Produktivität oder Kreativität dieser Personen hat. Apple-Rechnern sagt man eine intuitivere Bedienung und anwenderfreundlichere Software nach. Man stöpselt ein Gerät ein – und es funktioniert. Kein Ärger mit Treibern oder unbekannter Hardware. Apple stattet die Rechner mit einem umfangreichen Angebot an nötiger Software bereits ab Werk aus.

Apropos Software: Schätzungen zeigten, dass es für Apple-Rechner etwa 15.000 Programme gibt, für Windows-Rechner mehr als 60.000. Ein durchschnittlicher User benutzt weit weniger als 1 % dieser Programme. Es ist also davon auszugehen, dass es für beide Computertypen ausreichend Anwendersoftware gibt.

Ein weiterer Vorteil der Apple-Rechner soll die Stabilität des Betriebssystems macOS sein, mittlerweile als Version 11.3.1 mit dem Versionsnamen Big Sur auf dem Markt (Stand: Juni 2021). Es entsteht der Eindruck, ein Mac wirke irgendwie gelungener und alle Bestandteile passten besser zusammen als bei einem Windows-PC (Achtung: subjektive Autorenmeinung). Traditionelle Domänen der Macs sind professionelle Grafik- und Bildbearbeitung, Videoschnitt sowie Desktop-Publishing.

Zudem schneidet Apples Kundensupport in Umfragen häufig besser ab als Microsofts Support.

Macs sind bei vergleichbarer Ausstattung im Schnitt nur noch unwesentlich teurer als konventionelle PCs. Das gilt nicht nur für Desktops, sondern auch für Laptops.

Wer im Rahmen seiner Dissertation mit dem Neukauf eines Apple liebäugelt, sollte trotzdem vorher genau prüfen, ob er allen Anforderungen gerecht wird. Textverarbeitung und Tabellenkalkulation sind kein Problem, auch die Statistiksoftware SPSS läuft mittlerweile auf dem Mac (die Open-Source-Alternative R sowieso), aber wenn Ihr Institut spezielle wissenschaftliche Programme verwendet, sollten Sie sie unbedingt auf Mac-Kompatibilität prüfen, bevor sie sich einen solchen zulegen.

Eine Lösung, wenn ein benötigtes Programm nur für Windows verfügbar ist, ist die Einrichtung einer sogenannten Virtuellen Maschine auf Ihrem Mac: Ein zweites Rechnersystem, das innerhalb Ihres Macs läuft, aber von diesem weitgehend unabhängig ist, sodass sie auf ihm beispielsweise ein anderes Betriebssystem wie Windows installieren können. Auf diesem virtuellen Windows-System können Sie dann auch Windows-Software installieren. Wenn Sie es noch nie gemacht haben, ist die Einrichtung einer Virtuellen Maschine nicht unmöglich, wird Sie aber mindestens einige Stunden kosten. Nach aktuellen Anleitungen dazu googeln Sie am besten (Stichworte „Virtuelle Maschine unter macOS").

Berücksichtigen sollte man auch, dass immer noch nicht alle Universitätsrechenzentren Apple-Produkte (ausreichend) unterstützen – aber immerhin die meisten. Hier sollten Sie sich in Ihrem Rechenzentrum oder auf dessen Webseite schlau machen.

Ein großer Nachteil der Apple-Produktwelt: Wenn Probleme auftreten, ist manchmal nur schwer Hilfe vor Ort zu bekommen. Ersatzteile oder Zusatzgeräte lassen sich nicht so einfach im Kaufhaus erwerben, die Anzahl der Zulieferer ist geringer und die Preise sind meist höher. Apple hat wenig Interesse daran, den Nutzern selbst die Reparatur ihrer Geräte zu ermöglichen – vorgesehen ist, dass Geräte bei Defekten im Apple-Store oder beim autorisierten Apple-Händler zur Reparatur abgegeben werden. Zudem verpflichtet sich Apple nur, Ersatzteile für fünf Jahre nach Produktionsende zur Verfügung zu stellen. „Je nach Verfügbarkeit der Ersatzteile" gibt es gelegentlich auch welche für bis zu 7 Jahre alte Geräte, die Batterien einiger Mac-Notebooks werden für maximal 10 Jahre repariert.

Seit einigen Jahren gibt es noch eine weitere Lösung für Leute, die ihren Mac selbst reparieren wollen: Die Firma iFixit (https://eustore.ifixit.com) bietet nachgebaute Mac-Ersatzteile und auch für Macs und andere Apple-Produkte spezifische Werkzeuge. Letzteres ist notwendig, da man Apple-Produkte mit herkömmlichen Werkzeugen meist nicht einmal aufbekommt. Apple ist damit überhaupt nicht einverstanden und hat 2015 sogar die iFixit-App aus dem App-Store verbannt. Reparaturen führt iFixit selbst nicht durch, gibt aber auf alle Ersatzteile außer Akkus eine lebenslange Garantie.

An der notorisch aufwendigen Reparatur von Apple-Geräten könnte sich jedoch bald etwas ändern: Das Europaparlament hat im November 2020 für einen Gesetzesvorschlag gestimmt, der Hersteller verpflichten soll, die Kunden besser über voraussichtliche Lebensdauer und Reparaturkosten zu informieren. Dies soll die Nachhaltigkeit der Tech-Branche fördern und sogenannter geplanter Obsoleszenz entgegenwirken, also dem Phänomen, dass Geräte wegen mangelnder Reparaturmöglichkeiten oder mangelndem Support und nicht wegen tatsächlichem Verschleiß vorzeitig unbrauchbar werden.

3.2.1.2 Linux Linux ist auf IBM-kompatiblen PCs das einzige ernstzunehmende Konkurrenzprodukt für die Windows-Betriebssysteme. Während noch vor einigen Jahren Linux-Systeme eine Domäne für Hacker und Bastler waren, sind die neuesten Versionen der gängigen Linux-Distributionen wie Ubuntu oder Mint nach der Installation praktisch schon genauso arbeitsfertig wie ein Windows-System.

Trotzdem, wie oben schon erwähnt, ist die Zahl der Linux-Rechner weltweit um ein Vielfaches kleiner als die der Windows-Rechner. Dieser vermeintliche Nachteil stellt gleichzeitig einen Vorteil dar: Die Mehrheit aller Viren und Würmer, die im Internet kursieren, sind nicht mit Linux kompatibel, befallen also nur Windows-Systeme. Zudem sind Linux-User oft besonders internetaffin, mit technischem Verständnis ausgestattet und interessiert am Austausch mit anderen Usern. Wenn man also ein spezifisches Problem mit seinem Linux-System hat und nach einer Lösung googelt, findet man trotz der absolut gesehen geringeren Anzahl von Linux-Nutzern in der Regel genauso gute (oder bessere) Antworten als bei der Suche nach Lösungen für Windows-Probleme.

Noch ein nicht zu verachtender Vorteil von Linux: fast alle Distributionen für Privatnutzer sind kostenlos! Eine Übersicht über gängige Distributionen, die für Dissertationsrechner in Frage kommen, finden Sie in Tabelle 3.1. Kurz gesagt: Für Einsteiger und Windows-Umsteiger sind in erster Linie Ubuntu und Mint empfehlenswert wegen der intuitiven Benutzeroberfläche, den zahlreichen schon enthaltenen nützlichen Anwendungen (beispielsweise LibreOffice und OpenOffice, auf die wir weiter unten noch eingehen), und der vergleichsweise großen Auswahl an kompatibler Software.

Tabelle 3.1: Linux-Distributionen

Distribution	Merkmale
Debian	sehr stabil, eher für professionellen Einsatz gedacht
Ubuntu (Debian-Familie)	leicht zu benutzen, viele Büroanwendungen und Multimedia-Plugins schon enthalten, komfortables Software-Center (ähnlich wie App-Store)
Mint (Debian-Familie)	leicht zu benutzen, viele Büroanwendungen und Multimedia-Plugins schon enthalten, weniger kommerziell und besserer Datenschutz als Ubuntu
Fedora	eher für Linux-Erfahrene; im Vergleich zu Ubuntu streng unkommerziell, daher steht leider auch weniger Software zur Verfügung
OpenSUSE (Fedora-Familie)	ähnlich wie Fedora, Multimedia-Plugins müssen von Hand installiert werden

Wer erst einmal in die Linux-Welt hineinschnuppern will, ohne sich gleich eines der Linux-Systeme auf der Festplatte zu installieren, kann dazu Knoppix (http://www.knoppix.de) oder Tails (https://tails.boum.org) verwenden. Beides sind „tragbare" Linux-Systeme, die sich auf CD brennen oder auf einem USB-Stick installieren lassen. Das Betriebssystem lässt sich dann von diesem Datenträger aus starten, ohne dass man sein eigenes Betriebssystem verändern oder irgendetwas Neues auf der eigenen Festplatte installieren muss.

Knoppix bietet auch eine Version für Blinde und Sehbehinderte, während Tails den Schwerpunkt auf sichere Kommunikation und sicheres Surfen legt – beispielsweise ist der Tor-Browser für anonymes Surfen schon vorinstalliert.

Trotz aller Vorteile, die Linux bietet, muss man ehrlicherweise folgendes Fazit ziehen: Für jemanden, der beim Schreiben der Dissertation einfach möglichst wenig mit allen Computer-Angelegenheiten zu tun haben will, ist Windows immer noch das Betriebssystem der Wahl – einfach, weil es (noch) am weitesten verbreitet ist und das größte „Ökosystem" hat. Damit kommen wir zum nächsten Abschnitt:

3.2.1.3 Windows Allen Alternativen zum Trotz arbeitet immer noch die überwiegende Mehrheit (über 80%) aller Computernutzer mit einer der verschiedenen Windows-Versionen. Das aktuell weltweit am meisten verwendete Windows ist das 2009 veröffentlichte Windows 7. Seine Nachfolger waren Windows 8 (veröffentlicht 2012), Windows 8.1 (veröffentlicht 2013) und als bisher neueste Version Windows 10 (veröffentlicht 2015).

Bei jeglicher Windows-Installation muss man sich für eine Edition entscheiden. Zur Wahl stehen Home, Pro, Enterprise und verschiedene Abwandlungen von Enterprise. Für die Zwecke einer Dissertation ist die (preiswerteste) Edition Home völlig ausreichend.

Zudem besteht immer noch die Wahl zwischen der 32-bit- und 64-bit-Version von Windows. Richtig alte Prozessoren kommen nur mit der 32-bit-Version zurecht – auf allen neueren Computern (und zwar „neuer" im Sinne von „weniger als 10 Jahre alt") läuft dagegen auch ein 64-bit-Betriebssystem. Wenn Sie also die Wahl haben, sollten Sie sich für das 64-bit-System entscheiden, denn ein 32-bit-System kann nur einen begrenzten Arbeitsspeicher nutzen. Wenn Sie mehr als 4 GB zur Verfügung haben, kann nur ein 64-bit-System den gesamten Speicher ausnutzen. Mehr zum Arbeitsspeicher lesen Sie weiter unten in diesem Kapitel.

3.2.2 Desktop, Laptop, Tablet?

Bevor wir uns die Mindestanforderungen an einen Dissertationsrechner anschauen, zunächst die offensichtliche Frage: Desktop oder Laptop?

Während man früher bei einem Laptop den Zuwachs an Mobilität mit Abstrichen im Bereich der Leistung erkaufte, sind alle vollwertigen Laptops heutzutage den Anforderungen an einen Dissertationsrechner gewachsen.

Immer noch gibt es aber spezifische Vor- und Nachteile, die man mit berücksichtigen sollte, wenn man sich für oder gegen einen Laptop als Dissertationsrechner entscheidet.

Vorteile eines Laptops:

- Mobilität (Arbeit im Institut, zu Hause, Präsentation auf Kongressen)
- Wenig Platzbedarf auch im stationären Gebrauch
- Kann durch externen Monitor, Tastatur, Maus etc. ergänzt werden (siehe auch Dockingstation)

Nachteile eines Laptops:

- Weniger leicht aufzurüsten (CPU, Speicher, Festplatte, Monitor) als ein Desktop-Computer
- Reparaturen und Erweiterungen meist teurer als bei einem Desktop
- Anschaffung ebenfalls oft teurer als vergleichbare Desktop-Geräte

Näher an die Vorteile eines Desktop-Computers kommt man mit einem Laptop, wenn man eine sogenannte Dockingstation einsetzt. Dies ist ein Zubehörteil, das alle externen Anschlüsse (Netzteil, externer Monitor, externe Tastatur und Maus etc.) in sich vereint, so dass der Laptop nur noch auf die Station gesetzt werden muss und dann wie ein Desktop verwendet werden kann.

Wem auch der Laptop (Notebook) noch nicht mobil genug ist, der liebäugelt vielleicht mit der Anschaffung eines sogenannten Netbooks oder Subnotebooks oder auch eines Tablet als Dissertationsrechner.

Ein Netbook oder Subnotebook (zum Beispiel die MacBook Air-Modelle oder die IdeaPads von Lenovo) ist ein besonders kleiner und leichtgewichtiger Laptop, der sich daher besonders für den Einsatz auf Reisen eignet, beispielsweise als Präsentationsrechner für Kongresse. Als alleiniger Dissertationsrechner ist jedoch weder ein Netbook noch ein Subnotebook zu empfehlen: Anders als ein vollwertiger Laptop haben sie im Vergleich zum Desktop doch ein spürbares Leistungsmanko, insbesondere die Netbooks, die wirklich nur als Geräte zum Surfen im Netz konzipiert wurden. Besonders hochpreisige Subnotebooks kommen von der Leistung her vielleicht an einen konventionellen Laptop heran – zu einem allerdings schlechteren Preis-Leistungs-Verhältnis, wenn man das Gerät vor allem zu Hause oder im Institut einsetzen will. Zudem lässt sich sowohl bei Netbooks als auch bei Subnotebooks an der kleinen Tastatur und dem kleinen Bildschirm kaum komfortabel arbeiten. Natürlich kann man dieses Problem auch durch eine Dockingstation umgehen (siehe oben), die aber den Vorteil der Mobilität wieder zunichte macht.

Tablets haben in der Regel einen Touchscreen und keine Tastatur, sind also quasi großformatige Smartphones (mit oder ohne Mobilfunk). Zusätzlich zu einem vollwertigen Dissertationsrechner kann ein solches Gerät ganz praktisch sein, um beispielsweise auf einer Bahnfahrt wissenschaftliche Paper zu lesen. Einige Modelle kommen mit einer externen Tastatur, die angedockt werden kann, und mit entsprechenden Office-Programmen, sodass sie auch zur Textverarbeitung verwendet werden können (beispielsweise die Microsoft Surface-Modelle oder das Lenovo ThinkPad Helix). Für mehr als den gelegentlichen Einsatz auf Reisen taugen jedoch auch solche „verbesserten" Tablets nicht – es gelten die gleichen Einschränkungen für die Netbooks.

Fazit: Sowohl Netbooks als auch Tablets sind eine nette Ergänzung zum Dissertationsrechner, wenn es das Budget hergibt – jedoch kein Ersatz für einen solchen.

Wer dagegen einen vollwertigen Laptop sucht, der besonders mobil (also dünn und leicht ist), der ist mit einem sogenannten Ultrabook verschiedener Hersteller gut bedient, das aber auch entsprechend mehr kostet als ein schwerer Laptop mit gleichen Leistungsdaten.

3.2.3 Der Dissertationscomputer

3.2.3.1 Desktops Regelmäßig werden im Spätherbst und Frühsommer deutsche Haushalte mit Prospekten von Aldi, Lidl, Media-Markt und diversen anderen Ketten überhäuft, und in jedem Prospekt wird der beste und schnellste Rechner angeboten. Alle aktuellen Rechner sind zum Schreiben einer Dissertation bestens gerüstet, und wer nur gelegentlich einen Computer benutzt, kommt mit einem Gerät vom Discountermarkt gut zurecht.

Während in früheren Auflagen dieses Buchs noch Empfehlungen bezüglich der Geräteausstattung gegeben wurden, ist das mittlerweile eigentlich überflüssig. Alle aktuellen Rechner sind leistungsfähig genug, um den Anforderungen einer Dissertation gerecht zu werden. Unterschiede treten bei Details wie Geräuschentwicklung, Windows-Installation und Erweiterungsmöglichkeiten auf. Aufgrund des doch erheblichen Preisverfalls sind individuell konfigurierte Systeme vom Fachhändler meist teurer als Fertig-PCs aus dem Fachhandel oder vom Discounter.

Viele Argumente, die in früheren Jahren dafür sprachen, einen PC selbst zusammenzubauen, sind angesichts der raschen Entwicklung überholt. Komplettsysteme bieten meist die bessere Ausstattung und bringen Betriebssystem und Anwendungssoftware mit. Vorinstallierte Betriebssysteme können viel Konfigurationsärger ersparen, und bei Problemen helfen die Hersteller. Beim Kauf von Einzelkomponenten erhält man die Garantie nur auf die Bauteile und nicht auf deren korrektes Zusammenspiel.

Ein aktueller Fertig-PC von der Stange ist für die Anforderungen einer Dissertation völlig ausreichend. Auch die sogenannten Business-Reihen der großen Hersteller, die für täglichen intensiven Gebrauch konzipiert sind, sind heutzutage nicht mehr unbedingt teurer als die Home-Modelle. Wer jedoch mehr Geld investieren kann und will, möchte sich vielleicht einen besonders leisen PC zulegen. Die Geräte von Deltatronic (http://www.deltatronic.de) und MR Computertechnik (http://www.ichbinleise.de) schaffen es durch besonders innovative Kühlsysteme, das störende Lüftergeräusch zu eliminieren.

Ein weiteres Beispiel für ein System, das man nicht unbedingt braucht, aber vielleicht gern haben möchte, wenn das Geld reicht: Ein All-in-One-PC. Einst die Paradedisziplin von Apple mit dem iMac, sind All-in-One-Geräte mittlerweile bei vielen großen Herstellern wie Dell, Lenovo und HP im Programm. Alle Bestandteile wie Mainboard, Festplatte, Netzteil und so weiter sind in den Monitor integriert, wie man es vom iMac her kennt – man muss nur noch Tastatur und Maus anschließen. Bei einigen Modellen wie dem Lenovo A740 ist der Bildschirm zusätzlich ein Touchscreen – für die, die es mögen und sich nicht an Fettfingern auf dem Display stören. Auch ein All-in-One-PC ist zwar zu unhandlich, um ihn mal eben unter den Arm zu klemmen und mit ins Institut zu nehmen – allerdings kann man ein solches System mit einem Gewicht von durchschnittlich 5 kg beispielsweise zum Saubermachen auch mal woanders hinstellen, was bei den 15 bis 20 kg, die ein herkömmlicher Desktop (ohne Monitor) auf die Waage bringt, gar nicht so einfach ist.

Ein weiterer Weg, um Gewicht und Platz zu sparen, zu einem günstigeren Preis als mit All-in-One-PCs, sind die sogenannten Mini- oder Micro-PCs, die in etwa die Maße einer großen Pralinenschachtel haben. Diese haben außerdem im Vergleich zu All-in-One-PCs den Vorteil, dass der Monitor austauschbar bleibt. Mini-PCs sind beispielsweise der Mac mini von Apple oder die OptiPlex-Reihe von Dell.

Sowohl All-in-One-PCs als auch Mini- und Micro-PCs sind jedoch in der Regel schwieriger mit neuen Bauteilen aufzurüsten als normale Desktop-PCs. Mini-PCs sind zudem leistungsschwächer – zwar für Textverarbeitung und andere Office-Anwendungen ausreichend, aber beispielsweise bei Verarbeitung großer Grafikdateien manchmal doch dem Desktop-Rechner merklich unterlegen.

3.2.3.2 Laptops (Notebooks) Laptops gibt es in allen Größen und Geschmacksrichtungen. Die beiden Extreme des Spektrums sind einerseits die großen und schweren All-in-one-Geräte, die mehr auf Leistung und reichhaltige Ausstattung getrimmt werden, andererseits kleine oben bereits besprochenen Subnotebooks und Netbooks, die sich durch geringeres Gewicht und kleinere Displays auszeichnen. Laufwerke sind bei den kleineren Geräten oft als periphere Geräte erhältlich, um das Gewicht gering zu halten. Auch die Schnittstellenausstattung fällt meist magerer aus. Wie oben bereits besprochen, sind diese kleinen Geräte als alleinige Dissertationsrechner meist kaum zu gebrauchen, können auf Reisen (beispielsweise als Präsentationsrechner für Kongresse) aber nützlich sein.

Was soll nun ein Laptop für Dissertationszwecke mitbringen? Sie werden das Gerät während der Doktorarbeit lange und intensiv nutzen und möglicherweise auch über die Promotion hinaus. Deshalb sollten Sie beim Kauf gründlich über die Komponenten und Ausstattungsdetails nachdenken. Nachträgliche Änderungen oder der Kauf weiterer Komponenten können bei Laptops schnell teuer werden.

Brauchbare Laptops mit einem guten Bildschirm, angenehmer und schreibfreundlicher Tastatur, leisem Lüfter, langlebigem Akku, niedrigem Gewicht, üppiger Ausstattung mit Schnittstellen, guten Service- und Garantiebedingungen und nicht zuletzt akzeptablem Preis sind leider schwer zu finden. Angesichts eines kaum zu überblickenden Marktes, eines knappen Geldbeutels und ständiger Zeitnot greifen die meisten Studenten dann doch zu einem Gerät vom Elektronikmarkt und sind nach einiger Zeit häufig enttäuscht.

Die wichtigsten Komponenten eines Laptops sind für Schreibarbeiten im Rahmen einer Promotion:

- Bildschirm,
- Tastatur,
- Ergonomie,
- Akkulaufzeit und nicht zuletzt
- Servicequalität.

Die Qualität eines Displays kann man schwer messen oder in wenigen Zahlenwerten ausdrücken. Die oft angeführten Auflösungswerte sagen zunächst nicht viel, und die Helligkeitswerte (in Candela/m^2) stimmen bei Überprüfungen oft nicht. Für Arbeiten in Innenräumen gelten 100 cd/m^2 als ausreichend, in der Nähe von Fenstern oder draußen im Schatten sind schon 120 bis 160 cd/m^2 nötig. Die meisten Anwender empfinden Helligkeiten um die 150 cd/m^2 als angenehm. Die angegebenen Messwerte werden Ihnen in der Regel nur beim Fachhändler oder in guten Testzeitschriften verraten. Eine Zeitlang waren vor allem bei Laptops für den privaten Gebrauch Spiegeldisplays (TrueLife, CrystalBrite, FineBright, ColorShine, Glare, BrightView usw.) im Trend, die aber wegen der störenden Reflexionen bei

Kunden wenig beliebt waren. Viele schafften mit Anti-Spiegel-Folien Abhilfe. Es sollte also immer noch darauf geachtet werden, dass der Laptop kein spiegelndes Display hat, weil dieses vor allem die Arbeit bei Sonneneinstrahlung und natürlich draußen erheblich erschwert.

Wie sich Tastatur und Touchpad anfühlen, muss man selbst ausprobieren – hier helfen keine Testberichte im Netz weiter. Individuelle Vorlieben spielen dabei eine große Rolle. Sind die Tasten ausreichend groß bemessen, ist die »ENTER«-Taste gut erreichbar, wo liegt der Druckpunkt? Fühlen sich die Handballenauflagen angenehm an? Auch die Anordung der Schnittstellen kann das Arbeiten erleichtern – oder mit der Zeit nervig werden. Letzteres kann mit einer sogenannten Dockingstation gelöst werden. Das ist ein Zubehörteil, das alle externen Anschlüsse wie Netzteil, externen Monitor, externe Tastatur und Maus in sich vereint, so dass der Laptop nur noch auf die Station gesetzt werden muss und dann wie ein Desktop verwendet werden kann.

Vertrauen Sie den Herstellerangaben bezüglich des Gewichts nicht blind. Oft erfolgen die Angaben ohne eingebauten Akku oder Festplatte, und das Netzteil wird in der Regel gar nicht berücksichtigt.

Die Angaben der Hersteller bezüglich der Akkulaufzeit sind meist nur grobe Richtwerte. Es existiert keine Industrienorm, die die Akkulaufzeit in Abhängigkeit von der Bildschirmhelligkeit misst. Logisch ist natürlich, dass hellere Displays mehr Strom benötigen als dunklere. Schnelle Prozessoren und separate Grafikchips treiben den Stromverbrauch ebenfalls in die Höhe. Mit einem neuen Akku halten auch preiswerte Laptops im sogenannten Office-Betrieb (Textverarbeitung und ähnliches, keine energiefressenden Videos oder Spiele) um die zehn Stunden durch. Wer häufig reist, sollte auch darauf achten, ob die Hersteller so genannte Hochleistungsakkus anbieten, die bei akzeptablem Gewicht die Laufzeit meist deutlich verlängern.

Hinsichtlich der Prozessoren muss man eigentlich keine Empfehlungen mehr abgeben: Selbst die Sparklasse (AMD Sempron, Intel Celeron) hat genügend Rechenleistung für eine Dissertation. In der oberen Preisklasse sind mittlerweile schon Prozessoren mit vier, sechs oder acht Kernen im Einsatz. Für die meisten Anwendungen im Rahmen einer Doktorarbeit reichen zwei Kerne („Dual Core") aber aus. (Kerne sind die im Prozessor untergebrachten Einheiten, die die tatsächliche Rechenarbeit übernehmen.) Wenn man rechenaufwändige Videobearbeitung oder ähnliches machen will oder muss, ist man mit vier Kernen („Quad Core") oder mehr jedoch besser bedient. Auch acht Kerne werden schon angeboten, die aber nicht unbedingt doppelt so leistungsfähig sind wie vier Kerne, wenn sie sich andere Ressourcen teilen müssen (sodass ein Kern gelegentlich „warten muss"). Die meisten in Anwender-Computern verbauten Prozessoren sind von Intel und AMD. Die Bezeichnungen sind überwiegend phantasievoll und unverständlich und es lohnt sich für den normalen Anwender kaum, tiefer in diese Materie einzusteigen.

Bei Festplatten zählen für den Anwender – sofern er seinen PC nicht selbst zusammenbaut – in erster Linie zwei Merkmale:

- Wie groß ist die Kapazität?
- Handelt es sich um eine konventionelle HDD oder eine SSD (Solid State Drive)?

Weitere Merkmale wie Drehzahl – die konventionelle Festplatte ist ja eine rotierende Scheibe – und mittlere Zugriffszeit sind im normalen Betrieb der Festplatte weniger wichtig.

Die Kapazität der Festplatten im Handel steigt stetig. Aktuell (Stand Juni 2021) werden Platten mit bis zu 16 TB Speicher angeboten – das entspricht circa 16 000 GB oder 16 Millionen MB. Auch ein bis zwei TB sind für die meisten Arten von Dissertationen ausreichend. Wenn Sie allerdings mit riesigen Datenmengen arbeiten – beispielsweise Sequenzierdaten – dann müssen Sie sich gegebenenfalls eine zusätzliche Festplatte anschaffen, die über den USB-Anschluss mit dem Computer verbunden werden kann. Der aktuelle Kurs für eine externe Festplatte mit einer Kapazität von 1 TB ist etwa 40 bis 60 EUR, für eine 8-TB-Festplatte muss man 200 bis 300 EUR anlegen.

Bei den SSD handelt es sich um elektronische Speichermedien – im Gegensatz zu den herkömmlichen Festplatten, die immer noch magnetisch speichern. Zudem gibt es in SSD keine rotierende Platte, sodass die ganze Konstruktion weniger störanfällig gegenüber Stößen ist. Das ist besonders wichtig bei einem Laptop, der häufig durch die Gegend getragen wird. Auch das übliche Festplattengeräusch entfällt bei einer SSD. Die Zugriffszeit ist merklich geringer, daher bootet ein Laptop mit einer SSD deutlich schneller als einer mit einer herkömmlichen Festplatte. Dafür muss man für SSD allerdings (bisher noch) mehr Geld hinlegen als für eine herkömmliche Festplatte.

Auch externe Festplatten gibt es als SSD, allerdings ist dies noch ein Nischenmarkt. Die Kapazitäten der SSD sind noch nicht so hoch wie die der herkömmlichen Festplatten und die Preise sind deutlich höher. Außerdem fällt einer der Hauptvorteile weg, wenn man die SSD nur als externen Speicher nutzt, nämlich der beschleunigte Bootvorgang.

3.2.4 Wo kauft man einen Computer?

Gegenfrage: Soll es denn ein neuer oder ein gebrauchter sein?

Für neue Computer gibt es eine Vielzahl von Quellen: Der alljährliche Run auf die Rechner beim Lebensmitteldiscounter ist bekannt – daneben gibt es aber noch kleine Fachhändler und größere Ketten sowohl vor Ort als auch im Internet. (Und natürlich Fachhändler, bei denen alle notwendigen Komponenten erworben werden können, aber sich selbst einen Rechner zusammenzuschrauben liegt wohl im Interesse der wenigsten Doktoranden.) Auch einige Markenhersteller selbst haben eigene Online-Shops: Hier sind vor allem Apple (http://www.apple.com/de) und Dell (http://www.dell.de) zu nennen.

Ein empfehlenswerter Online-Shop ist Cyberport (http://www.cyberport.de), und auch auf Amazon (http://www.amazon.de) ist die Auswahl an Rechnern groß. Amazon hat dabei den Vorteil, dass man auch auf dem Amazon Marketplace suchen kann und dort möglicherweise einen (fast) neuen Rechner, beispielsweise ein Ausstellungsstück, zu einem deutlich vergünstigten Preis bekommt (aber mehr zu gebrauchten Rechnern weiter unten in diesem Kapitel).

Tabelle 3.2 zeigt eine Übersicht von Online-Versandhändlern (die z. T. auch Ladengeschäfte vor Ort haben.)

Tabelle 3.2: Online-Versandhändler für Computer und Computer-Zubehör

Firma	URL	Bemerkung
Amazon	www.amazon.de	Eine Vielzahl von anderen Händlern ist außerdem über den Amazon Marketplace zu finden (wird automatisch mit durchsucht).
Cyberport	www.cyberport.de	Mehrere Ladengeschäfte in Deutschland und Österreich.
SNOGARD	www.snogard.de	Ladengeschäfte in Frechen und Köln.
SCHIWI-Service	www.schiwi.de	Ladengeschäft in Hamburg-Winterhude.
ALTERNATE	www.alternate.de	Mit Outlet-Angeboten (generalüberholt etc.), Ladengeschäft in Linden (Hessen).
PC-Spezialist	www.pc-spezialist.de	Mit über 340 Partnern in Deutschland; bietet bei den Partnern auch Kaufberatung für Hard- und Software an.

Trotz der großen Auswahl online: Man sollte nur dann im Internet bestellen, wenn man genau weiß, was man will. Sonst kommt möglicherweise der neue Rechner an und man ist über das Gewicht oder die Qualität der Tastatur enttäuscht.

Bedenken Sie auch, dass Versandkosten ein angebliches Schnäppchen schnell in die gleiche Preisklasse katapultieren, die auch normale Fachhändler anbieten.

Und: Wenn es irgendwie möglich ist, bezahlen Sie auf Rechnung oder per PayPal (http://www.paypal.de). Vor allem die etwas altmodische Bezahlung per Nachnahme kann mit Schwierigkeiten behaftet sein, wenn der Fahrer beispielsweise kein Wechselgeld dabei hat.

Viele deutsche Käufer gehen aber immer noch den klassischen Weg und kaufen den Rechner im Laden. Obwohl mittlerweile viele Kaufhäuser und Lebensmitteldiscounter Rechner anbieten, kann man diese nicht nach den eigenen Wünschen konfigurieren lassen und ausprobieren. Oft ist aber gerade das Gespräch mit gut geschulten Verkäufern und Technikern bei der Auswahl der Komponenten hilfreich. Wer unbedingt ein individuelles System erwerben will, dem bleibt also der Weg zum Fachhändler. Dort kann man definieren, welches Gehäuse, welcher Prozessor usw. eingebaut werden soll. Der Monitor kann ebenfalls ausprobiert werden. Kleine Zusatzwünsche wie WLAN-Karte, ZIP-Laufwerk oder ein passender Drucker werden meistens sofort mit eingebaut oder mit verkauft. Meist bekommt man dadurch ein ausgewogenes System, das auf die persönlichen Wünsche abgestimmt ist. Der Weg zum Fachhändler ist nicht unbedingt teurer, denn es gibt ausreichend Sparpotenziale bei den Komponenten. Dafür kann man aber in hochwertigere Bauteile investieren, die einem wichtig erscheinen und mit denen mehrere Jahre problemlos gearbeitet werden kann. Allerdings ist der Aufwand auch größer, als einfach ein Paket im Laden mitzunehmen. Bei Problemen ist ein persönlicher Ansprechpartner vorhanden – ein nicht zu unterschätzender Vorteil.

In den letzten beiden Jahren hat sich auch der Handel mit Gebrauchtgeräten einen festen Platz erobert. Mehrere Millionen ausrangierte PCs wechseln jedes Jahr den Besitzer oder werden als Zweit-, Dritt- oder Viertgerät genutzt. Neben den Online-Kleinanzeigen (siehe Tabelle 3.3) werden Computer natürlich auch bei Ebay ge- und verkauft. Die Qualität der erworbenen Produkte reicht dabei vom preiswerten Schnäppchen bis hin zu wertlosem Computerschrott (der ersteigerte »Originalkarton« ist auch schon mal leer, wie die c't zu berichten wusste).

Tabelle 3.3: Quellen für gebrauchte Computer und andere Hardware

Kleinanzeigen	Auktionen	Händler
www.ebay-kleinanzeigen.de	www.ebay.de	www.lapstore.de
www.quoka.de	www.hood.de	Amazon Marketplace auf www.amazon.de (neu & gebraucht)
Nachbarschaftsportale wie www.nebenan.de		www.markenpc.de

Bei etablierten Händlern von Gebraucht-PCs wie beispielsweise Lapstore handelt es sich um seriöse Geschäftspartner, die den gebrauchten PC natürlich auch umtauschen, wenn sich nach Lieferung doch herausstellen sollte, dass er nicht der Artikelbeschreibung entspricht. Zudem können Sie bei Lapstore auch gebrauchte Computer individuell zusammenstellen – beispielsweise noch ein größeres Netzteil, eine größere Festplatte oder mehr Arbeitsspeicher einbauen lassen. Ein guter Deal sind oft auch sogenannte Demo- oder Ausstellungsstücke, die nicht wirklich in Gebrauch gewesen sind, aber trotzdem nicht als neu gelten und daher im Vergleich zum Neugerät deutlich billiger sind.

Wenn Sie dagegen einen gebrauchten PC von einer Privatperson kaufen, sei es per Kleinanzeige oder Auktion, sind Sie in jeder Hinsicht auf sich selbst gestellt. Es gibt hier keine gesetzliche Gewährleistung, und der Verkäufer wird natürlich in aller Regel keinen Support leisten. Auf gar keinen Fall sollte man hier Vorkasse leisten und sich die Ware zusenden lassen. Sicherer ist die Selbstabholung bzw. beim Versand die Zahlung per Paypal.

3.2.5 Der Monitor – die wichtigste Komponente

Bei dieser Überschrift werden Sie sich vielleicht fragen, warum denn der Monitor das wichtigste Utensil bei einem Computersystem sein soll. Sind nicht Prozessorleistung und Grafikkarte viel wichtiger?

Gut – ohne Prozessor und Grafikkarte werden Sie auch nicht arbeiten können. Aber: Ihre Augen schauen stundenlang auf den Bildschirm (zumal, wenn die Abgabe näherrückt…), und nicht wenige Betrachter bekommen angesichts eines flimmernden und unscharfen Bildes Kopfschmerzen und tränende Augen. Ein guter Monitor hält außerdem meist mehrere Prozessorgenerationen lang – soll heißen, dass man auch nach der Anschaffung eines neuen Rechners den alten Monitor noch getrost nutzen kann. Ein guter Monitor ist mehr wert als der neueste und schnellste Prozessor!

3.2.5.1 Technik: LCD, LED & Co. Noch nie waren Monitore so günstig wie heute. Während die vor einigen Jahren noch weit verbreiteten Röhrenbildschirme (CRT) mittlerweile den Weg alles Sterblichen gegangen sind, dominieren nun andere kryptische Kürzel den Markt: LCD, TFT, LED, OLED. Was ist was?

Zuerst einmal: Alle dieser modernen Bildschirme sind deutlich flacher und leichter als ihre Vorgänger, die Röhrenbildschirme. Während letztere schon mal den halben Schreibtisch einnahmen, lassen Flachbildschirme sich z.B. auch gut an die Wand hängen und auf ihrem Standfuß komfortabel neigen und verschieben.

LCD und TFT bezeichnen die gleiche Technik, nämlich den Flüssigkristallbildschirm. Ein LED-Display funktioniert ähnlich, nur dass die Beleuchtung, die beim LCD-Bildschirm von herkömmlichen Leuchtstoffröhren von den Rändern des Bildschirms her geliefert wird, hier aus LEDs (Leuchtdioden) kommt. Die Vorteile des LED-Bildschirms: Er ist energiesparender und seine Farben sind leuchtender, das Schwarz ist schwärzer. Somit werden bessere Kontraste erreicht.

LED-Bildschirme lassen sich noch einmal unterteilen, in Edge-LED und Full-LED. Bei ersterem sind die LEDs nur am Rand des Bildschirms angeordnet, wie die Leuchtstoffröhren beim herkömmlichen LCD-Bildschirm. Bei Full-LED dagegen befinden sie sich hinter der Bildschirmfläche. Hier können noch tiefere Schwarzwerte erreicht werden, da zur Darstellung von Schwarz die entsprechenden Dioden einfach ausgeschaltet werden können. Durch diese Technik werden die Bildschirme allerdings wieder etwas dicker im Vergleich zu Edge-LED (und teurer).

Einen Vorteil gegenüber den Flachbildschirmen hatten die alten Röhren allerdings bis vor kurzem noch: Sie hatten kürzere Reaktionszeiten. Das wird für Sie, falls Sie kein Profi-Gamer sind, kaum ins Gewicht fallen, und außerdem holen die Flachbildschirme auf: Mittlerweile gibt es OLED-Monitore, die zuvor nur in Smartphones verbaut wurden, auch in großen Monitoren. Diese OLEDs arbeiten mit organischen Komponenten und haben wiederum kürzere Reaktionszeiten und einen noch geringeren Energieverbrauch und leuchtendere Farben als die anderen Flachbildschirmtypen.

Die Reaktionszeiten sollten auch bei Flachbildschirmen nicht über 10 bis 15 Millisekunden liegen. Als Bildwiederholfrequenz genügen 60 Hz – anders als beim alten Röhrenbildschirm, bei dem das Bild zeilenweise aufgebaut wurde, wird die Bildwiederholung bei modernen Bildschirmen weniger leicht als anstrengendes Flimmern wahrgenommen. Die Leuchtkraft sollte bei mindestens 100 cd/m^2 in Innenräumen liegen, am Fenster auch bei 120 bis 160 cd/m^2, was aber praktisch jeder moderne Monitor schafft.

3.2.5.2 Größe und Format Die Größe von Monitoren wird immer als Bildschirmdiagonale angegeben, damit man nicht zwei Maße (Länge und Breite) vergleichen muss – und zwar, ungewohnterweise, in Zoll. Es gibt heutzutage kaum noch kleinere Bildschirme als 19 Zoll.

Da Sie im Zuge Ihrer Arbeit sicher auch mal mehrere Fenster offen haben wollen, beispielsweise Word mit Ihrem Manuskript, eine Tabellenkalkulation mit den Messwerten, zwei oder drei PDFs mit weiterführender Literatur, ist zu empfehlen: Nehmen Sie den größten Bildschirm, der auf Ihren Schreibtisch passt. Dies wird in der Regel maximal ein 27-Zoll-Monitor sein (das entspricht ca. 63 cm Bildschirmdiagonale). Je größer der Monitor ist, desto leichter fällt es auch, Fotos und Videos vergrößert zu betrachten, um Einzelheiten zu studieren.

Es gibt Monitore im klassischen 4:3-Format (wie ein alter Fernseher), aber immer häufiger vor allem im 16:9-Format, also Breitbild. Letzteres ist auch geeignet, um Videos in Full-HD anzuschauen, und auch nützlich, um beispielsweise mehrere Dokumente nebeneinander zu öffnen.

3.2.5.3 Andere Aspekte bei der Kaufentscheidung Eine konkrete Kaufempfehlung geben wir an dieser Stelle nicht, denn sie wäre nächsten Monat wahrscheinlich schon wieder veraltet. Wer Rechner und Display separat kaufen will, sollte vorher einige Testberichte lesen – beispielsweise von Stiftung Warentest oder der Computer-Fachzeitschrift c't. Beide liefern exzellente Berichte und erleichtern die Kaufentscheidung.

Die wichtigste Empfehlung für den Kauf ist: Lassen Sie sich das gewünschte Gerät vorführen. Probieren Sie verschiedene Auflösungen aus, spielen Sie Helligkeit und Kontrast durch. Achten Sie auf die Schärfe des Bildes. Schärfe bedeutet, dass die Übergänge benachbarter Bildpunkte unterschiedlicher Helligkeit möglichst schmal dargestellt werden. Sind Geometriefehler zu beobachten?

Fragen Sie immer nach den Garantiebedingungen des Herstellers, manche bieten sogar drei Jahre Garantie und einen Vor-Ort-Service. Werfen Sie niemals die Originalverpackung weg, beim Rücktransport ist sie die sicherste Verpackung. Fragen Sie immer, wer die Versandkosten übernimmt, denn ein Monitorversand mit UPS kann ins Geld gehen.

Lassen Sie sich auch bei ungeduldigen Händlern nicht aus der Ruhe bringen. Nicht Sie wollen was von ihm, sondern er von Ihnen. Wenn Sie das Gefühl haben, dass Kompetenz und Service unbefriedigend sind, sollten Sie einen anderen Händler aufsuchen. Viele Händler führen das gewünschte Gerät nicht vor und führen als Argument an, dass das originalverpackte Gerät gleich gut sei. Aber: Auch Monitore innerhalb einer Bauserie des gleichen Fabrikats unterliegen individuellen Schwankungen.

Lassen Sie sich die Bedienung des Bildschirms genau erklären, man merkt dann recht schnell, ob ein Gerät komfortabel zu bedienen ist oder nicht.

Achten Sie auf das TCO-Symbol, mit dem ein Monitor nach

Wichtig ist auch die Blickwinkelabhängigkeit der Bilder. Betrachtet man die Bilder auf dem Bildschirm von schräg oben oder von der Seite, ändern sich Kontrast und Farbsättigung.

Testen Sie beim Kauf auch die Stabilität des Bildschirmfußes. Das Display sollte nicht beim geringsten Stoß umfallen.

3.2.5.4 Anschlüsse: VGA, DVI, HDMI Mittlerweile haben praktisch alle neuen Bildschirme neben dem alten VGA-Anschluss auch einen DVI-Anschluss und einen HDMI-Anschluss. Wenn Sie auch an Ihrem Computer alle drei Anschlüsse haben, dann schließen Sie den Monitor über DVI oder HDMI an. Wenn aus irgendeinem Grund der Rechner weit entfernt vom Monitor stehen muss oder wenn Sie auch ein Audio-Signal übertragen wollen, ist HDMI vorzuziehen (hier leidet das Signal weniger, wenn das Kabel lang ist).

Schließen Sie ihren Monitor, wenn es irgendwie anders geht, nicht über VGA an, denn hier muss ein digitales Signal zuerst ein ein analoges umgewandelt werden. Es leiden dabei Qualität und Auflösung.

Bei Apple- und Dell-Rechnern gibt es auch einen sogenannten DisplayPort-Anschluss. Dieser überträgt ebenfalls digital und ist daher mit DVI und HDMI vergleichbar.

Moderne Grafikkarten unterstützen übrigens auch den Anschluss von zwei Monitoren. Wenn Sie also viel mit Bildern arbeiten oder generell ungern Fenster schließen und noch Geld und Schreibtischplatz übrig haben, kann ein zweiter Monitor eine sinnvolle Ergänzung sein.

3.2.6 Drucken – mit Laser oder Tinte?

Wer eine Dissertation schreibt, braucht eigentlich immer auch einen Drucker. Selbst, wenn alles andere digital geht – wenn Sie Ihren Text einfach mal ausdrucken und Korrektur lesen, werden Ihnen dabei Dinge auffallen, die Sie am Bildschirm einfach nicht gesehen haben.

Es hat sich während der letzten Jahre ein regelrechter Preiskampf der verschiedenen Hersteller entwickelt, und in immer schnelleren Abständen werden vermeintlich neue Modelle auf den Markt gebracht, die jedoch in Wahrheit keine wesentlichen technischen Änderungen enthalten.

Die erste Frage, die man sich stellen sollte: Tintenstrahl- oder Laserdrucker?

(Es gibt zwar noch eine dritte Variante, den Nadeldrucker, der immer noch in vielen Arztpraxen seinen Dienst tut. Er ist allerdings langsam, teuer und macht ordentlich Krach – sein einziger Vorteil ist, dass man mit ihm Durchschläge von Formularen erzeugen kann. Für eine Doktorarbeit ist er keine sinnvolle Anschaffung.)

3.2.6.1 Die Technik Tintenstrahldruck nutzt zwei verschiedene technische Lösungen, um das Druckbild zu erzeugen. Beim thermischen Tintendruck (Bubble-Jet-Druck) ist Hitze nötig, um mit winzigen Blasen, so genannten bubbles, der verdampfenden Flüssigkeit die Tintentröpfchen aus sehr dünnen Düsen zu pressen. Beim Piezo-Druckkopf werden die Tröpfchen durch den gleichnamigen Druckkopf auf das Papier gepumpt. Meist wirken etliche (bis einige hundert) Düsen zusammen, um ein Druckbild zu erzeugen. Während beim Bubble-Jet-Druck meist Druckkopf und Tintentank eine Einheit bilden, besitzt ein Piezo-Drucker einen separaten Tank, was hilft, Nachfüllkosten zu sparen. Eine weniger schöne Entwicklung haben einige Hersteller in Bezug auf ihre Tintentanks und Druckköpfe durchgemacht: Um Anbietern von billigerer Tinte und billigeren Druckköpfen den Zugang zum Markt zu verwehren, bauen immer mehr Hersteller Chips auf die Tintentanks und Druckköpfe, sodass der Drucker ein „Original“ erkennt und eine Nachahmung ablehnen kann. Auch eine Baueinheit von Tintenpatrone und Druckkopf ist üblich geworden. Bei preiswerten Laserdruckern zeigen sich einige Hersteller zudem ausgesprochen knauserig mit der Tonerkapazität bei Neugeräten, das heißt, die mitgelieferte Patrone ist nur zur Hälfte gefüllt und bedruckt dementsprechend auch weniger Seiten.

Laserdrucker dagegen nutzen Lichtstrahlen, um auf einer lichtempfindlichen Trommel ein Abbild der Druckseite zu erzeugen. Nach elektrostatischer Aufladung der Trommel wird anschließend mit einem Laserstrahl (daher der Name) die Trommel entladen. Die nicht vom Laser überstrichenen Areale ziehen den Toner, ein feines schwarzes Pulver, an, der anschließend auf Papier mittels Hitze fixiert wird. Bunte Laserbilder zu erzeugen, ist mit einem technischen Mehraufwand verbunden, daher kosten Farblaser auch meist deutlich mehr. Die Preise sind aber in den letzten Jahren in interessante Regionen gefallen.

Die Entscheidung für einen Tintenstrahl- oder Laserdrucker hängt von folgenden Faktoren ab: Was und wieviel will ich drucken? Habe ich einen Mac oder einen PC? Kann ich für meine Promotion auch einen Drucker in Klinik oder Labor nutzen?

Oft geht man zunächst davon aus, dass man vielleicht mal einen Brief schreibt, die Urlaubsfotos ausdrucken will, Folien für einen Vortrag oder das Formular für die Steuererklärung ausdruckt. Daher entscheidet man sich zunächst für einen preiswerten Tintenstrahler und stellt dann nach allzu kurzer Zeit fest, dass eine Farbpatronenfüllung fast dem Anschaffungspreis des Druckers entspricht. Im Jahr 2006 stellte das amerikanische Magazin Gizmodo in einem Test fest, dass die Druckertinte einiger Hersteller doppelt so teuer wie die entsprechende Menge einer Blutkonserve ist. Daran scheint sich in der Zwischenzeit kaum etwas geändert zu haben. Abhilfe können hier jedoch unter Umständen die Patronen von Fremdherstellern schaffen, sofern die Originalpatronen nicht wie oben beschrieben mit einem Chip gesichert sind.

Allerdings betreiben mittlerweile nicht nur Hersteller von Tintenstrahlern, sondern auch von Laserdruckern eine unfaire Preispolitik. Da werden Drucker zu Spottpreisen auf den Markt gebracht und horrende Preise für Verbrauchsmaterialien verlangt. Für eine Dissertation in abgabereifer Qualität kommen allerdings fast nur Laserdrucker in Frage, die mittlerweile ab 100 € zu haben sind und bei mehreren tausend Euro im High-End-Bereich enden. Selbst mit einem Billig-Laser lassen sich Texte in makelloser Qualität zu Papier bringen, Strichzeichnungen und Abbildungen sind meistens scharf und sauber zu sehen, und der Seitenpreis bewegt sich bei einigen wenigen Cent.

Tintenstrahler weisen bauartbedingt ein weiteres Risiko auf, das Laserdrucker nicht kennen. Bei längerer Nichtbenutzung trocknen die Tintendüsen ein, und dieses Problem lässt sich nur durch den Kauf neuer Farbpatronen lösen. Trocknet gar ein Piezo-Druckkopf ein, hilft meist nur der Austausch in der Servicewerkstatt des Herstellers. Die Kosten können dann leicht bis zu 100 € inkl. der Werkstattkosten betragen.

3.2.6.2 Vergleich Tintenstrahl- und Laserdrucker Vor- und Nachteile von Tintenstrahl- und Laserdruckern sind in Tabelle 3.4 zusammengefasst.

Tabelle 3.4: Vor- und Nachteile von Tintenstrahl- und Laserdruckern

Tintenstrahldrucker	**Laserdrucker**
preiswerter Einstieg	meist lange Lebensdauer
meist wartungsintensiv	geringer Wartungsaufwand
Fotos und Folien (Spezialpapier) können einfach bedruckt werden	meist lange Lebensdauer
hohe Druckqualität nur mit teuren Modellen und Spezialpapier	hohe Druckqualität bei Schwarz-Weiß-Texten
kein Vorheizen nötig	Vorheizzeit notwendig, höherer Energieverbrauch
teure Verbrauchsmaterialien	teure Verbrauchsmaterialien

Generell starten die Druckkosten pro Seite (den Anschaffungspreis des Druckers nicht mit eingerechnet) bei 2,5 Cent bei Laserdruckern und bei 6 Cent bei Tintenstrahldruckern.

Ein sehr gutes Werkzeug, um Drucker hinsichtlich ihrer Anschaffungskosten und Kosten pro Seite zu vergleichen, ist www.druckkosten.de. Hier kann auch angegeben werden, wieviel und welche Arten von Dokumenten man druckt und ob man ein Gerät mit oder ohne Zusatzfunktionen wie beispielsweise Scanner sucht. Aktuelle Testergebnisse findet man außerdem unter www.pcwelt.de, www.chip.de oder bei der Stiftung Warentest (www.test.de).

In der Nähe von praktisch jeder Uni bieten auch professionelle Copyshops ihre Dienstleistungen. Dort kann man die fertige Arbeit auf Datenträger (CD, USB-Stick, SD-Card) mitbringen und auf einem Profidrucker inklusive farbiger Abbildungen ausdrucken lassen. Manche dieser Studios erwarten allerdings aufgrund ihrer technischen Ausstattung die Arbeit im PostScript-Format oder als PDF-Datei, um die Arbeit problemlos verarbeiten zu können. Es empfiehlt sich daher immer, vorher nach den Modalitäten zu fragen.

3.2.6.3 All-in-one-Geräte: Scannen, Drucken, Faxen und Kopieren Sowohl Tintenstrahler als auch Laserdrucker gibt es mittlerweile als All-in-One-Geräte, die auch scannen und kopieren können. Zudem haben diese Geräte meist Anschlüsse für verschiedene Speichermedien (USB-Stick, SD-Karte) und sprechen fließend WLAN, sodass man sie nicht mehr mit einem Kabel an den Rechner anschließen muss und zum Teil sogar ohne den Rechner bedienen kann. Beispielsweise kann man Dokumente scannen und das Gerät legt diese selbständig auf einem Server im WLAN oder auf einem eingesteckten USB-Stick ab.

Die Kopierfunktion ist überaus nützlich, wenn man beispielsweise mit der Uni-Bürokratie zu tun hat. Das Scannen erweist sich ebenfalls als nützlich, weil es analoge und digitale Welt verbindet – so kann man beispielsweise Abbildungen digitalisieren oder eigene Handzeichnungen einscannen.

Bezüglich der Druckfunktion sind die gleichen Aspekte zu beachten wie oben erklärt. Beim Scannen sollte man darauf achten, dass ein Dokumenteneinzug vorhanden ist, sodass man die Vorlagen, wenn man einen ganzen Stapel von Dokumenten einscannen will, nicht immer von Hand wechseln muss.

Die Faxfunktion wird heutzutage im Zeitalter von E-Mail wohl kaum noch gebraucht, kann aber bei Bedarf ebenfalls mit einem Allround-Gerät realisiert werden.

3.3 DSL & Co. – der Weg nach draußen

Ein moderner PC ist internettauglich ausgestattet. Waren bis noch bis vor ein paar Jahren die Verbindung mit der Außenwelt über ein analoges oder ein ISDN-Modem Standard, so ist heutzutage auch zu Hause DSL üblich.

Man unterscheidet zunächst ADSL (asymmetrisch) von SDSL (symmetrisch) – bei ADSL ist die Uploadrate anders als die Downloadrate, bei SDSL sind beide gleich. Eine Ergänzung zu beiden ist die neueste Variante VDSL (V für "very high data rate") mit einer Datenübertragungsrate von bis zu 50 Mbit/s (bei asymmetrischer Technik nur für den Download). Für VDSL wird jedoch eine Glasfaserverbindung zumindest bis in die Nachbarschaft benötigt.

Der Nachfolger von VDSL wird wohl Glasfaser sein, abgekürzt auch als FTTH (Fiber to the home). Deutschland ist aber im internationalen Vergleich bekannt dafür, dass der Glasfaser-Ausbau nur sehr schwerfällig vonstatten geht. Böse Zungen sagen auch: Die Bandbreiten, die wir in Deutschland zur Verfügung haben, gelten in anderen Ländern als „offline".

Die größten DSL-Anbieter sind zur Zeit die Telekom, O2, Unitymedia, Vodafone und 1&1. Bevor man sich für einen Anbieter entscheidet, muss man zunächst die Verfügbarkeit am eigenen Wohnort testen. Hierfür stehen meist Online-Formulare auf der Homepage des Anbieters zur Verfügung.

Preislich variieren die Anbieter etwas, aber aufgrund des harten Wettbewerbs nur geringfügig. Mittlerweile bieten eine ganze Reihe von Anbietern auch monatlich kündbare Verträge an, die natürlich teurer sind als solche, bei denen man sich für ein oder zwei Jahre festlegt.

Bei praktisch allen Verträgen ist ein Festnetz-Telefonanschluss inklusive. Das bedeutet auch, dass der Anschluss nicht billiger wird, wenn man nur DSL möchte, weil man beispielsweise schon Festnetz hat oder nur das Handy nutzt.

Als mögliche Alternative steht – entsprechender Netzausbau vorausgesetzt – auch der rein mobile Anschluss zur Verfügung. Nachdem die großen Mobilfunknetzbetreiber UMTS (3G, *Universal Mobile Telecommunications System*, mit einer Bandbreite von bis zu 42 Mbit/s mit HSPA+, sonst max. 384 kbit/s) nach und nach abschalten und stattdessen mindestens LTE (4G, *Long Term Evolution*, bis zu 1200 Mbit/s) nahezu flächendeckend zur Verfügung steht, kann der Weg nach draußen auch vollständig kabellos erfolgen. Dank der „Tarife ohne Datenlimit" zu durchaus erschwinglichen Kosten, allerdings bleibt der Nachteil der höheren Latenz, d. h. die Datenpakete sind im Durchschnitt bei einer LTE-Verbindung doppelt so lang unterwegs im Vergleich zu (V)DSL. Gerade bei Videokonferenzen ein nicht zu unterschätzender Nachteil.

Bei Abschluss eines Vertrages wird einem dann ein Router mit Installationsanleitung zugeschickt, der an die Telefondose angeschlossen wird. Anders als in den Frühzeiten des Internets ist es heutzutage natürlich kein Problem mehr, gleichzeitig zu telefonieren und online zu sein – das Festnetz-Telefon wird dann seinerseits in den Router eingestöpselt. Der Router kommuniziert mit dem Computer und anderen Geräten per WLAN. Wenn man eine besonders zuverlässige Internetverbindung möchte (beispielsweise für die Videotelefonie) kann man den Computer auch mit einem LAN-Kabel an den Router anschließen.

Bei der heutzutage weitverbreiteten Nutzung von WLAN ist zu beachten, dass potenziell jeder darauf Zugriff hat. Beim sogenannten „War Driving" fahren beispielsweise Personen mit nicht immer guten Absichten mit einem WLAN-Empfänger durch die Straßen einer Stadt und protokollieren, wo sich welches WLAN befindet und wie es gesichert ist. Es sollte darauf geachtet werden, dass WLAN mit dem (schon etwas älteren, aber immer noch als sicher geltenden) Standard WPA2 gesichert ist. Zudem sollte man sich nicht auf das Passwort verlassen, das für den ersten Zugriff direkt auf dem Router aufgedruckt ist, sondern es selbst ändern in eines, das möglichst lang ist und Zahlen und Sonderzeichen enthält. Man kann dazu beispielsweise einen Satz aus einem wenig bekannten Buch nehmen – auf diese Art bleibt das Passwort (oder der Passsatz) immer noch gut zu merken.

Weitere nützliche und anschauliche Hinweise zur Internetsicherheit finden Sie in dem Buch „Gut gerüstet gegen Überwachung im Web – Wie Sie verschlüsselt mailen, chatten und surfen".

3.4 Datensicherung vor Ort und in der Cloud

Dieser Punkt ist enorm wichtig.

Ich habe schon erlebt, wie die Festplatte eines Rechners kaputt ging und alle Daten verloren waren. Das lange Gesicht meines Freundes wurde immer länger, als ich ihm sagte, dass da nicht mehr viel zu holen sei. Alle Rohdaten und die halbe Arbeit weg, der Frust war groß. Solche Fälle sind leider auch mit modernen Rechnern gar nicht so selten, der Rechner braucht bloß mal um- oder herunterzufallen. Zum Glück gibt es mittlerweile sehr preiswerte Backup-Lösungen.

Alle modernen Rechner besitzen USB-Schnittstellen, und USB-Sticks mit hohen Speicherkapazitäten werden immer billiger. Zur Zeit kostet ein Stick mit 32 GB schon weniger als 10 €, und es sind auch schon Sticks mit 1 TB zu haben. Viele sind auch als Schlüsselanhänger konzipiert, sodass man sie immer dabei haben kann.

Weniger handlich, aber noch aufnahmefähiger sind externe Festplatte, die ebenfalls über USB an den Computer angeschlossen werden können. Eine Festplatte mit 1 TB kostet zur Zeit um die 50 €, 6 TB kosten etwa 150 €. Um die Größen anschaulich zu machen: Auf 1 TB kann man etwa 150 Stunden Filme in HD-Qualität speichern.

Sowohl bei USB-Sticks als auch bei Festplatten geht die Übertragung der Daten am schnellsten, wenn sowohl Betriebssystem als auch jeweiliges Medium den aktuellen Standard USB 3.0 unterstützen.

Da die Speichermedien so handlich und preiswert sind, empfiehlt es sich, gleich mehrere Sicherheitskopien zu haben. Mindestens eine davon sollte auch außerhalb der eigenen Wohnung gelagert werden (ein „Offsite-Backup" im IT-Sprech), falls es tatsächlich mal brennt oder eingebrochen wird – beispielsweise bei Verwandten oder Freunden. Dann aber daran denken, die Sicherheitskopie regelmäßig zu aktualisieren – wenn sie erst mal drei Monate alt ist, nützt sie im Ernstfall kaum etwas.

Generell sollte man es sich zur Angewohnheit machen, nach jeder Arbeitssitzung eine Sicherheitskopie anzufertigen. Wenn man sich einmal daran gewöhnt hat, vergisst man es auch nicht mehr. Dabei kann man beispielsweise USB-Stick und externe Festplatte im Wechsel benutzen, sodass selbst im schlimmsten Fall – wenn der Computer kaputt- und der USB-Stick verlorengeht – die letzte verfügbare Sicherheitskopie nicht älter als zwei Tage ist.

Wenn man im heimischen Netzwerk einen Server oder eine andere Speichermöglichkeit hat, sollte man diese zusätzlich natürlich auch nutzen.

Wenn Sie mit sensiblen Daten umgehen, beispielsweise mit Patientendaten, ist es sinnvoll, das Speichermedium zu verschlüsseln. Das gilt übrigens auch für die interne Festplatte des Computers – das ist den meisten Nutzern aber zu umständlich und auch etwas komplizierter zu bewerkstelligen, wenn das Betriebssystem bereits installiert ist.

Einen USB-Stick oder eine externe Festplatte zu verschlüsseln ist dagegen relativ einfach: Man kann dazu beispielsweise VeraCrypt (http://veracrypt.codeplex.com) benutzen.

Nach der Installation wählt man „Create New Volume...“ (siehe Abbildung 3.1).

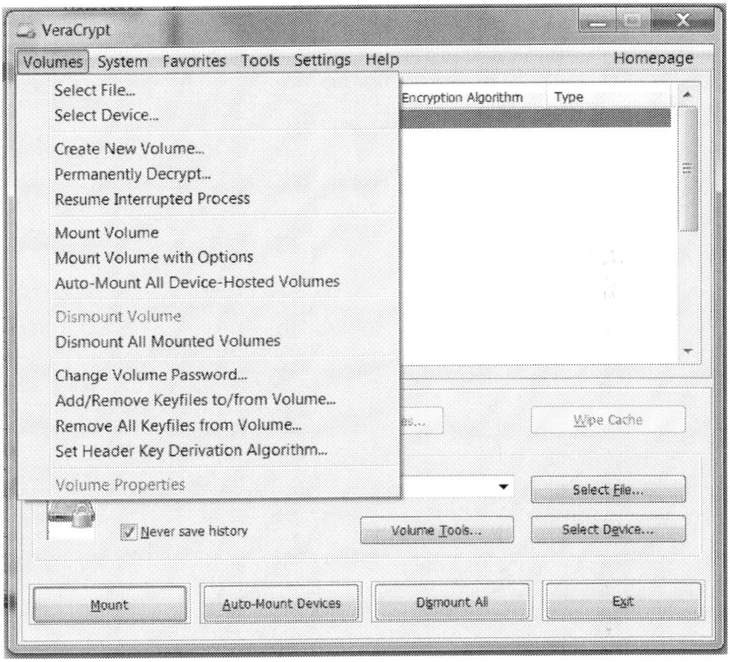

Abbildung 3.1: Neues verschlüsseltes Volume anlegen mit VeraCrypt.

Als nächstes wird man gefragt, ob man man einen „file container“ oder „non-system partition/drive“ erstellen möchte (siehe Abbildung 3.2). Um einen ganzen Datenträger zu verschlüsseln, müsste man eigentlich letzteres machen, aber für den normalen Gebrauch genügt es erst einmal, wenn man auf dem USB-Stick einen verschlüsselten Container erstellt.

Als Dateiname und Dateierweiterung kann man alles wählen: von „mein-veracrypt-archiv.vc“ über „wettervorhersage.august“ bis hin zu „liesmich.txt“. (Man sollte aber sein eigenes Gedächtnis nicht überschätzen, was den Inhalt von kryptisch benannten Dateien und Verzeichnissen betrifft.)

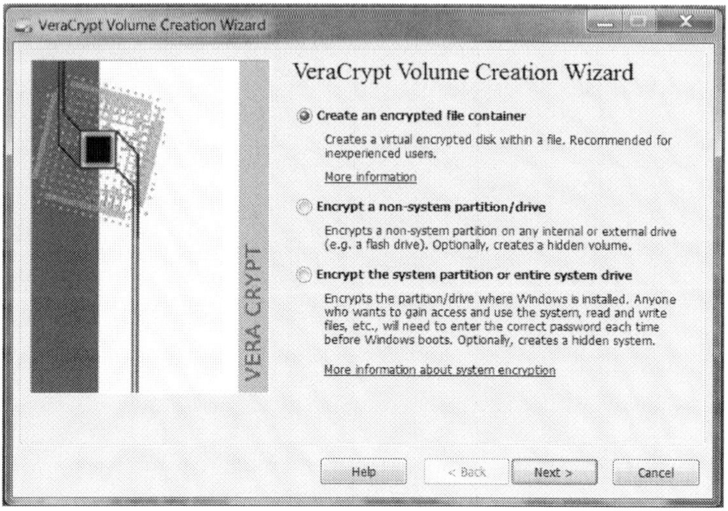

Abbildung 3.2: Verschlüsselten Container in VeraCrypt erstellen.

VeraCrypt fragt daraufhin ein paar Einstellungen ab – hier kann man ruhig bei den Standardeinstellungen bleiben. Außerdem will VeraCrypt die Gesamtgröße des Containers wissen. Diese können Sie im Nachhinein nicht verändern, ohne die Dateien umzukopieren, also wählen Sie den Container besser eher groß! Schließlich muss man ein Passwort eingeben. Ein gutes Passwort, wie weiter oben schon erwähnt, ist lang und enthält Zahlen und Sonderzeichen, kann aber trotzdem gut zu merken sein, wenn man einen ganzen Satz konstruiert (auch dazu mehr im Buch „Gut gerüstet gegen Überwachung im Web").

Zugänglich macht man den Container, um Daten hineinzukopieren oder auf sie zuzugreifen, indem man zuerst die Datei des Containers mit der Schaltfläche „Select File..." auswählt und dann „Mount" (siehe Abbildung 3 .1). Hier wird dann wieder das Passwort abgefragt, und dann wird die Datei geöffnet. Für den Benutzer sieht sie nun so aus, als sei sie ein Verzeichnis, und kann auch genauso benutzt werden.

Es sei an dieser Stelle darauf hingewiesen, dass die Backuplösungen keinen sicheren Schutz vor Schäden durch Viren bieten – im Gegenteil: Wer regelmäßig über einen USB-Stick mit anderen Computern (Computerpool, Laborrechner etc.) in Verbindung steht, sollte auch zum Schutze der anderen Benutzer darauf achten, seinen Computer virenfrei zu halten. Trotzdem ist es aber ein Vorteil, wenn man bei einer Infektion des eigenen Rechners dann noch irgendwo eine externe Festplatte oder einen Stick mit einer „gesunden" Sicherheitskopie liegen hat. Bevor man die an den infizierten Rechner anschließt, sollte aber sichergestellt sein, dass das Virus eliminiert wurde.

Eine sehr komfortable Alternative zur Sicherung auf ein externes Medium wie Festplatte oder USB-Stick sind Cloudspeicher. Der am weitesten verbreitete Cloudspeicher-Dienst ist wohl Google Drive. Bekannt sind auch Dropbox und Microsoft OneDrive.

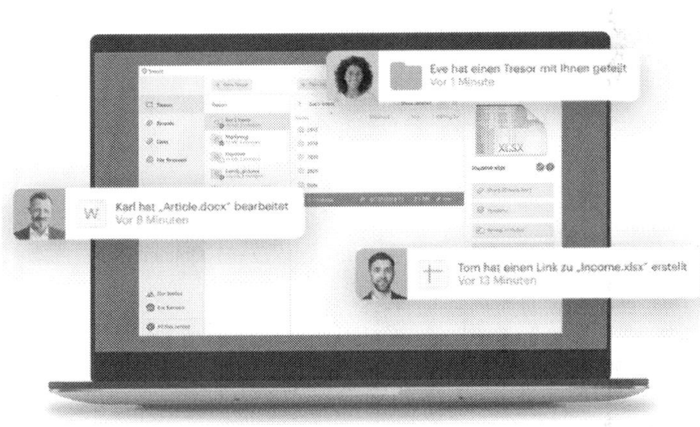
Eve hat einen Tresor mit Ihnen geteilt
Vor 1 Minute
XLSX
Karl hat „Article.docx" bearbeitet
Vor 8 Minuten
Tom hat einen Link zu „Income.xlsx" erstellt
Vor 13 Minuten

Abbildung 3.3: Quelle: Screenshot von https://www.tresorit.com (Stand 09.06.2021)

Aus Datenschutzgründen eher zu empfehlen sind aber verschlüsselte Dienste von unabhängigen Anbietern wie Tresorit (gehostet in der Schweiz, https://www.tresorit.com). Tresorit kann als App oder Webanwendung auf mehreren Geräten im Hintergrund laufen und synchronisiert dort automatisch die Daten. Das heißt, sie können unterwegs auf Ihrem Laptop an Ihrem Manuskript arbeiten und haben den aktuellsten Stand dann sofort auf dem Desktop-Rechner verfügbar, wenn Sie wieder zu Hause sind. Wenn eine Festplatte kaputt geht oder es anderweitig zu Datenverlust kommt, können Sie das Verzeichnis sofort wieder aus der verschlüsselten Cloud zurückholen.

Nützlich sind Tresorit und andere Cloudspeicher-Dienste auch für die Zusammenarbeit mit mehreren Personen, denn es können auf diese Weise auch komfortabel Dateien geteilt werden. Wenn Dateien zu groß für den E-Mail-Versand werden, sind Cloudspeicher oft die einzige Möglichkeit der Zusammenarbeit, wenn man nicht gerade einen USB-Stick mit der Schneckenpost versenden will.

4 Schreiben, rechnen, mailen – die Software

Welche Art von Software Sie genau benötigen, hängt davon ab, welche Art von Arbeit Sie schreiben. Prinzipiell werden Sie aber zumindest um eine Office-Suite sowie einen Internet-Browser und einen E-Mail-Client nicht herumkommen. Auch, wenn letztere auf Ihrem System schon voreingestellt sind, lohnt es sich, zumindest einmal über Alternativen nachzudenken. Mehr dazu weiter unten in diesem Kapitel.

Andere Software, etwa zur Grafikbearbeitung oder Statistik, ist nicht bei jeder Doktorarbeit vonnöten, aber bei vielen. Auch hier werden wir die gängigen Lösungen kurz vorstellen.

Zu jedem Programm auch die Benutzung zu erklären, würde den Rahmen dieses Buches sprengen (und auch schnell veralten). Im Netz gibt es hierzu ausführliche und aktuelle Ressourcen. Zumindest für die Office-Suiten werden wir jedoch einen kurzen Leitfaden zur Benutzung geben.

4.1 Nicht nur Textverarbeitung: Office-Suiten

Klar: Wer seine Ergebnisse zu Papier bringen möchte, benötigt ein Programm zur Texterfassung und -bearbeitung. Wenn einfache statistische Berechnungen durchgeführt oder Übersichten erstellt werden sollen, hilft eine Tabellenkalkulation weiter, und wenn man seine Ergebnisse auf einem Kongress oder bei der Disputation vorstellen will, kommt man um eine Präsentationssoftware nicht herum.

All diese Programme – und noch weitere nützliche Anwendungen – sind den sogenannten Office-Suiten verschiedener Anbieter zu einem Paket zusammengefasst.

Für welches Produkt man sich entscheidet, ist eine Frage der persönlichen Vorliebe, des Geldbeutels, des Betriebssystems und auch des vorherrschenden Systems in der Forschungseinrichtung. Denn: So sehr sich die Kompatibilität der verschiedenen Systeme mittlerweile verbessert hat, so ist es doch immer noch fast unmöglich, eine Textdatei mit Formatierungen und gegebenenfalls auch Abbildungen von einem Format ins andere zu konvertieren, ohne dass man sie hinterher noch mal von Hand überarbeiten muss. Abbildungen verrutschen, Seitennummerierungen werden nicht erkannt, Schriftarten sind nicht verfügbar und Felder, die aus Literaturverwaltungsprogrammen (siehe Kapitel 6) eingefügt wurden, geraten aus den Fugen. Zuweilen passiert dies sogar, wenn unterschiedliche Versionen des gleichen Programms im Gebrauch sind.

Aus diesem Grund empfiehlt es sich, die Auswahl auf die drei größten Office-Suiten zu beschränken: Microsoft Office, LibreOffice (oder das verwandte OpenOffice) und Microsoft Office for Mac. Da letzteres nur die an das Mac-Betriebssystem angepasste Variante von Microsoft Office ist, beschränkt sich die Auswahl dabei effektiv auf zwei Systeme.

Microsoft Office hat dabei mit großem Abstand den größten Marktanteil – je nach Studie mindestens 80%. Es ist jedoch nur für die Betriebssysteme Windows und macOS verfügbar (sowie die entsprechenden mobilen Versionen). Der Konkurrent LibreOffice ist mit allen drei verbreiteten Betriebssystemen kompatibel: Linux, Windows und macOS. Das heißt, wenn Sie Linux nutzen (siehe dazu auch den Abschnitt über Betriebssysteme), ist die Entscheidung für Sie eigentlich schon gefallen – dann können Sie höchstens noch zwischen LibreOffice und weniger verbreiteten Varianten wie OpenOffice (mehr dazu weiter unten) wählen.

Wenn Sie dagegen Windows oder macOS benutzen, steht es Ihnen frei, ob Sie Microsoft Office oder LibreOffice einsetzen wollen. Die Funktionsumfänge beider Suiten sind im Großen und Ganzen ähnlich. Sie sollten die Entscheidung daher davon abhängig machen, welches System in Ihrem Umfeld verbreiteter ist. Wenn in Ihrem Institut mit Linux gearbeitet wird, können Sie mit LibreOffice wahrscheinlich unkomplizierter Dateien mit Ihren Kollegen und Ihrem Betreuer austauschen – wenn Microsoft Office vorherrscht, machen Sie sich das Leben einfacher, wenn Sie ebenfalls Microsoft Office verwenden.

Der Kauf eines Fachbuchs kann helfen, die einzelnen Programmteile besser einsetzen zu können. Die Funktionsumfänge sind mittlerweile so riesig geworden, dass nicht alles intuitiv klar wird. Auch im Internet gibt es viele nützliche Kurse, z.B. von der US-amerikanischen Goodwill Community Foundation (http://www.gcflearnfree.org), von Microsoft selbst („Schulungen“ unter https://support.office.com), von der LibreOffice-Community (https://de.libreoffice.org/get-help/documentation) und – wenn Sie Zeit haben und es besonders anschaulich mögen – auch als Videos auf YouTube (auf https://www.youtube.com nach dem jeweiligen Programm und ggf.

der speziellen Fragestellung und „tutorial", „Kurs" oder „Anleitung" suchen).

Im Folgenden werden wir die großen Office-Suiten kurz vorstellen.

4.1.1 Microsoft Office für Windows

Dank ausgeklügelter Verkaufsstrategien konnte Bill Gates sein Betriebssystem Windows schon vor vielen Jahren als Standard etablieren und damit den Weg für weitere Produkte aus dem Hause Microsoft ebnen. So verwundert es nicht, dass Microsoft Word nach wie vor als Standard auf dem Gebiet der (privaten) Textverarbeitung gilt. Die allermeisten Rechner in Forschungsinstituten und Kliniken stellen entweder das gesamte Office-Paket oder zumindest einzelne Programme daraus zur Verfügung.

Die einzelnen Anwendungen des aktuellen Office 2019 (Stand Juni 2021) enthalten sogenannte Ribbons (Multifunktionsleisten). Jedes Ribbon enthält die Schaltflächen, die der Anwender gerade für eine bestimmte Aufgabe braucht, etwa für das Schreiben von Texten oder für die Gestaltung des Layouts. Diese ändern sich auch kontextabhängig, das heißt, wenn beispielsweise gerade eine Grafik oder eine Tabelle in ein Word-Dokument eingefügt wurde, werden die entsprechenden Ribbons in der Menüleiste vorgeschlagen.

In Word, dem Textverarbeitungsprogramm von Office, lassen sich auch eingebettete Bilddateien bearbeiten, ohne dass man dazu unbedingt ein Bildbearbeitungsprogramm öffnen muss (obwohl das bei ausgedehnteren Änderungen noch empfehlenswert ist). Die Rechtschreibprüfung spricht auch eine Vielzahl von anderen Sprachen neben Deutsch (und Deutsch in einer deutschen, österreichischen, schweizerischen, luxemburgischen und liechtensteinischen Variante). Auch eine Konversion in PDF ist nun auch aus Word heraus möglich.

Mit Hilfe der mitgelieferten Formatvorlagen lassen sich Überschriften verschiedener Level, Fließtexte, Hervorhebungen etc. formatieren. Eigene Formatvorlagen können erstellt und aus dem Netz heruntergeladen werden.

Die intelligente Hilfefunktion zeigt bereits die gewünschten Menüpunkte an, wenn man eine bestimmte Funktion sucht, und erlaubt auch die Internetsuche in Wikipedia (für letzteres ist natürlich ein Internetzugang notwendig).

Excel ist ebenfalls mittlerweile ein sehr mächtiges Werkzeug und bietet schnelle Layoutmöglichkeiten. Auch die 3D-Fähigkeiten sind vielfältiger geworden. Zum Rechnen stehen nach wie vor eine Vielzahl an mathematischen Funktionen zur Verfügung. Nützlich sind für viele Zwecke auch die sogenannten Filter-Funktionen.

PowerPoint bietet viele nützliche, vorgefertigte Diagrammelemente und spielt in der Regel gut mit den anderen Office-Komponenten zusammen. Die wichtige Funktion »Änderungen nachverfolgen« aus Excel und Word ist in PowerPoint aber leider immer noch nicht verfügbar.

Die Office-Version „Home & Student" mit Word, Excel, PowerPoint und OneNote (einem synchronisierbaren Notizbuch, in dem auch gezeichnet werden kann), ist für die Zwecke einer Doktorarbeit i.d.R. völlig ausreichend. Die aktuelle Version 2019 ist als „Home & Student" zur Zeit schon für um die 12 € als Download mit Product Key zu haben (Stand Juni 2021). Die Kompatibilität mit anderen Office-Suiten ist in neueren Versionen in der Regel besser, so dass es sich lohnen kann, in die aktuellste Version zu investieren. Es gibt außerdem den Dienst Office 365 – hier kann der Nutzer oder Abonnent auf seine ausgewählte Kombination von Office-Diensten in der Cloud zugreifen und ortsunabhängig in seinen Dokumenten arbeiten, die auf Microsoft-Servern und nicht lokal auf der Festplatte gespeichert werden. Unklar ist bisher, ob diese Speicherung DSGVO-konform ist, so dass man zumindest bei solchen Arbeiten, in denen Patientendaten verarbeitet werden, auf diese Cloud-Lösung verzichten und ein herkömmliches Office verwenden sollte.

Seit einigen Jahren bietet Microsoft auch einen Cloud-Synchronisationsdienst, früher unter dem Namen SkyDrive, seit 2014 als OneDrive. Wenn man ein Microsoft-Konto hat, stellt OneDrive einem einen Ordner zur Verfügung, der wie ein lokaler Ordner benutzt werden kann, aber mit der Microsoft-Cloud synchronisiert wird. Mittlerweile läuft in dieser Cloud auch ein einfaches Office, das sogenannte Office Online, mit dem dann beispielsweise Powerpoint-Präsentationen betrachtet werden können, selbst wenn auf dem betreffenden Rechner kein Powerpoint installiert ist.

Microsoft sagt übrigens selbst, dass es die Inhalte der OneDrive-Ordner seiner Kunden durchsucht, um illegale Inhalte ausfindig zu machen. Die Vertraulichkeit ist hier also nicht gewährleistet (was für praktisch jeden Cloud-Dienst gilt), so dass auch hier keine vertraulichen Daten wie beispielsweise Patientendaten über OneDrive synchronisiert werden sollten. Für eine sichere Alternative, siehe Tresorit am Ende des vorigen Kapitels.

4.1.2 Microsoft Office für macOS

Office für macOS teilt sich einen Großteil des Quellcodes und viele Funktionen mit der Windows-Version von Office. Es wurde jedoch an die Benutzeroberfläche von macOS angepasst und nutzt einige Bestandteile von macOS, die es nur hier gibt, beispielsweise die Skriptsprache AppleScript.

Andererseits gibt es Bestandteile von Office für Windows, die unter macOS nicht zur Verfügung stehen: Die Datenbank Access (die jedoch in der weiter oben empfohlenen Version „Home & Student" ohnehin nicht enthalten ist), Unterstützung für das offene ODF-Dateiformat und die Unterstützung für Sprachen, die von rechts nach links geschrieben werden wie Hebräisch und Arabisch (die zugegebenermaßen in der typischen medizinischen Doktorarbeit eher selten Anwendung finden).

Auch konkret in Word fehlen in der macOS-Version einige Funktionen wie „Öffnen und Reparieren", das Einbetten von Schriftarten oder die intelligente Suche.

Insgesamt ist, wenn man sich einmal für macOS entschieden hat, Microsoft Office aber eine gute Wahl auch für dieses Betriebssystem, da es, wie weiter oben bereits erklärt, de facto den Standard unter den Office-Suiten darstellt. Es ist millionenfach getestet und bereitet dem Nutzer beim Austausch mit Dateien mit anderen Nutzern in der Regel von allen Suiten die geringsten Kopfschmerzen.

4.1.3 LibreOffice (und OpenOffice) für Windows, Linux, macOS

Die wechselvolle Geschichte von LibreOffice und seinen Vorgängern beginnt 1985 in einer Lüneburger Garage: Dort entwickelte Marco Börries die Textverarbeitung StarWriter als Alternative zu den Produkten von Microsoft. Nach und nach baute er StarWriter zur kompletten Office-Suite aus. StarOffice wurde das weltweit erste Office-Paket, das auf mehreren Betriebssystemen eingesetzt werden konnte.

1999 wurde die Entwicklerfirma von StarOffice, Star Division, an Sun Microsystems verkauft. Sun gab den Quellcode von StarOffice frei, so dass unabhängige Entwickler daran weiterarbeiten konnten. Dieses Projekt erhielt den Namen OpenOffice.

Als Sun wiederum 2010 von Oracle verkauft wurde, kam es unter den freiwilligen Entwicklern zu Unstimmigkeiten. Ein Teil von ihnen spaltete sich ab und entwickelte die Software unter dem neuen Namen LibreOffice weiter. Auch OpenOffice existiert weiterhin. Die Entwicklercommunity von LibreOffice ist jedoch größer, und so hat LibreOffice gegenüber OpenOffice einige Vorteile – so gibt es beispielsweise eine auf aktuellen Rechnern schneller laufende 64-bit Version von LibreOffice, jedoch nicht von OpenOffice (Stand Juni 2021).

LibreOffice („libre" = „frei") ist nicht nur quelloffen, sondern kann auch kostenlos verwendet werden. Die Kompatibilität mit Microsoft Word wird mit jeder Version besser, ist jedoch noch nicht perfekt. Immerhin bietet Microsoft Word für Windows mittlerweile auch die Speicherung in ODF, dem Dateiformat von LibreOffice und OpenOffice an. In früheren Versionen hatte Microsoft den Konkurrenten ignoriert, so dass man in den freien Office-Suiten nur in Richtung Word exportieren konnte (Dateiformat DOC und DOCX). In Office für macOS existiert diese Option bis heute nicht, hier kann man nur ODF-Dateien öffnen und ansehen.

Gegenüber Microsoft Office punktet LibreOffice damit, dass es sogar noch mehr unterschiedliche Dateiformate (insbesondere Grafiken und sogar E-Book-Dateien) importieren kann. Auch die Sprachunterstützung ist noch ausgedehnter als bei Microsoft, was vermutlich dadurch zu erklären ist, dass viele internationale Freiwillige mit am Projekt arbeiten.

Wenn man die Textverarbeitungsanwendung von LibreOffice namens Writer betrachtet, fällt auf, dass die Bedienung hier nicht wie in neueren Versionen von MS Word in Ribbons organisiert ist, sondern wie von jeher in Menüs. Dies ist Geschmackssache – auch die Ribbons bei Microsoft haben schon viel Kritik eingesteckt.

Im Großen und Ganzen haben Microsoft und LibreOffice sehr ähnliche Funktionsumfänge, die sich jedoch in vielen kleinen Details unterscheiden. Auf den Seiten der Document Foundation (https://wiki.documentfoundation.org/Feature_Comparison:_LibreOffice_-_Microsoft_Office) gibt es eine Übersicht zu diesen Unterschieden.

Diese sollte jedoch mit einem Körnchen Salz genommen werden, da die Foundation natürlich LibreOffice unterstützt – so würde Microsoft sicher niemals die Behauptung unterschreiben, dass LibreOffice mit großen Textdateien stabiler umgeht als Microsoft Office.

Wenn man mit Linux arbeitet, ist LibreOffice eine sehr vernünftige Wahl in Bezug auf Office-Suiten. Es hat eine große Entwickler-Community und steht dem Funktionsumfang von Microsoft Office nur wenig nach.

Auch unter Windows und macOS kann es jedoch sinnvoll sein, LibreOffice einzusetzen, wenn man beispielsweise häufig Dateien mit Kollegen austauschen will, die ihrerseits unter Linux arbeiten.

Und: Da LibreOffice kostenfrei verfügbar ist, spricht auch nichts dagegen, es sich zusätzlich zu Microsoft Office zu installieren und erst einmal auszuprobieren, ob es einem liegt.

4.2 Praxisleitfaden: Arbeiten mit Microsoft Word

Da immer noch die meisten Doktoranden ihre Arbeit mit Microsoft Word für Windows schreiben, werden wir nur auf diese Suite näher eingehen. Viele Erklärungen sind jedoch auf die Alternativen übertragbar.

Wer jetzt schon weiß, dass er oder sie länger mit Microsoft Word arbeiten wird, kann von der Anschaffung eines ausführlichen Handbuchs zum Thema profitieren. Hier lernt man auch die Tricks, die nicht selbsterklärend sind, denn: Untersuchungen haben ergeben, dass selbst professionelle Vielschreiber nur maximal 35% aller in Word enthaltenen Funktionen nutzen. Das aktuellste Buch zum Thema, und zudem sehr ausführlich, ist „Wissenschaftliche Arbeiten schreiben mit Microsoft Office Word 365, 2019, 2016, 2013, 2010: Das umfassende Praxis-Handbuch“ aus dem mitp-Verlag (Reihe mitp Professional) für 24,99 €.

Eine Dissertation ist ein komplexes, aus vielen unterschiedlichen Absätzen, Symbolen, Überschriften usw. zusammengesetztes Dokument. Da sollen Seitenumbrüche dort sein, wo sie hingehören, Zeichen nicht verrutschen und die Abbildungen an der richtigen Stelle platziert werden. Man erspart sich viel Zeit und Ärger, wenn man im Voraus genau überlegt, welche Struktur und welches Aussehen die fertige Arbeit haben soll. Überlegt werden sollte auch, wie die

Arbeit gegliedert wird, ob viele Bilder eingebunden werden und wie die Arbeit später vervielfältigt werden soll.

Jede medizinische Fakultät in Deutschland besitzt ihre eigene Promotionsordnung, in der meist genau festgelegt ist, in welcher Form eine Promotion eingereicht werden darf. Hier kann zum Beispiel festgelegt sein, wie die Seiten nummeriert sein müssen, wie das Deckblatt gestaltet sein muss und in welchem Format zitiert werden soll. Hiermit sollte man sich unbedingt vor dem Schreiben schon vertraut machen.

Bevor es um die eigentliche Texterfassung geht, noch einige allgemeine Hinweise geben. Die meisten Sachverhalte sind an anderer Stelle in diesem Buch im Detail abgehandelt, sollen hier aber noch einmal kurz in Erinnerung gerufen werden:

- Legen Sie sich auf Ihrer Festplatte ein Verzeichnis »Promotion« oder »Dissertation« an. Unterteilen Sie dieses Verzeichnis in mehrere Ordner, z. B. »Texte« und »Abbildungen«. Das schafft eine gewisse Ordnung und hilft den Überblick zu wahren, denn im Verlauf werden sich mehrere Fassungen Ihrer Arbeit und mehrere Fassungen Ihrer Abbildungen ansammeln. Nummerieren Sie die einzelnen Fassungen Ihrer Texte fortlaufend, z. B. Einleitung01.docx, Einleitung02.docx. Löschen Sie keine älteren Versionen, bevor Sie nicht sicher wissen, dass diese nicht mehr benötigt werden.

- Gliedern Sie Ihre Arbeit zuerst in einzelne Kapitel, d. h. in ein Deckblatt.docx, Inhaltsverzeichnis.docx, Einleitung.docx, Material-Methoden.docx usw. Das hilft Ihnen, den Überblick zu wahren und, falls Ihr Rechner plötzlich doch mal abstürzt, sind »nur« die Änderungen in einem Kapitel betroffen. Zusätzlich aktivieren Sie in Word im Ribbon »Datei« den Punkt »Optionen« und stellen im Untermenü »Sichern« die den Wert für das AutoWiederherstellen auf »alle 5 min« (siehe Abbildung 4 .1). Ihr Dokument wird dann automatisch alle 5 min gespeichert und nicht allzu viele Änderungen gehen bei einem Absturz des Rechners verloren.

- Speichern Sie regelmäßig, d. h. nach jeder größeren Bearbeitung, Ihr Promotionsverzeichnis auf einem Datenträger (USB-

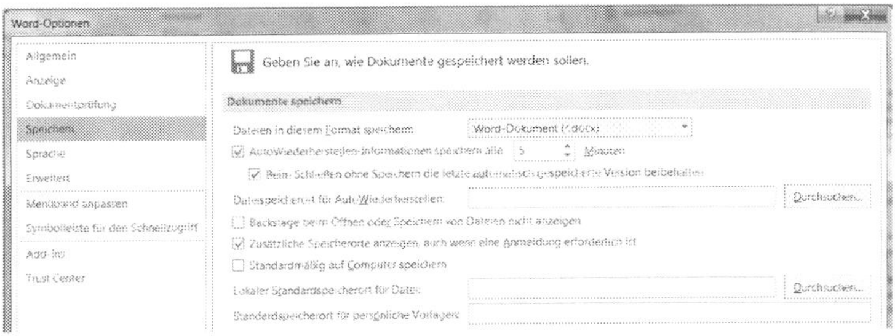

Abbildung 4.1: Speichern-Optionen in Word, Einstellung des Intervalls für AutoWiederherstellen.

Stick, externe Festplatte) und legen Sie diese Kopien als Sicherungskopien an einen sicheren Ort. Wir können es gar nicht oft genug betonen: Nehmen Sie dieses Thema ernst. Stellen Sie sich immer vor, was passieren würde, wenn der PC plötzlich »weg« wäre (was gar nicht mal so selten vorkommen soll) oder vom Tisch fällt, und richten Sie danach Ihre Datensicherungsroutine aus. So banal es auch klingt, in den Texten und Abbildungen steckt Ihr Doktortitel. Die Wiederbeschaffung der Daten kann unter Umständen unmöglich werden. Mit einer Sicherungskopie können sie notfalls immer noch am Institutsrechner oder bei einem Freund weiterarbeiten oder sich einen neuen Rechner kaufen.

4.2.1 Formatvorlagen

Das Schreiben einer Dissertation erfordert eine einheitliche Form aller Überschriften, Kopfzeilen, Textblöcke, Abbildungslegenden usw. Um diese so zu gestalten, dass sie mit den Vorschriften in der Promotionsordnung übereinstimmt, kann man entweder eine eigene Formatvorlage anlegen und diese in einer separaten Datei abspeichern oder die im Normalvorlagensatz enthaltenen Formatierungen abändern.

Leider funktioniert in jeder Word-Version die Erstellung und Wiederverwendung von benutzerdefinierten Vorlagen etwas anders. Wir werden daher hier nur auf die Vorgehensweise ab Office 2016 eingehen.

Word greift bei der Neuerstellung eines Dokuments standardmäßig immer auf den Normalvorlagensatz zu (auf der Festplatte als Normal.dotm gespeichert). Nimmt man Änderungen an den darin enthaltenen Standardformatierungen vor und speichert diese ab, werden natürlich auch die nachfolgenden Dokumente mit diesen Neuerungen erstellt. Eine bessere Option ist es, eine Standardformatierung unter einem neuen Namen abzuspeichern. Dazu klickt man im „Start“-Ribbon rechts von der Liste der vorhandenen Formatvorlagen auf den kleinen Pfeil nach unten, „Weiter“ (siehe Abbildung 4.2).

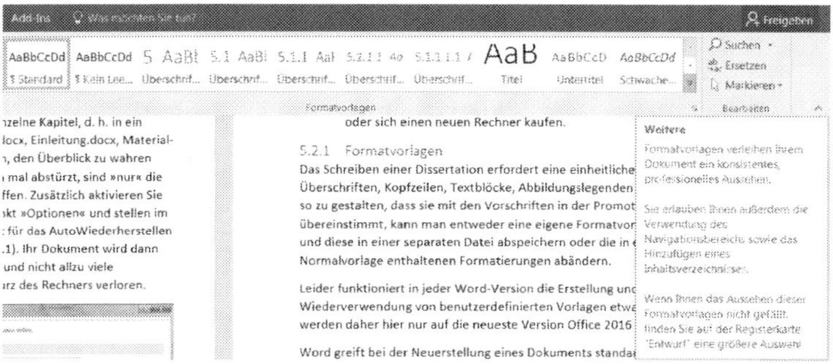

Abbildung 4.2: Weitere Aktionen zu Formatvorlagen: rechts unten neben der Liste auf den Pfeil „Weitere“ klicken.

In dem sich dann öffnenden Menü wählt man „Formatvorlage erstellen“, gibt der neuen Vorlage einen neuen Namen und klickt dann auf „Ändern“. Es öffnet sich das Fenster „Neue Formatvorlage erstellen“ (siehe Abbildung 4 .3). Im Menü „Format“, das sich mit Klick auf den Button links unten öffnet, lassen sich zahlreiche Änderungen am Standardformat vornehmen. Mit „OK“ werden diese unter dem neuen Namen der Vorlage gespeichert.

Alternativ kann man auch ganz neue Formatierungen erstellen und diese als neuen Formatvorlagensatz in einer separaten Datei mit der Endung .dotx speichern. Diese Formatierungen sind dann nur verfügbar, wenn man diese Vorlagendatei öffnet. Wenn Sie davon ausgehen, dass die Formatierungen für Ihre Doktorarbeit so speziell sind, dass Sie sie nur selten außerhalb Ihrer Dissertation einsetzen werden, kann es sinnvoll sein, diesen Weg zu gehen.

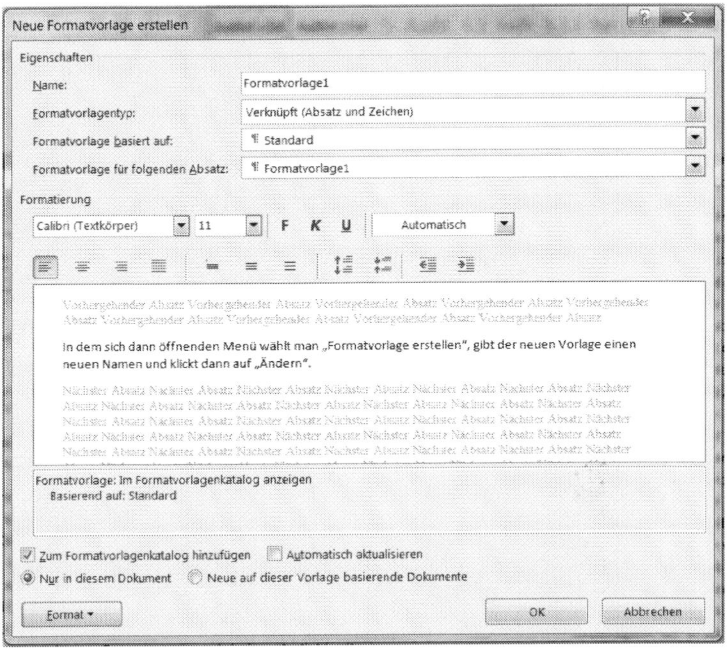

Abbildung 4.3: Neue Formatvorlage erstellen.

Man sollte sich dazu als erstes Gedanken dazu machen (oder in der Promotionsordnung nachschlagen), wie die Arbeit gegliedert sein soll.

Sollen drei oder vier Überschriftenebenen verwendet werden, wie soll der Haupttext formatiert sein, welche Abstände sollen zwischen den Absätzen vorliegen und benötige ich eine Abbildungsunterschrift, welche Abstände sollen vor und nach Abbildungen vorhanden sein?

Häufig benutzte Schrifttypen sind Calibri, Times New Roman und Arial. Schrifttypen mit konstantem Zeichenabstand wie Courier New sollten nicht verwendet werden, da sie kein schönes Schriftbild ergeben und im Vergleich zu Times New Roman mehr Platz beanspruchen.

Man sollte es vermeiden, mehrere Schriften in einer Dissertation verwenden. Wo immer möglich sollten auch die Texte in den Abbildungen in der gleichen Schriftart wie im Haupttext gesetzt werden, um ein einheitliches Bild zu erzielen. Denken Sie auch an eine ausreichende Schriftgröße (meist 11 oder 12 pt) und an einen ausreichenden Zeilenabstand (meist wird im Haupttext anderthalbzeilig geschrieben, also mit 1,5-fachem Zeilenabstand).

Hat man sich entschieden, wie die einzelnen Formate aussehen sollen (am besten man notiert sich das auf einem Blatt Papier), kann man einen neuen Formatvorlagensatz, z. B. »Dissert.dotx« erstellen. Dazu wählt man unter dem Menüpunkt »Datei« die Option »Neu« aus und wählt »Leeres Dokument« an.

In diesem neuen Dokument (Word selbst weiß noch nicht, ob es sich um ein normales Dokument oder eine Vorlage handelt), können Sie nun neue Vorlagen erstellen. Entweder, Sie wählen dazu den Menüpunkt „Formatvorlage erstellen" wie oben beschrieben an und geben Ihre gewünschten Formatierungen ein, oder Sie erstellen erst einmal ein bisschen Dummy-Text (Titel, Überschriften, Textkörper etc.), den Sie dann so formatieren, wie Sie es auch in Ihrer Dissertation haben möchten (siehe Abbildung 4.4).

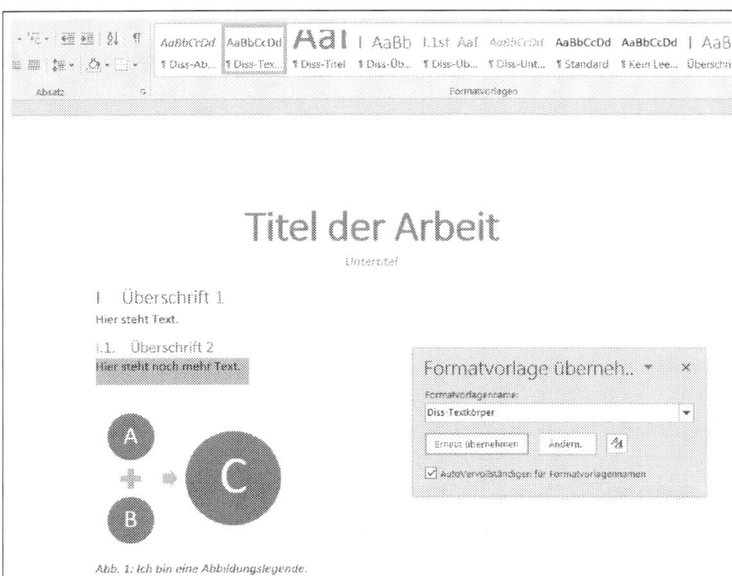

Abbildung 4.4: Formatvorlagen aus einem neuen Dokument übernehmen.

Wenn sie dann beispielsweise den Textkörper so formatiert haben, wie er in Ihrer Arbeit erscheinen soll (Schriftart, Größe, Zeilenabstand...), dann markieren Sie ihn und klicken im Formatvorlagen-Menü auf „Formatvorlage übernehmen". Hier können Sie die Formatvorlage dann benennen und mit Klick auf „Neu" in die Liste der Formatvorlagen übernehmen. Wenn Sie Änderungen machen, können Sie sie mit „Erneut übernehmen" aktualisieren.

Wenn Sie die Formatvorlagen fertig erstellt haben (Sie können den Beispieltext dann stehen lassen oder löschen), speichern Sie den Formatvorlagensatz mit „Datei" und „Speichern unter..." ab und wählen im Auswahlkästchen unter dem Dateinamen das Format „Word-Vorlage (*.dotx)". Diese Datei wird dann im Verzeichnis „Benutzerdefinierte Office-Vorlagen" abgelegt.

Wenn Sie nun anfangen zu schreiben, öffnen Sie diese Vorlagendatei und erstellen Ihre ersten Texte und Überschriften. Dann speichern Sie mit „Speichern unter..." die Datei als normales .docx ab. Bei jedem Öffnen des Dokuments wird nun der Formatvorlagensatz mit geöffnet, und wenn Sie Änderungen am Vorlagensatz durchführen, werden diese automatisch in der zugehörigen .dotx gespeichert.

Die Arbeit mit genau definierten Formaten hat den Vorteil, dass alle mit dem jeweiligen Format versehenen Texte identisch formatiert sind und bei entsprechenden Änderungen alle Textabschnitte mit dem gleichen Format automatisch geändert werden. Damit erspart man sich das mühselige Suchen im ganzen Text.

4.2.2 Nummerierung von Tabellen, Formeln und Abbildungen

Gewöhnlich werden neben den Kapiteln auch Tabellen, Formeln und Abbildungen nach einem vorgegebenen Schema nummeriert. Wenn Sie dies von Hand machen, müssen Sie jedes Mal, wenn Sie irgendwo eine neue Tabelle/Formel/Abbildung einfügen, alle nachfolgenden Nummerierungen von Hand ändern – im Text und im Tabellen- bzw. Abbildungsverzeichnis. Es gibt sicher sinnvollere Beschäftigungen.

Um dies also zu vermeiden, sollten Sie Words „Verweise" nutzen. Wenn Sie dieses Ribbon aufrufen, steht Ihnen die Funktion „Beschriftung einfügen" zur Verfügung. Sie können im sich daraufhin öffnenden Fenster die Art der Bezeichnung (Abbildung, Tabelle etc.) sowie die Art der Nummerierung wählen (Format, Trennzeichen, Kapitelnummer einbeziehen oder nicht etc.). Wenn die von Ihnen gewünschte Bezeichnung nicht vorhanden ist, können Sie auch eine neue anlegen (z.B. „Figure").

Wenn Sie nun im Text auf die jeweilige Abbildung oder Tabelle verweisen, nutzen Sie am besten den Menüpunkt „Querverweis". Hier werden Sie nun gefragt, auf welches Element Sie verweisen möchten und welche Informationen im Verweis enthalten sein sollen (Nummerierung, Nummerierung und Beschriftung etc.). Die nun eingefügte Bezeichnung im Text ist kein reiner Text, sondern ein aktives Feld – wie auch die Nummerierung in der Abbildungs- oder Tabellenbeschriftung. Felder können von Word selbst aktualisiert werden, wenn sich etwas am Text ändert.

Zum Teil passiert dies automatisch: Wenn Sie eine „Abbildung 1" eingefügt haben und nun noch eine Abbildung mit Beschriftung vorher einfügen, ändert sich die Beschriftung der ursprünglichen Abbildung auf „Abbildung 2".

Zum Teil müssen Sie Word auch darauf hinweisen: Wenn Sie die alte Abbildung 1 in einem Querverweis im Text referenziert haben, müssen Sie erst mit rechts auf die Referenz klicken und „Felder aktualisieren" wählen. Dann erinnert sich Word daran, dass die Bezeichnung der Abbildung sich geändert hat, und referenziert stattdessen „Abbildung 2".

Wenn Sie viele Referenzen aktualisieren müssen, markieren Sie einfach den kompletten Text und klicken an irgendeiner Stelle mit rechts und wählen „Felder aktualisieren" wie oben beschrieben.

Das gleiche gilt für ein bereits eingefügtes Abbildungs- oder Tabellenverzeichnis.

4.2.3 Einbindung von Grafiken & Abbildungen

Fast jede Dissertation profitiert von der einen oder anderen Abbildung, und je nach Thema können die Abbildungen auch unverzichtbarer Bestandteil der Arbeit sein.

Je nachdem, mit welchem Programm Sie die Abbildung erstellt haben, liegt diese in der Regel in den Formaten .jpg (oder .jpeg), .bmp, .gif oder .png vor. Alle diese Formate (und noch mehr) können in Word eingebettet werden.

Falls Ihre Grafik jedoch im weit verbreiteten Portable Document Format als .pdf vorliegt, müssen Sie sie zunächst in eines der anderen Formate konvertieren, wenn das Ursprungsprogramm es nicht gestattet, von vornherein andere Formate abzuspeichern.

Um von .pdf nach .jpg (oder in andere Grafikformate) zu konvertieren, öffnen Sie das .pdf mit einem Grafikprogramm, beispielsweise Photoshop oder GIMP (siehe auch Abschnitt Grafiksoftware in diesem Kapitel) und speichern es dann einfach in einem anderen Format. Wenn Ihnen kein geeignetes Programm zur Verfügung steht, können Sie auch ein Online-Tool verwenden – hierzu googeln Sie einfach „pdf to jpg conversion“. Aber Vorsicht: Auf diesem Weg bitte keine vertraulichen Daten konvertieren – Sie wissen nie, auf wessen Computer sie landen!

Eine weitere Behelfsmöglichkeit zur Konversion, wenn Sie kein geeignetes Grafikprogramm haben, ist die Aufnahme eines Screenshots Ihrer Grafik. Sie öffnen dazu die Grafik und drücken die „Druck“- oder „Print Screen“-Taste Ihrer Tastatur. Der Screenshot liegt nun in der Zwischenablage und kann in ein einfaches, mit dem Betriebssystem mitgeliefertes Grafikprogramm (z.B. Microsoft Paint) eingefügt und zurecht geschnitten werden. Hierunter leidet allerdings die Auflösung.

(Unter Linux haben Sie dieses Problem nicht – hier wird das mächtige Bildbearbeitungstool GIMP gleich mitgeliefert. Die Benutzung erfordert jedoch ein wenig Übung. Mehr dazu weiter unten in diesem Kapitel.)

Wenn Ihnen dann Ihre Grafik in einem Word-kompatiblen Format vorliegt, gibt es zwei Wege, sie in Ihr Manuskript einzubetten: Sie können Sie einfügen oder verknüpfen.

Beim Einfügen werden alle Daten, aus denen die Grafik besteht, innerhalb Ihrer Word-Datei gespeichert. Das führt dazu, das die Datei schon mit wenigen Abbildungen auf ungeahnte Größen anwachsen kann, was wiederum zu schwerfälligem Laden und Bearbeiten führen kann. Außerdem macht Ihnen diese Vorgehensweise zusätzliche Arbeit, wenn Sie die eingefügten Grafiken ändern wollen: Zwar können Sie einfache Änderungen mit den Bildtools von Word vornehmen, für größere Änderungen müssen Sie die Datei jedoch mit dem ursprünglichen Programm öffnen und wieder abspeichern. Die eingebettete Grafik in Word bekommt davon nichts mit – Sie müssen die geänderte Datei erst wieder neu einbetten. Das geht beispielsweise mit einem Rechtsklick auf die Grafik und dann den Menüoptionen „Grafik ändern…“ und „Aus Datei…“.

Wenn Sie die Grafikdateien dagegen nur mit der Word-Datei verknüpfen, bleibt die eigentliche Manuskriptdatei vom Speicherplatz her handlich klein, und wenn Sie die Grafikdateien ändern, wirken sich die Änderungen direkt auch auf die Grafiken im Manuskript aus.

Für beide Wege des Einbettens von Grafiken wählen Sie zunächst im Ribbon „Einfügen" die Option „Bilder". Im darauf folgenden Fenster wählen Sie die Bilddatei aus. Dann klicken sie auf „Einfügen", wenn Sie die Grafik einfügen (und nicht verknüpfen) möchten (siehe Abbildung 4.5).

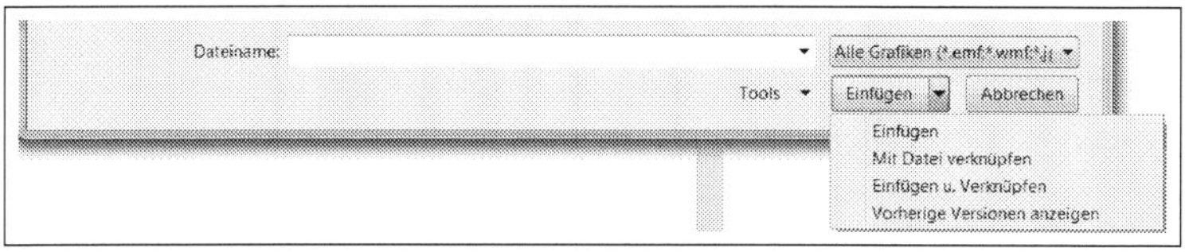

Abbildung 4.5: Grafik einfügen oder verknüpfen.

Mit einem Klick auf den Pfeil, der sich neben dem Einfügen-Button befindet, können Sie stattdessen aber auch die Grafik verknüpfen. Hierzu wählen Sie die zweite Option: „Mit Datei verknüpfen".

Wenn Sie „Copy & Paste" machen – also in einem anderen Programm eine Grafik mit „Kopieren" oder Ctrl-C in die Zwischenablage kopieren und in Word mit „Einfügen" oder Ctrl-V wieder einfügen, dann ist das äquivalent mit dem oben beschriebenen Einfügen – alle Daten der Grafik werden also innerhalb des Manuskripts gespeichert. Wenn Sie an so einer Grafik eine Änderung machen wollen, haben Sie nicht einmal eine Quelldatei, die Sie ändern und neu einbetten können, sondern müssen die ganze Prozedur wiederholen. Auch diese Vorgehensweise kann also schnell umständlich werden.

Zu jeder Abbildung (und auch zu Tabellen, auf die wir hier nicht weiter eingegangen sind), gehört eine Legende. Wie diese eingefügt wird, ist im vorherigen Abschnitt beschrieben. In der Regel stehen Abbildungslegenden unter der Abbildung und Tabellenlegenden über der Tabelle. Versichern Sie sich aber, dass Sie die Abbildungen und Tabellen so beschriftet haben, wie es Ihre Promotionsordnung vorsieht.

4.2.4 Arbeiten mit Zentral- und Filialdokumenten

Sie können Ihre gesamte Arbeit in einer einzigen Word-Datei schreiben. Wenn diese jedoch durch eingebettete Abbildungen größer wird, wird die Bearbeitung immer umständlicher und schwerfälliger. Zudem – vor allem, wenn Sie beispielsweise Word-Makros verwendet haben – steigt die Wahrscheinlichkeit, dass die Datei einen Defekt entwickelt und irgendwann Fehlermeldungen anzeigt oder sich gar nicht mehr öffnen lässt. Zugegebenermaßen ist dies in der aktuellsten Word-Version unwahrscheinlicher geworden als in früheren Versionen, kann aber immer noch passieren.

Eine Maßnahme, um dem vorzubeugen, ist die Organisation der Arbeit in Zentral- oder Filialdokumenten. Zunächst einmal schreiben Sie die Arbeit, ohne sich um das Zentraldokument Gedanken zu machen. Jedes Kapitel entspricht dabei einer Word-Datei, die Sie am besten entsprechend der Kapitelüberschrift benennen. Sie können in den Kapiteln auch schon Abbildungen verknüpfen und Referenzen einfügen wie oben beschrieben.

Wenn Sie dann fertig sind und Ihre Arbeit zentral organisieren wollen, erstellen Sie ein Zentraldokument. Die Kapitel sind dann die Filialdokumente. Natürlich kann auch ein Zentraldokument kaputtgehen – in diesem Fall sind aber die Filialdokumente noch erhalten, und Sie können das Ganze mit relativ wenig Arbeit wieder auf den letzten Stand bringen.

Zum Anlegen eines Zentraldokuments öffnen dazu ein neues, leeres Dokument und klicken im Ribbon „Ansicht“ auf den Menüpunkt „Gliederung“. Es öffnet sich dann die Gliederungsansicht, und mit „Dokument anzeigen“ und „Einfügen“ können Sie die einzelnen Kapitel als Filialdokumente einfügen.

Wenn alle Kapitel im Zentraldokument referenziert sind, können Sie dieses abspeichern. Achtung: Es enthält nun nicht alle Kapitel, sondern lediglich Verweise auf alle Kapitel. Das heißt, wenn Sie aus Versehen die Datei eines Kapitels löschen, fehlt es auch im Zentraldokument. (Aber Sie können es jederzeit wieder herstellen, weil Sie natürlich eine aktuelle Sicherheitskopie haben! Oder?)

Im Zentraldokument können Sie nun, wenn Sie Überschriften als solche formatiert haben, auch ein automatisches Inhaltsverzeichnis einfügen: Im Ribbon „Verweise“ wählen Sie dazu „Inhaltsverzeichnis“ und können unter verschiedenen Layout-Versionen wählen oder

Ihre eigene definieren. Wenn Sie Ihre ganze Arbeit in einem Dokument ablegen, können Sie auf die gleiche Art und Weise natürlich auch in dieses ein Inhaltsverzeichnis einfügen. Wenn Sie nach dem Erstellen des Inhaltsverzeichnisses noch Änderungen am Manuskript machen, wählen Sie danach „Inhaltsverzeichnis aktualisieren" im Ribbon „Verweise", um sicherzustellen, dass alle Seitenzahlen und Kapitelüberschriften wieder stimmen.

4.3 Software für Präsentationen

Die meisten Promovenden müssen während ihrer Arbeit wenigstens ein kleines Referat über ihr Vorhaben halten. Oft ergibt sich auch die Möglichkeit, während einer wissenschaftlichen Konferenz über das eigene Projekt zu berichten. Während vorangegangene Generationen sich noch mit Folien auf dem Overhead-Projektor herumschlugen, ist mittlerweile die Präsentation mit einer Präsentationssoftware Standard. Hierzu können entweder die entsprechenden Komponenten der oben schon beschriebenen Office-Suiten oder auch alleinstehende Programme dienen.

Microsoft PowerPoint ist immer noch der Platzhirsch, und die meisten Anwender nutzen diese Software, die als Bestandteil des MS Office-Pakets für Windows und MacOS angeboten wird. PowerPoint arbeitet eng mit den anderen Komponenten von Office zusammen. So werden etwa Diagramme aus Excel importiert oder verfeinert.

In LibreOffice ist die Komponente Impress für Präsentationen zuständig. Der Funktionsumfang ähnelt PowerPoint ähnlich wie der Writer Microsofts Word ähnelt.

Sowohl bei PowerPoint als auch bei Impress kommt es traurigerweise immer noch vor, dass beim Öffnen der Datei mit einer geringfügig anderen Version des Programms – also wenn man die Präsentation beispielsweise auf einem fremden Computer startet – das Layout völlig zerschossen wird, Text und Grafiken über den Folienrand hinaus verrutschen und Schriftarten geändert werden. Um bei solchen Katastrophen noch einen rettenden Trumpf in der Hinterhand zu haben, empfiehlt es sich, die Präsentation nicht nur im PowerPoint- bzw. Impress-Format abzuspeichern, sondern zusätzlich auch als PDF. PDFs lassen sich auf praktisch jedem Computer öffnen, und der Acrobat Reader bietet einen Vollbildmodus, mit dessen Hilfe man auch Präsentationen halten kann. Nur Animationen und Videos gehen auf diesem Weg leider verloren.

Weiter mit den Präsentationsprogrammen: Auch Apple bietet mit Keynote ein schickes Programm zur Erstellung von Präsentationen an. Die mitgelieferten Vorlagen sehen sehr edel aus. Die Gestaltung individueller Vorlagen dauert – ähnlich wie in PowerPoint – etwas länger.

Mittlerweile werden zum Präsentieren auch Web-Techniken eingesetzt, die völlig neue Möglichkeiten mit sich bringen. Vielleicht haben Sie schon einmal einer Präsentation beigewohnt, bei der das Thema zunächst wie eine Art Landkarte eingeblendet und dann auf die einzelnen Punkte eingezoomt wurde. Solche Präsentationen basieren auf der Technologie Flash und können beispielsweise mit Prezi (https://prezi.com) erstellt werden. Prezi ist ein Unternehmen, das seine Präsentationssoftware gleichen Namens in der Cloud zur Verfügung stellt. Sie erstellen sich also dort ein Konto und bauen Ihre Präsentation dann online. (Hier gilt auch wieder, dass vertrauliche Daten in der Cloud nicht mehr vertraulich sind, aber wenn Sie die Präsentation öffentlich halten wollen, werden Sie ja ohnehin keine vertraulichen Daten einbinden.)

Die Verwendung von Prezi & Co. macht es vielleicht auch einfacher, einen Grundsatz für gute Präsentationen im Auge zu behalten: Überfrachten Sie Ihre Folien nicht mit Text. Eine Präsentation sollte in erster Linie Bilder, Diagramme, Formeln und ähnliches zeigen, das Sie nicht ausschließlich mit Sprache ausdrücken können. Der erklärende Text dazu sollte von Ihnen kommen, sonst hören die Anwesenden Ihnen nicht mehr zu, sondern lesen nur noch Ihren Text auf den Folien (und dann hätten Sie auch gemütlich zu Hause bleiben können).

Wenn Sie mit HTML (der Auszeichnungssprache im Web) halbwegs vertraut sind, möchten Sie vielleicht auch einmal reveal.js ausprobieren. Eine Präsentation in reveal.js ist im Prinzip eine Internetseite (und eignet sich daher zum Beispiel auch gut, wenn Sie sie hinterher ins Netz stellen wollen). Je nachdem, wieviel technisches Verständnis Sie mitbringen und wieviel Zeit Sie investieren wollen, können Sie reveal.js in drei Schwierigkeitsgraden testen:

- Man installiert die Javascript-Umgebung Node.js und dann die Quelldateien von reveal.js mitsamt dem zugehörigen Webserver (Download unter https://github.com/hakimel/reveal.js)
- Man lädt sich nur die Quelldateien von reveal.js unter der oben genannten URL herunter und editiert die index.html, um aus der Vorlage seine eigene Präsentation zu machen.
- Man verzichtet auf jegliche Interaktion mit den Quelldateien und nutzt den Online-Editor (https://slid.es). Im Gegensatz zu den ersten zwei Optionen kostet dies jedoch eine geringe Gebühr pro Monat. Mit dem kostenlosen Account hat man nur einen sehr eingeschränkten Funktionsumfang zur Verfügung.

Auch mit der Beamer-Klasse von LaTeX können übrigens optisch sehr ansprechende Präsentationen gestaltet werden. Mehr zu LaTeX erfahren Sie im nächsten Abschnitt.

4.4 Formelsatz mit TeX und LaTeX

Word und seine Konkurrenten sind unter anderem deshalb so beliebt bei Gelegenheitsschreibern, weil sie auf dem WYSIWYG-Prinzip basieren: „What you see is what you get."

Das bedeutet: Jede Änderung, die man innerhalb der grafischen Benutzeroberfläche an seinem Dokument vornimmt, wird sofort sichtbar und erscheint auch später mehr oder weniger ähnlich beim Ausdruck auf Papier.

Das verleitet aber oft dazu, der „Ästhetik" des Dokuments Vorrang vor der Lesbarkeit und Übersichtlichkeit zu geben. Typographie, das heißt, die Festlegung von Zeilenlänge, Schriftart, Absatzabständen etc., ist jedoch kein einfaches Handwerk, und in ungeübten Händen wird ein Text oft schön designt, aber schlecht strukturiert.

4.4.1 TeX und LaTeX – (fast) kostenlose Alternativen

Einen anderen Ansatz als WYSIWYG verfolgt ein Textsatzsystem, bei dem Eingabe und Ausgabe voneinander getrennt sind. Der Anwender schreibt seinen Text und kümmert sich zunächst einmal gar nicht um das Layout. Die Software TeX (sprich »Tech«) ist von dem berühmten Programmierer Donald E. Knuth entwickelt worden und basiert auf einem solchen alternativen Ansatz und eignet sich daher hervorragend zum Setzen und Drucken von Texten und mathematischen Formeln. LaTeX ist ein so genanntes Makro-Paket für TeX, entwickelt von L. Lamport. Es ermöglicht dem Autor eines Dokuments, sein Schriftstück in einfacher und effizienter Weise unter Verwendung eines der vorgefertigten Layouts in Buchdruck-Qualität zu setzen und auszudrucken.

Anders als ein Word-Dokument ist eine TeX-Datei im Prinzip (auch wenn sie auf .tex endet) eine reine Textdatei. Zwischen dem eigentlichen Text stehen dabei die LaTeX-Satzbefehle (oder Tags), die später von TeX gelesen und verstanden werden und dazu führen, dass das fertige Dokument schön und übersichtlich gesetzt ist.

LaTeX ähnelt also HTML: Auch HTML-Webseiten sind eigentlich nur Textdateien, die in spitze Klammern eingefasste Tags zur Auszeichnung des Textes enthalten, sodass der Browser beispielsweise weiß, was eine Überschrift und was ein Absatz ist.

Hier ein sehr einfaches Beispiel für eine LaTeX-Quelldatei:

Beispieldokument

```
\title{Ein Paper mit \LaTeX}
\author{Dr. Frankenstein}
\date{\today}

\documentclass[12pt]{article}

\begin{document}
\maketitle
\begin{abstract}
Hier steht eine kurze Zusammenfassung.
\end{abstract}
\section{Introduction}
Und die Einleitung leitet es ein.
\section{Results}
Hat die Studie auch Ergebnisse? Ja:
\begin{enumerate}
\item Ohne Koffein keine Wissenschaft.
\item Glucose hilft ebenfalls.
\end{enumerate}
\section{Conclusions}
Wir haben \emph{sehr} hart gearbeitet.
\bibliography{main}
\end{document}
```

Wie Sie sehen, definiert man zunächst Titel und Autor des Dokuments und entscheidet sich dann für eins der vorgegebenen Layouts, zum Beispiel Artikel. Fortgeschrittene können neue Layouts natürlich auch selbst erstellen.

Um ein bestimmtes Format des Textes zu erreichen, z. B. eine nummerierte Liste oder Kursivdruck, wird ein entsprechender Satzbefehl verwendet (hier enumerate und item bzw. emph). Beim Erstellen des fertigen Layouts erkennt TEX diese Befehle und weist den Zeichen usw. das entsprechende Format automatisch zu. Endresultat kann beispielsweise ein PDF-Dokument sein.

Freilich hat das System auch Nachteile (siehe Tabelle 4.1).

Tabelle 4.1: Vor- und Nachteile von TEX und LATEX.

Vorteile	**Nachteile**
Professionell gestaltete Layouts (eigene können erstellt oder bestehende individuell angepasst werden), mit denen die Schriftstücke wie professionell gesetzt aussehen	Für Anfänger gewöhnungsbedürftig und zeitaufwändig zu erlernen
Besonders gute Unterstützung für (mathematischen) Formelsatz	Innerhalb der von LATEXunterstützten Dokument-Layouts können zwar einzelne Parameter leicht verändert werden, grundlegende Änderungen sind nur mit einem größeren Aufwand möglich (neue Document-Class)
Logische Struktur des Dokuments wird gleich beim Schreiben festgelegt	
Komplexe Strukturen, wie Randnotizen, Fußnoten, Tabellen, Referenzen, Inhaltsverzeichnisse werden problemlos integriert	
Auch Bilderungen werden gut integriert	

Fazit: Die Einarbeitung in TEX lohnt sich, wenn Sie in Ihrer Arbeit viele oder komplexe Formeln verwenden.

LATEX gibt es als freie Software für alle Betriebssysteme. Download-Links und weitere Infos finden Sie auf den Seiten des LATEX-Projekts (http://www.latex-project.org). Wenn Sie sich in LATEX einarbeiten wollen, empfiehlt sich ein ausführliches Buch zum Thema (beispielsweise „Die wissenschaftliche Arbeit mit LaTeX unter Verwendung von LuaTeX, KOMA-Script und Biber/BibLaTeX“ von Herbert Voß und eine kurze Referenz zum Nachschlagen („LaTeX– kurz & gut“ von Matthias Kalle Dalheimer und Karsten Günther, O'Reilly).

Wie zuvor schon kurz erwähnt können auch Präsentationen mit Hilfe von LaTeX erstellt werden. Die Dokumentenklasse (documentclass) ist in diesem Fall beamer (statt wie im obigen Beispiel article). Eine sehr ausführliche Online-Doku gibt es beispielsweise unter http://mirror.utexas.edu/ctan/macros/latex/contrib/beamer/doc/beameruserguide.pdf (auch gedruckt bei Amazon unter dem Namen „The BEAMER class User Guide“ von Till Tantau, Joseph Wright und Vedran Miletic) – unter dem netten Motto „Für alle, die die Schönheit von Wissenschaft anderen zeigen wollen.“

In früheren Auflagen dieses Buchs wurde auch die kommerziell vertriebenen LaTeX-Ergänzungen Scientific Word und Scientific Workplace besprochen. Die Entwicklerfirma MacKichan hat jedoch zum 30.06.2021 die Entwicklung und den Vertrieb eingestellt.

4.5 OCR-Software für Windows

OCR steht für Optical Character Recognition und bedeutet „Texterkennung innerhalb eines Bilddokuments“, beispielsweise nach einem Scanvorgang. Dies kann beispielsweise nützlich sein, wenn man in alten Büchern oder alten Zeitschriften recherchiert und die Dokumente mit Hilfe eines Scanners auf der eigenen Festplatte archivieren (und durchsuchbar machen) will.

Marktführer sind die beiden konkurrierenden Produkte Omnipage der Firma Nuance (http://www.nuance.de), das in der Version Ultimate Multi zur Zeit 165 € kostet, und FineReader (http://www.abbyy.com) für zur Zeit 129 €. Nur den FineReader gibt es auch in einer Version für Mac, Linux wird von keinem der beiden Programme in der Standardversion unterstützt.

Die Texterkennung funktioniert bei beiden Programmen bestens, auch schräg stehende Texte werden richtig erkannt und die Zeilen akkurat ausgerichtet. Bei schwierigen Textpassagen konnte FineReader mit einer etwas höheren Treffergenauigkeit punkten, selbst bei Vorlagen mit geringer Auflösung. Bei der Layout-Erkennung hingegen hatte OmniPage die Nase vorn, genauso bei Vorlagen mit verzerrten Zeilen. OmniPage arbeitet auch mit Cloud-Diensten sowie mit

Amazon Kindle zusammen und unterstützt auch das kyrillische und griechische Alphabet sowie die chinesische, japanische und koreanische Schrift. FineReader beherrscht zusätzlich auch die hebräische Schrift und noch andere E-Book-Formate als das Kindle-Format.

Ein lästiges Detail ist die Aktivierungspolitik beider Firmen. Eine Zweitinstallation auf dem Laptop ist zwar möglich, doch funktioniert die Aktivierung nicht beliebig oft. OmniPage kann dreimal aktiviert werden, FineReader fünfmal. Sind alle Aktivierungsversuche verbraucht, können beide Programme nur nach Rücksprache mit dem Hersteller weiter benutzt werden.

Flachbettscanner, die groß genug für DIN A3 sind, muss man übrigens etwas länger suchen. Ein solcher Scanner, der in Rezensionen recht gut abschneidet, ist der Mustek S2400 Plus für um die 300 €.

4.6 Grafik-Software

Die Abbildungen in einer Promotionsarbeit sollten stets bestmögliche Qualität besitzen, um unter den kritischen Augen der Gutachter zu bestehen. Arbeiten mit kaum lesbaren Grafiken oder Legenden, nicht mehr identifizierbaren Linien oder unscharfen Scans von PCR oder Western-Blots führen zu einer schlechteren Bewertung der Arbeit. Natürlich kann nicht jede Promotion ein Kunstwerk auf Hochglanzpapier sein, es sollte aber trotzdem viel Sorgfalt in die Erstellung von Grafiken, Abbildungen und Diagrammen investiert werden.

Der Begriff Grafiksoftware umfasst sowohl Programme, mit denen der Anwender Grafiken (beispielsweise Strichzeichnungen) erstellen kann, als auch Programme, mit denen Bilddateien (Scans, Digitalfotos) bearbeitet werden können. Die Vielzahl der verfügbaren Programme ist enorm. In jedem Fachmarkt oder im Internet finden sich preiswerte und weniger preiswerte Optionen. Allerdings kann die Einarbeitung in ein oder die Benutzung von einem ausgereiften Programm aufgrund der Vielzahl von Funktionen schnell frustrieren. Wer weiß denn aus dem Kopf, was eine Tonwertkurve ist? Daher sollte man immer ausreichend Zeit für die Einarbeitung einplanen.

Prinzipiell gibt es zwei Varianten von Grafiksoftware: Rastergrafik (Pixelgrafik) und Vektorgrafik. Rastergrafik arbeitet mit Bildpunkten (Pixeln), aus denen ein Bild wie ein Mosaik zusammengesetzt ist. Vektorgrafiken bestehen dagegen aus geometrischen Figuren, beispielsweise Kurven. Während Rastergrafik beim Vergrößern schnell „pixelig" aussieht (die Ränder also wie kleine Treppen aussehen) und damit an ihre Grenzen stößt, sind Vektorgrafiken beliebig skalierbar und daher in jeder Größe gleich gut zu betrachten oder zu drucken. Beispiele für Pixel-Grafikformate sind JPG, BMP, PNG und GIF, für Vektor-Grafikformate SVG und EPS.

Vektorgrafiken bestehen aus einer Vielzahl von Einzelobjekten, die auch nachträglich noch in ihrer Größe, Form und Farbe geändert werden können. Alle Objekte können in verschiedenen Ebenen angeordnet und beliebig verschoben werden. Pixelorientiert arbeiten Programme, bei denen jeder Bildpunkt mit seinen Farbinformationen abgespeichert wird. Der Speicherbedarf eines solchen Bildes hängt daher direkt von der Pixelzahl und der Farbtiefe ab. Jedes Pixel benötigt für seine Farbinformation 8 Bit bei 256 unterschiedlichen Farben, 16 Bit bei 65536 Farben und 24 Bit bei 16,7 Mio. Farben.

Egal, ob mit Vektor- oder Rastergrafiken: Grafik- und Bildbearbeitung stellt hohe Ansprüche an die Hardware, besonders an Grafikkarte, Prozessor, Festplatte und Arbeitsspeicher. Für die meisten Zwecke ist die Rechenleistung eines halbwegs aktuellen Computers jedoch ausreichend.

Für Promovenden ist es meist nützlich, sowohl Werkzeuge für die Bearbeitung von Rastergrafiken (beispielsweise Fotos, Western-Blots, PCR-Bilder, Röntgenbilder) als auch für die Erstellung und Bearbeitung von Vektorgrafiken (Diagramme und Schemata) zur Verfügung zu haben. Praktischerweise gibt es Programme, die beides in sich vereinen (siehe Tabelle 4.2).

Tabelle 4.2: Vergleich einiger weit verbreiteter Grafikprogramme für Rastergrafik (R) und Vektorgrafik (V).

Programm	Betriebssystem	Typ	Preis
GIMP	Windows, Linux, macOS	R, V	kostenlos
CorelDraw Graphics Suite	Windows	R, V	108 € für Studenten
Adobe Photoshop Elements	Windows, macOS	R	98 €
Adobe Creative Cloud	Windows, macOS	V	ab 19 € pro Monat als Abo für Studenten
Inkscape	Windows, Linux, macOS	V	kostenlos
LibreOffice Draw	Windows, Linux, macOS	R, V	kostenlos

Adobe Photoshop Elements ist eine abgespeckte Version von Adobe Photoshop, dem Quasi-Industriestandard im Bereich Bildbearbeitung, von dem auch das mittlerweile bekannte Wort „photoshoppen" abgeleitet ist.

Man sieht an der Aufzählung, dass es durchaus auch gute Bildbearbeitungsprogramm gibt, die kostenfrei erhältlich sind. Besonders zu empfehlen ist GIMP, das beim ersten Benutzen vielleicht ein wenig gewöhnungsbedürftig erscheint, aber nach einer gewissen Einarbeitungszeit ein sehr mächtiges Werkzeug darstellt.

Technische Illustrationen, wie sie aus dem Konstruktionsbereich bekannt sind, werden fast immer im Austauschformat DXF (Drawing Interchange Format) gespeichert. Die am weitesten verbreitete Software zum Erstellen dieser Zeichnungen ist AutoCAD. Dieses wird jedoch nur in den seltensten Fällen im Rahmen einer medizinischen Doktorarbeit zum Einsatz kommen und ist für den einzelnen Doktoranden mit einem Abo-Preis von um die 1600 EUR pro Jahr auch sicherlich zu teuer.

Wenn Sie vor allem Flussdiagramme und Schemata anfertigen wollen, lohnt sich auch ein Blick in die Präsentationsprogramme Microsoft PowerPoint und LibreOffice Impress. Diese enthalten eine Vielzahl an voreingestellten Designoptionen für Diagramme, und die Dateien können statt in den nativen Formaten der Präsentationsprogramme auch in einer Vielzahl von Grafikformaten abgespeichert werden. Allerdings können Sie nach einem Export in ein anderes Grafikformat in der Regel nur noch als Bild bearbeitet werden, während innerhalb der PowerPoint- bzw. Impress-Dateien eine Bearbeitung wie bei einer Vektorgrafik möglich ist, beispielsweise mit dem Größerziehen von Formen, dem Editieren von Textfeldern und ähnlichem.

Mehr zum Thema Bildbearbeitung finden Sie auch im entsprechenden Kapitel dieses Buchs.

4.7 Datenbankanwendungen

Viele Dissertationen, vor allem retrospektive Arbeiten, erfordern die Eingabe großer Datenmengen. Erfasst man diese in einer Excel- oder SPSS-Tabelle, werden diese schnell unübersichtlich. Die Folgen sind Unlust, Untätigkeit und im schlimmsten Fall ein dauerhaftes Prokrastinieren der Arbeit.

Nach einer Kosten-Nutzen-Abwägung der vorhandenen Computerkenntnisse und der Datenfülle der Dissertation kann der Einsatz einer Datenbank-Software sinnvoll sein. Eine Datenbank ist eine Art elektronischer Karteikasten. Die Software, die den Karteikasten oder auch mehrere Karteikästen verwaltet, nennt man Datenbankverwaltungssystem, kurz DBMS (Database Management System) oder auch einfach (etwas ungenau) Datenbank. In der Vergangenheit wurden unzählige solcher Datenverwaltungssysteme entwickelt.

Datenbanken finden sich inzwischen allerorten, als elektronisches Telefonbuch, in Buchkatalogen oder zur Verwaltung der heimischen MP3-Sammlung. Je nach Anwendung sind jeweils andere Eigenschaften der Software wichtig. Im Falle der Patientenverwaltung eines Krankenhauses, mit der von vielen Rechnern gleichzeitig auf einen riesigen Datenbestand von Laborwerten, Epikrisen etc. zugegriffen wird, sind Verfügbarkeit (also Absturzsicherheit) und Vertraulichkeit (Datensicherheit) überaus wichtig. Erst kürzlich hat sich wieder gezeigt, wie schwierig der Weiterbetrieb eines modernen Krankenhauses ist, wenn das Computersystem beispielsweise von einem Virus außer Gefecht gesetzt wird. Andererseits stelle man sich seine Leberwerte frei einsehbar im Internet vor, weil das Patientenverwaltungssystem geknackt wurde...

Wichtig für eine medizinische Doktorarbeit ist vor allem die einfache Bedienbarkeit der Datenbank. Aus diesem Grund bieten sich vor allem die kommerziellen Produkte Claris Filemaker oder Microsoft Access an. Es handelt sich hierbei um relationale Datenbanken (siehe weiter unten), die sich im Grundaufbau nicht unterscheiden, lediglich in der Bedienung.

Die Grundfunktionen einer relationalen Datenbank werden im Folgenden am Beispiel von Microsoft Access verdeutlicht. Als Teil von Microsoft Office ist Access zwar teuer, aber häufig auf den universitären Rechnern installiert und somit gut verfügbar. Zur günstigen Office-Studentenversion erhält man es oft für einen geringen Aufpreis. Als Teil des Office-Pakets kooperiert es gut mit Excel und Word – man sollte nämlich die Schwierigkeiten, die beim Daten-Import und -Export auftreten können, nicht unterschätzen. Es ist ein sehr frustranes Erlebnis, wenn man über Monate Daten eingegeben hat und schließlich merkt, dass man sie aus dem jeweiligen Programm nicht passend auslesen kann – bei neueren Datenbanken zwar eher selten, trotzdem empfiehlt sich immer ein Test-Export zum Beispiel in SPSS, nachdem einige Datensätze eingegeben wurden. Außerdem ist Access so weit verbreitet, dass man mit diesem Programm am ehesten eine Chance hat, jemanden zu finden, der mit der Bedienung vertraut ist – in der realen Welt oder online in Hilfeforen.

Eine Access-Datenbank setzt sich zusammen aus Tabellen, Abfragen, Formularen und Berichten. Der Kern der Datenbank ist wie bei Excel oder SPSS die Tabelle. Die Zeilen heißen Datensätze, die Spalten heißen Felder oder Attribute. Ein Datensatz entspricht einer Karteikarte innerhalb eines Karteikastens, ein Feld wäre dann eine Zeile auf der Karteikarte. Jedes Feld hat einen Datentyp, z.B. Text für Texteingaben, Zahl für Zahlen, Ja/Nein, Datum etc. Die Daten sind hierdurch alle gleich strukturiert, was die spätere Auswertung vereinfacht. Um einen Datensatz eindeutig zu identifizieren, werden Schlüsselfelder definiert: So z. B. in einer Buchdatenbank die ISBN, denn zu einer ISBN gehört gewöhnlich genau ein Buch; der Autor wäre dagegen als primärer Schlüssel ungeeignet, da viele Autoren mehr als ein Buch verfasst haben. Meistens werden die Datensätze durchnummeriert. Der Datensatz enthält als Schlüsselfeld dann eine fortlaufende Nummerierung. Die Verwaltung von Daten über zweidimensionale Tabellen und deren Verknüpfung miteinander über Schlüssel ist letztlich der Kern des schon erwähnten relationalen Datenbankmodells (wobei der Begriff »Relation« streng mathematisch definiert ist und ein mathematisches Modell für eine Tabelle beschreibt). Durch Schlüsselfelder ist es möglich, Datensätze miteinander zu verknüpfen, da es zu einem Schlüssel jeweils nur einen Datensatz gibt. So könnte man z. B. eine Autoren-Tabelle mit Schlüsselfeld, Namen, Geburtsdatum und Foto von Buchautoren erstellen; in der Buchdatenbank genügt dann eine Verknüpfung auf das Schlüsselfeld der Autorentabelle, statt alle Autorendaten neu einzugeben, et voilà: man spart sich eine Menge Eingaben.

Zur Darstellung und Gruppierung der Daten bietet Access mehrere Möglichkeiten. Neben der tabellarischen Anzeige und Bearbeitung der Datensätze ist auch die Darstellung als Formular auf einer Seite möglich. Der Darstellung der Daten nach bestimmten Kriterien dient die Abfrage. Möchte man z. B. zum Buchtitel aus der Buchdatenbank das Foto und den Namen des Buchautors sehen, ist dies mit einer Abfrage beider verknüpfter Tabellen möglich; mit einer Abfrage kann man sich aber auch einfach alle Buchtitel alphabetisch darstellen lassen. Ein weiteres Element von Access ist der Bericht, der die Abfragen oder Tabellen druckbar darstellt.

Die hier trocken verdeutlichten Elemente des Access-DBMS sind mithilfe der Assistentenfunktion nur durch Klicken und ohne Programmierkenntnisse bedienbar. Ist man bereits fortgeschrittener, kann man in der Entwurfsansicht selbst Änderungen vornehmen. Eine weitere Automatisierung der Datenbank ist über Makros, einem weiteren Element von Access, möglich. Ein Makro ist eine Sammlung von Anweisungen, z. B. Öffne Formular, Gehe zu letztem Datensatz, Aktiviere Eingabefeld Name etc. Weiterhin ist es möglich, Access selbst mit via Visual-Basic for Applications (VBA) programmierten Modulen anzupassen. Das sei nur der Vollständigkeit halber erwähnt, denn die Programmiersprache VBA zu erlernen, lohnt sich nur für die Zwecke einer medizinischen Doktorarbeit meist nicht.

Mit einem kurzen klinischen Beispiel soll hier noch einmal Appetit auf die Benutzung einer Datenbank gemacht werden:

Im Jahr 2015 seien an einer chirurgischen Klinik insgesamt 1500 Patienten am Herzen operiert worden. Mittels eines standardisierten Fragebogens, den der Patient vor der Operation ausgefüllt hatte, wurden die Belastbarkeit und Dyspnoe vor OP festgestellt. Ein Jahr nach der Operation bekommt jeder Patient erneut einen solchen Fragebogen zugestellt. Zweck dieser Arbeit sei, festzustellen, inwieweit die Operation das Wohlbefinden des Patienten verbessert.

Ein derart gestaltetes Promotionsvorhaben wäre gut mit einer Datenbank umsetzbar. Mit dem Tabellen- Assistenten wird eine Tabelle

»Patientenliste« mit den Feldern »Listennummer« (das sei das Schlüsselfeld), »Name«, »Vorname«, »Straße«, »PLZ«, »Stadt«, »Aufenthalt von«, »Aufenthalt bis«, »Operationsdatum« und »Operation« erstellt. In der Entwurfsansicht von Tabelle ordnet man den einzelnen Feldern die Felddatentypen zu. Den Felddatentyp Datum für »Aufenthalt von«, »Aufenthalt bis« und »Operationsdatum«, den Felddatentyp Text für »Name«, »Vorname«, »Straße«, »PLZ«, »Stadt«. Das Feld »Operation« erhält den Felddatentyp »Nachschlageassistent«. Hat man diesen angeklickt, öffnet sich das Fenster des Nachschlageassistenten, und man kann die verschiedenen Operationen, z. B. Bypass, Klappe, Kombination eingeben. Geht man jetzt in die Tabellenansicht und klickt das Feld Operation an, erscheint ein Rollup, aus dem man zwischen den verschiedenen Operationen wählen kann.

Die Eingabe in die Tabelle ist aber noch nicht wirklich komfortabel: Über den Menüpunkt Einfügen, Autoformular erstellen wir daher ein Eingabeformular, auf dem für jeden Patienten getrennt die Daten auf einer Bildschirmseite eingegeben werden können. Nachdem die Patientendaten erfasst sind, geht es an das Versenden der Fragebögen. Hierfür wird unter Word ein Dokument erstellt, das ein Anschreiben und den Fragebogen enthält. Nun markiert man die Tabelle »Patientenliste« und klickt auf das Icon »Office-Verknüpfungen«. Es öffnet sich der Word-Seriendruck-Assistent, mit dessen Hilfe man die Patiententabelle mit dem Worddokument verknüpft. Dieses öffnet sich jetzt automatisch, und man kann die Felder »Name«, »Vorname« etc. an der entsprechenden Stelle im Brief einfügen und ihn anschließend als Serienbrief ausdrucken.

Kurzum, das Erstellen einer Datenbank ist zwar mit Aufwand verbunden, aber auch ohne spezifische Vorkenntnisse gut machbar, und spart einem potenziell viel Zeit. Hat man erst einmal eine funktionierende Datenbank erstellt, ergibt sich schnell eine deutliche Arbeitserleichterung. Die Eingabe der Daten ist durch Formulare vereinfacht, Eingabefehler werden im Gegensatz zur direkten Eingabe in eine Excel-Tabelle minimiert. Ein Test der Kompatibilität der Datenbank mit der später zur Auswertung gedachten Software (z. B. SPSS) sollte immer schon am Anfang durchgeführt werden, um Daten rechtzeitig anzupassen. Dies gilt nicht nur für Datenbanken, sondern auch für die direkte Eingabe in Excel oder den Notizblock neben dem Mikroskop.

4.8 Rechtschreibprüfung & Übersetzung

Egal, wie oft man die eigene Arbeit liest – nach einiger Zeit wird man betriebsblind und sieht eigentlich offensichtliche Fehler nicht mehr. Auch einen Zweit- oder Drittleser zu finden, der Zeit und Lust hat, die ganze Arbeit im Detail durchzugehen, ist schwierig. Abhilfe schaffen Korrekturprogramme.

In Word und LibreOffice Writer sind solche kleinen Programme bereits integriert. Sie bieten beispielsweise auch schon eine Thesaurus-Funktion, also ein Synonym-Wörterbuch, und beherrschen mittlerweile zahlreiche Sprachen. In Word befinden sich die entsprechenden Funktionen im Ribbon „Überprüfen" in der Gruppe „Rechtschreibung", im LibreOffice Writer im Menü „Werkzeuge" bzw. „Tools".

Die Qualität genügt oft aber nicht höheren Ansprüchen – so wurde beim Schreiben dieser Zeilen der Thesaurus in Microsoft Word nach Synonymen für „Computer" befragt und konnte keines nennen. (Der Online-Thesaurus openthesaurus.de beispielsweise schlägt dagegen gleich mehrere vor: „Datenverarbeitungsanlage, elektronische Datenverarbeitungsanlage, Rechner, Universalrechner (fachspr.), universeller Rechner (fachspr.), Elektronengehirn (ugs., veraltet), Elektronenhirn (ugs.), Rechenknecht (ugs.)". Rufen Sie www.openthesaurus.de doch einfach mal selber mit Ihrem Rechenknecht auf.)

Wem die Leistung der mitgelieferten Rechtschreibprogramme und Wörterbücher also nicht genügt, der kann beispielsweise den „Duden Korrektor" der Firma EPC (https://epc.de) installieren. Es handelt sich hierbei um ein Plug-in für Microsoft Word. Neben der einfachen Rechtschreibprüfung bietet er auch eine Grammatikprüfung und sogar eine Stilprüfung. Wenn Fehler gefunden werden, werden gleich die relevanten Duden-Regeln mit angezeigt. Auch, wenn in einem Text verschiedene „richtige" Varianten eines Worts verwendet werden, schlägt er Alarm und weist darauf hin, dass man sich für eine entscheiden sollte.

Eine freie Alternative ist LanguageTool, das sowohl online benutzt (https://languagetool.org/de/) als auch heruntergeladen werden kann, und zwar als alleinstehende Anwendung oder als Plug-in für eine Reihe von Programmen: Für LibreOffice, für OpenOffice, für die Browser Firefox und Chrome und für Google Docs. Innerhalb von LibreOffice kann LanguageTool direkt aus dem Programm heraus installiert werden, und zwar über „Extras“ und „Extension Manager“.

Während oder nach der Promotionsarbeit soll häufig zumindest das Abstract auf Englisch übersetzt werden, oder es soll gar ein ganzer Fachartikel auf Englisch verfasst werden (siehe dazu auch das entsprechende Kapitel dieses Buchs). Lohnt es sich, dies durch ein Übersetzungsprogramm erledigen zu lassen?

Die Rohergebnisse von automatischen Übersetzern haben sich in den letzten Jahren deutlich verbessert (Stand Juni 2021), müssen aber trotzdem in der Regel durch den Verfasser mehr oder weniger stark bearbeitet werden. Als Beispiel eine Übersetzung der ersten Absätze dieses Kapitels mit dem kostenfreien Dienst Google Translate (https://translate.google.com):

"Exactly what type of software you need depends on what type of work you are writing. In principle, however, you will not be able to avoid at least an office suite, an Internet browser and an e-mail client. Even if the latter are already preset on your system, it is worthwhile to think about alternatives at least once. More on this later in this chapter.

Other software, for example for graphics processing or statistics, is not necessary for every doctoral thesis, but for many. Here, too, we will briefly present the common solutions.

Explaining how to use each program would go beyond the scope of this book (and quickly become obsolete). There are detailed and up-to-date resources on the Internet. However, at least for the office suites, we will provide a short guide on how to use it."

Ebenfalls kostenfrei in einer Basisversion ist DeepL https://www.deepl.com. Hier zum Vergleich die Übersetzung desselben Textes durch DeepL statt Google Translate:

„Exactly what kind of software you need depends on what kind of work you are writing. In principle, however, you won't be able to get around at least an office suite as well as an Internet browser and an e-mail client. Even if the latter are already preset on your system, it's worth considering alternatives at least once. More on this later in this chapter.

Other software, e.g. for graphics processing or statistics, is not necessary for every thesis, but for many. Here, too, we will briefly introduce the most common solutions.

To explain the use of each program would go beyond the scope of this book (and also quickly become outdated). There are extensive and up-to-date resources on the net for this. However, at least for the office suites, we will give a short guide on how to use them."

Wenn Sie beide Übersetzungen vergleichen, sehen Sie, dass DeepL eine etwas informellere Sprache wählt („won't", „it's"). In einer der kostenpflichtigen Versionen (ab 5,99 € pro Monat) kann man allerdings auch zwischen formell und informell wählen.

Man sollte sich noch einmal klar machen, dass alle Programme für die korrekte Übersetzung mehr oder weniger starke Unterstützung durch den Benutzer benötigen. Auch die Zeit für die Vor- und Nachbearbeitung schlägt zu Buche, und bekanntlich kann auch durch sprachliche Kleinigkeiten die Aussagekraft eines Satzes völlig verändert werden. Wer schon im Deutschen komplizierte Schachtelsätze formuliert, darf nicht erwarten, dass ein Volltext-Übersetzer das auch ohne Hilfe korrekt in einer Fremdsprache wiedergibt. Das bedeutet in der Praxis, dass man gute englische Sprachkenntnisse für die Nachbearbeitung braucht – und dann stellt sich natürlich die Frage, ob man sich den Translator nicht ganz sparen kann.

Sinnvoller kann dann schon die Anschaffung eines elektronischen Wörterbuchs sein – doch mittlerweile sind online verfügbare Wörterbücher wie LEO.org (https://dict.leo.org), Linguee (http://www.linguee.de) und dict.cc (https://www.dict.cc) genauso brauchbar, auch in medizinischem und wissenschaftlichem Kontext.

Um flüssiger formulieren zu lernen, lohnt sich möglicherweise aber die Anschaffung eines Buchs über medizinisches oder wissenschaftliches Englisch, beispielsweise „Langenscheidt Scientific English für Mediziner und Naturwissenschaftler" von Christian und Robert Hrdina für 24,95 €.

4.9 Statistik-Software

Die meisten klinischen und experimentellen Promotionsvorhaben erfordern früher oder später eine statistische Auswertung, beispielsweise um Therapieerfolge (oder -misserfolge) zu messen und zu bewerten oder um Studienkollektive näher zu charakterisieren (deskriptive Statistik). Wer im molekularbiologischen Bereich arbeitet, wird sich z. B. für die Wirkung einer bestimmten Substanz auf Zellpopulationen interessieren oder aber für die quantitativen Änderungen in der Expression von Genen.

In jedem Fall wird man für die statistischen Analysen geeignete Computerprogramme benutzen. Die mathematischen Verfahren sind für die meisten der angewandten statistischen Tests etwas komplexer und auch mit Hilfe eines Taschenrechners nur mit einem Zuviel an Zeitaufwand und Mühe zu bewältigen, insbesondere dann, wenn mehrfache Analysen notwendig sind. In diesem Abschnitt werden einige für Studenten nützliche und erschwingliche Statistikprogramme vorgestellt. Da die Auswahl groß ist, werden wir nicht auf alle Programme eingehen können.

Man sollte sich auch darüber im Klaren sein, dass für die meisten statistischen Analysen während einer medizinischen Dissertation kein professionelles Programm für mehrere hundert oder tausend Euro wie SPSS oder SYSTAT notwendig ist. Neben ihrem meist recht komplexen Aufbau und der daraus resultierenden z.T. unübersichtlichen Bedienung liefern diese Programme keinesfalls »bessere« statistische Daten als die preiswerteren Produkte.

Weiterhin sollte bereits vor der Auswertung das experimentelle Setting einer Studie oder einer Versuchsreihe eindeutig festgelegt sein. Lassen Sie sich nicht auf die Zeit nach der Datensammlung vertrösten, denn eine schlecht geplante Studie kann auch die beste Statistik nicht wettmachen (ihre möglicherweise verschenkte gute Publikation auch nicht). Nach einigen Untersuchungen in den USA sind z. B. etwa 35 bis 50 % aller in ausgewählten renommierten medizinischen Fachzeitschriften publizierten Studien mit statistischen Fehlern behaftet und führten zu falschen bzw. ungenauen Schlussfolgerungen.

Leider muss man feststellen, dass der größte Teil der »studierendenfreundlichen« Statistik-Software aus dem angloamerikanischen Sprachraum kommt und daher nicht wenige deutsche Anwender einige Sprachschwierigkeiten bei der Anwendung haben. Allerdings liefern die meisten Hersteller eine sehr umfangreiche und gut verständliche Dokumentation mit, so dass nach einiger Gewöhnung fast alle Anwender problemlos mit den Programmen umgehen können. Wie bereits oben erwähnt, sollte man bereits vor Beginn der eigentlichen Arbeit eine zumindest grobe Vorstellung von der späteren Auswertung haben (gut organisierte Studien werden sowieso mit Hilfe eines Biomathematikers geplant, und auch die Statistiker freuen sich meist über den Besuch von Medizinern). Davon ist nämlich die Auswahl der entsprechenden Software abhängig. Man kann jedoch sagen, dass die allermeisten Programme die wesentlichen mathematischen Tests beherrschen und daher zur Anwendung kommen können. Wer denkt, mit Excel ginge das auch, wird oftmals enttäuscht aufgeben, denn Excel bietet zwar eine Vielzahl an Funktionen, jedoch ist die Interpretation und Benutzerführung meist kompliziert, und es fehlen eben doch einige wichtige statistische Tests.

Eine gute Alternative zu komplexeren Programmen ist das Programm InStat (Intuitive Statistics) der Firma GraphPad Software (http://www.graphpad.com). Für kompliziertere Projekte bietet sich GraphPad Prism derselben Firma an, das auch Kurvenanpassung beherrscht (also den Ausdruck einer empirisch ermittelten Kurve als mathematische Funktion). Studenten erhalten ein Abo für 100 US-$ pro Jahr. Das Programm, mittlerweile in Version 5 auf dem Markt, ist für kleinere bis mittelgroße Datenmengen konzipiert und eignet sich hervorragend für die Bearbeitung von Datenmengen mit nicht allzu vielen (bis zu 50) Variablen. Es ist nicht geeignet für große Datenbanken mit einer Vielzahl von Variablen, diese fallen aber im Rahmen von Dissertationen meist ohnehin nicht an. InStat und GraphPad Prism laufen unter Windows und älteren macOS-Versionen (nicht mehr ab Lion und neuer).

Das besondere an InStat ist seine intuitive Benutzerführung: Bevor irgendein statistischer Test angewendet wird, will das Programm einige Informationen zu den Daten wissen, um anschließend das dazu am besten passende statistische Verfahren auszuwählen. Das setzt natürlich voraus, dass der Anwender seine Daten auch hinsichtlich Zusammensetzung usw. versteht. Ein weiterer Pluspunkt von InStat ist sein für jedermann kostenloses, auch im PDF-Format erhältliches Handbuch, in dem alle im Programm enthaltenen Verfahren ausführlich erklärt werden. Dabei geht der Autor schrittweise vor und ermöglicht es dadurch, auch Laien den Hintergrund für ein Verfahren verständlich zu machen. In eher allgemein gehaltenen Abschnitten zu Beginn werden statistische Begriffe wie einseitiger vs. zweiseitiger p-Wert, statistische Signifikanz oder Konfidenzintervalle ausführlich diskutiert.

Insgesamt lässt sich festhalten, dass bei InStat ein logisches und schrittweises Herangehen an eine statistische Analyse im Vordergrund steht, ohne dabei zu sehr auf mathematische Einzelheiten einzugehen. In sechs Schritten kann der Anwender zum Ergebnis kommen, vorausgesetzt, die zur Verfügung stehenden Daten können auch von ihm interpretiert werden. Im ersten Schritt wird ein passendes Datenformat gewählt, im zweiten Schritt werden die Daten eingegeben, und im dritten Schritt errechnet das Programm die so genannte Summary statistics (Mittelwert, Standardabweichung, SD, Standardfehler des Mittelwerts, SEM, Konfidenzintervall etc.) für jede Datenspalte. Jeder statistische Begriff in den Summary Statistics kann übrigens durch Drücken einer »Explain results«-Schaltfläche näher erläutert werden. Im vierten Schritt muss der Anwender einige Fragen zu den Daten beantworten, z. B. ob es sich um gepaarte Daten handelt, und InStat wählt am Ende den am besten passenden Test automatisch aus und zeigt in einem gesonderten Bildschirmfenster die Ergebnisse an. Die Schaltfläche »Checklist« dient auch hier dazu, sich zu vergewissern, ob der gewählte Test tatsächlich der richtige Test ist. Änderungen in den Datensätzen berücksichtigt InStat automatisch und ändert die Werte entsprechend im Ergebnisfenster.

InStat ermöglicht eine Vielzahl an Datenanalysen: Neben den üblichen Standardfunktionen für die deskriptive Statistik können zwei und mehr Gruppen miteinander verglichen, Kontingenztafeln (auch mit mehr als zwei Gruppen) ausgewertet und lineare Korrelationen und Regressionen berechnet werden. Ebenfalls möglich ist die Multiple Regression und Korrelation. Vom Autor des kostenlosen Manuals, Harvey Motulsky, sind die ebenfalls sehr zu empfehlenden Bücher „Intuitive Biostatistics" (ISBN 978-0199730063) und „Essential Biostatistics" (ISBN 978-0199365067) erschienen.

Eine ebenfalls sehr empfehlenswerte Kombination ist das in den USA unter Medizinern sehr beliebte, leider nicht mehr in deutscher Sprache erhältliche Buch „Biostatistics" von Stanton L. Glantz (McGraw-Hill, 7. Auflage 2012, ca. 78 € mit CD-ROM), der ein sehr einfach zu bedienendes statistisches Programm (für Windows) seinem fast 500-seitigen Buch gleich mitgibt. Der Autor ist u. a. Editor einer renommierten amerikanischen Fachzeitschrift für Kardiologie und kennt daher die Probleme bei der Interpretation statistischer Daten. Sein Buch erklärt und erläutert eine Vielzahl statistischer Tests und setzt zu deren Demonstration sehr gelungene Beispiele ein. Ergebnisse veröffentlichter Studien werden vorgestellt, und anhand dieser Beispiele werden dem Anwender richtige und auch falsche Analysen gezeigt und erklärt.

Das Buch beginnt mit einfachen Überlegungen zur Darstellung von einigen Parametern der deskriptiven Statistik wie Mittelwert, Median, Perzentile und Standardabweichung. Ausgehend davon werden immer komplexere Methoden zur Datenanalyse vorgestellt. Der Autor versäumt nicht, auch mögliche Alternativen einer bestimmten Methode zu erwähnen. Das mitgelieferte Programm kann Datensätze mit maximal 200 Zeilen bearbeiten und enthält alle statistischen Verfahren, die im Buch erklärt werden – nicht mehr und nicht weniger. Es eignet sich aus meiner Sicht sehr gut für kleinere statistische Arbeiten oder die gelegentliche Auswertung einiger Versuchsreihen. Wer eine aufwendige Grafikfunktion sucht, wird eher enttäuscht. Ein Vorteil ist allerdings seine einfache Bedienung. Man kann Daten z. B. aus einer Excel-Tabelle einfügen oder selbst eingeben. Bereits vor der Dateneingabe muss man, ähnlich wie in InStat, das entsprechende Analyseverfahren auswählen, das Programm hat aber eine so genannte Advisorfunktion, die bei der Auswahl des entsprechenden Tests berät.

Die berechneten statistischen Daten werden in einem gesonderten Fenster angezeigt, aus dem man sie ausdrucken oder in ein anderes Programm kopieren kann. Wer wenig Geld für eine exzellente Dokumentation und ein Programm für kleinere statistische Berechnungen ausgeben möchte, ist mit dieser Kombination sehr gut beraten. Auch wer das mitgelieferte Programm nicht benutzt, findet im Buch wertvolle Ratschläge für den einfachen Umgang mit statistischen Daten. Übungsaufgaben am Ende eines Kapitels helfen, statistische Probleme selbstständig zu erkennen und zu lösen.

Wer sich während einer Doktorarbeit vor komplexere statistische Probleme gestellt sieht, muss schon etwas tiefer in die Tasche greifen, um seine Daten zu verwalten und auszuwerten. Ein sehr gutes Mittelklasse-Programm ist das nur in englischer Sprache erhältliche MedCalc (aktuell in Version 20.008 für 32-bit oder 64-bit Windows) der belgischen Firma MedCalc (http://www.medcalc.be) zum Preis von 549 US-$ oder pro Jahr 179 US-$.

Die Datenmatrix kann Daten von bis zu 676 Reihen x 100.000 Zeilen aufnehmen und ist für recht aufwendige Analysen gedacht. So ist im Vergleich zu den oben erwähnten Programmen der Datenimport verbessert, neben Excel-Tabellen lassen sich Daten von SPSS, Lotus, dBase oder ASCII-Dateien laden. Das ist dann sinnvoll, wenn man mit Daten arbeiten muss, die schon früher in anderen Datenbanken verwendet wurden oder wenn man Daten aus verschiedenen Studienzentren verarbeitet.

Neben den üblichen Tests der deskriptiven Statistik (Mittelwerte und Median werden mit dem 95 %-Konfidenzintervall berechnet) enthält dieses Programm auch Tests, um Daten auf eine Normalverteilung hin zu überprüfen. Die Stärke der Software liegt allerdings in anderen Bereichen. MedCalc enthält z. B. ein so genanntes ROC-Modul zur Kurvenanalyse, Receiver Operating Characteristic, mit dem sich Sensitivität, Spezifität, Wahrscheinlichkeitsverhältnisse und positive und negative Vorhersage-Werte (predictive values) berechnen lassen. Daneben enthält dieses Programm Verfahren zur Evaluierung von Überlebenszeiten (nach Kaplan-Meier) und einen Log-Rank-Test für den Vergleich zwischen zwei Überlebenskurven. Eine weitere ganz nützliche Methode ist die Analyse von summierten Daten in der Literatur und Analysen zum Methodenvergleich (Bland & Altman Plot, Passsing & Bablok Regression, Deming-Regression). Daneben stellt die Software dem Anwender noch eine Vielzahl anderer Analysemethoden zur Verfügung. Alle Daten können auch grafisch in sehr vielen verschiedenen Formen dargestellt werden. Histogramme, kumulative Häufigkeiten, Verteilungskurven usw. sind nur eine kleine Auswahl dessen, was das Programm alles leisten kann. Dabei lassen sich Bildhintergrundfarbe, Farbe und Aussehen der Graphen, Achsenbeschriftungen, Größe der Legende usw. frei wählen und somit ein anspruchsvolles Layout erreichen. Alle Graphen können per Kopie in die Zwischenablage in alle Textverarbeitungs- oder Grafikprogramme integriert werden.

Preiswerter ist StatsDirect (http://www.statsdirect.com), das sich in der Benutzung stark an Excel orientiert und für Studenten 99 GBP (Britische Pfund) kostet. Das Programm bietet eine ausgezeichnete Dokumentation der benutzten Methoden und einen Statistical Advisor, der ähnlich wie in InStat bei der Ermittlung der zu verwendenden Methode und der Interpretation der erhaltenen Daten hilft. Die Vielfalt der Funktionen begeistert, und aufgrund der vertrauten Oberfläche fühlt man sich schnell heimisch. Bis auf komplexere Berechnungen (multivariate Analysen) können alle Analysen schnell durchgeführt werden. Die Grafikausgabe ist ebenfalls an Excel orientiert, kommt aber an die Klasse von Graphpad Prism oder speziellen Programmen zur Datendarstellung wie Origin oder SigmaPlot nicht heran.

Wer gern mit Excel arbeitet, kann unter www.winstat.de für 89 € ein Add-in für Excel nebst CD und Handbuch erwerben. Die Funktionsvielfalt, inkl. Überlebensanalysen und deren Vergleich, ist erstaunlich, und das eigentlich Praktische ist die Ausgabe in Excel-Diagrammen, die man in die Promotionsschrift einfügen kann. Für Gelegenheitsstatistiker und Promovenden, die gern innerhalb eines Programms bleiben wollen, bietet sich daher WinStat an, wenn es auch vom Funktionsumfang her nicht vollständig mit MedCalc oder StatsDirect mithalten kann. Dafür lassen sich die Graphen wunderbar bearbeiten und sehen bereits in der Primärausgabe recht ordentlich aus.

Wer während einer Dissertation noch mehr Statistik benötigt, kann zu einem der drei folgenden Programme der Profiklasse greifen: SPSS Statistics (https://www.ibm.com/de-de/analytics/spss-statistics-software), das Teil des Artificial-Intelligence-Portfolios des Branchenriesen IBM ist, stellt de facto den Standard in deutschen Medizinfakultäten dar, was die Durchführung statistischer Analysen betrifft. Preise und Lizensierung sind mittlerweile recht unübersichtlich und intransparent, so dass man, wenn irgend möglich, die Lizenz der eigenen Einrichtung nutzen sollte.

SPSS, wenn zum Beispiel über die Fakultät ein Zugang zu einer vollwertigen Version besteht, ist empfehlenswert bei sehr umfangreichen Studien mit Patientendaten unterschiedlicher Skalierung. In einem solchen Fall spielt SPSS seine Stärken während einer Analyse voll aus und erleichtert Promovenden die Arbeit beträchtlich.

Aufgrund der hohen Preise und restriktiven Lizenzpolitik von IBM und SPSS wurde von freiwilligen Programmierern ein kostenfrei zugänglicher Klon von SPSS, PSPP (http://www.gnu.org/software/pspp) geschaffen, der allerdings nur einen begrenzten Funktionsumfang hat.

Eine bessere freie Alternative, die sich in letzter Zeit in wissenschaftlichen Kreisen immer mehr durchsetzt, auch für die Analyse von sogenannten Big Data, ist das Statistikprogramm bzw. die Programmiersprache R (https://www.r-project.org). Der Quellcode von R ist frei zugänglich, was dazu geführt hat, dass Nutzer und Entwickler eine große Anzahl eigener Packages kreiert haben, die man herunterladen und für seine Zwecke einsetzen kann. R wird über die Kommandozeile bedient, was etwas gewöhnungsbedürftig sein kann. Es gibt jedoch Online-Handbücher (z. B. https:

//cran.r-project.org/doc/manuals/r-release/R-intro.pdf) und aufgrund der mittlerweile weiten Verbreitung von R eine große Anzahl von Handbüchern (sogar „R für Dummies" von Andrie de Vries und Joris Meys sowie „Statistik mit R für Dummies" von Joseph Schmuller, beide im Verlag Wiley VCH) und Internetforen, in denen man schnelle Hilfe findet.

4.10 PDF-Software

PDF steht für Portable Data Format – das bedeutet, dass man die entsprechenden Dateien auf jedem Computer mit einem PDF-Programm lesen kann, und vor allem: dass sie überall gleich aussehen! Anders als beispielsweise Word-Dateien, die auch mit anderen Versionen von Word und mit LibreOffice, OpenOffice etc. geöffnet werden können, aber in jedem Fall etwas anders aussehen. Mit PDF kann man sich also sicher sein, dass das Layout exakt so bleibt, wie man es erstellt hat. Adobe, die »Erfinder« des PDF, bieten mit dem Adobe Reader ein kostenloses Programm zum Lesen von PDFs an.

Das gleichbleibende Layout hat aber auch den Nachteil, dass ein einmal erstelltes PDF nur schwer editiert werden kann. Die meisten Office-Suiten (darunter Microsoft Office und LibreOffice) bieten die Möglichkeit, aus ihren nativen Formaten PDFs zu erstellen. Wenn in diesen PDFs Änderungen vorgenommen werden sollen, muss man jedoch auf die ursprüngliche Datei zurückgreifen und diese geänderte Datei dann wiederum in PDF exportieren.

Mit dem Adobe Reader können neben dem Lesen auch PDF-Formulare ausgefüllt und die ausgefüllten Formulare abgespeichert werden. Neue PDFs zu erstellen oder PDFs zu editieren ist jedoch mit dem Adobe Reader nicht möglich – dazu stellt Adobe den Acrobat DC zur Verfügung, natürlich kostenpflichtig. Zur Zeit kostet die preiswerteste Version 16 € pro Monat, wenn man ein Jahresabo abschließt. Mit diesem kann man nicht nur PDFs erstellen und editieren, sondern auch eingescannte Dokumente in PDFs verwandeln, die dann mit einer Volltextsuche durchsuchbar sind. PDFs lassen sich außerdem in andere editierbare Formate exportieren (z. B. Word), elektronisch signieren und mit einem Passwort schützen. Auch Formulare, die interaktiv ausgefüllt werden können, können mit der Standard-Version von Acrobat DC erstellt werden. Wie aktuell alle neuen Programme wirbt natürlich auch Acrobat DC mit seiner Cloud-Kompatibilität

(„DC" steht für „Document Cloud") und arbeitet beispielsweise mit Dropbox und Microsoft OneDrive zusammen.

Wer keine Lust hat, ein Abo bei Adobe abzuschließen, wird vielleicht mit der Software von BroadGun glücklicher. Hier handelt es sich nicht um Originalsoftware von Adobe, die pdfMachine von BroadGun (http://www.pdfmachine.de) bietet aber einen ähnlichen Funktionsumfang und kann auch als einmalige Lizenz erworben werden – in der einfachsten Version Office ab 59 €. Eine Funktionsübersicht sowie kostenlose Demoversionen gibt es auf der Homepage.

Und wer einen PDF-Editor sucht, der auch unter Linux funktioniert, kann einen Blick auf Master PDF werfen https://code-industry.net/masterpdfeditor/.

4.11 Internetbrowser

Ohne Internetzugang ist wissenschaftliche Arbeit kaum noch denkbar, und das Arbeitspferd in Sachen Internet ist bekanntlich der Internetbrowser.

Während vor ein paar Jahren noch der Internet Explorer von Microsoft der unangefochtene Marktführer war, haben seine Konkurrenten mittlerweile aufgeholt: Auch Mozilla Firefox und Google Chrome haben hohe Marktanteile, unter macOS auch der Safari (obwohl alle der genannten mittlerweile unter Windows und macOS laufen und Firefox und Chrome auch unter Linux). Microsoft versucht nun mit dem auf Basis von Google Chrome entwickelten Edge wieder Anteile gut zu machen.

In Sachen Sicherheit hängt es eher von den individuellen Einstellungen ab, wie gut ein Browser abschneidet, als vom Typ des Browsers. So sollte man darauf achten, keine Passwörter automatisch zu speichern, den Verlauf regelmäßig zu leeren und keine oder nur vertrauenswürdige Cookies zu akzeptieren. Alle der oben genannten Browser außer dem Internet Explorer haben einen sogenannten privaten Modus, in dem keine Daten aus den Webseitenbesuchen auf dem eigenen Rechner gespeichert werden. Das verhindert weitgehend das sogenannte Tracking, bei dem Unternehmen den Suchverlauf über mehrere Seiten hinweg verfolgen können.

4.12 E-Mail-Programme

Auch E-Mail ist heute selbstverständlicher Teil der Promotion, ob zur Kommunikation mit Doktorvater oder Doktormutter bzw. Kollegen oder zum Anfordern von Literatur bei den Autoren.

Je nachdem, bei welchem Anbieter sich Ihr E-Mail-Postfach befindet (Server des Universitätsrechenzentrums, kommerzieller Anbieter oder gar der eigene Server), können Sie Ihre E-Mails meist auch per Internetbrowser abfragen, als sogenanntes Webmail. Dies ist jedoch nicht uneingeschränkt empfehlenswert. Sicherer und oft komfortabler arbeiten Sie mit einem sogenannten E-Mail-Client, also einem separaten E-Mail-Programm.

Weit verbreitete E-Mail-Clients sind Microsoft Outlook, Mozilla Thunderbird, Pegasus Mail, Eudora und (unter macOS) Mail.

Ähnlich wie die oben genannten Internetbrowser unterscheiden sich die verschiedenen E-Mail-Clients in ihrem Funktionsumfang auch nicht mehr wesentlich, daher ist die Entscheidung für einen Client auch zu einem nicht geringen Teil Geschmackssache. Gefällt mir das User-Interface? Gibt es den Client auch für mein bevorzugtes Betriebssystem?

Ein wirklich empfehlenswerter Client, der zudem kostenlos ist, ist Mozilla Thunderbird (https://www.mozilla.org/de/thunderbird). Er wird von der gleichen Organisation gepflegt wie der Internetbrowser Mozilla Firefox. Sie können mit Thunderbird mehrere E-Mail-Konten verwalten, beispielsweise Ihren Uni-Mail-Account und Ihren privaten Mail-Account. Auch andere Konten können Sie anlegen, etwa für Chat-Kanäle (XMPP, IRC), Twitter oder sogar Newsfeeds (also RSS – mit diesem können Sie Blogs „abonnieren"). Es gibt eine Vielzahl von Plug-ins, die Thunderbird um nützliche Funktionen ergänzen und die ganz einfach von innerhalb des Clients installiert werden können (über den Menüpunkt „Add-ons").

Sicherheitsbewussten Usern ist die Möglichkeit der E-Mail-Verschlüsselung ans Herz zu legen. S/MIME beherrscht Thunderbird schon bei der Installation, PGP kann man ihm durch die Installation des Plug-ins Enigmail beibringen. In letzterem Fall muss man dann nur noch ein Schlüsselpaar generieren, kann den öffentlichen Schlüssel dann auf einen öffentlichen Schlüsselserver hochladen, und jeder andere Nutzer von PGP kann einem dann verschlüsselte Mails schicken. Mehr zur E-Mail-Verschlüsselung finden Sie im Buch „Gut gerüstet gegen Überwachung im Web – Wie Sie verschlüsselt mailen, chatten und surfen“ (Czeschik, Lindhorst und Jehle, Wiley VCH, 2015).

4.13 Videokonferenzen

Systeme für Videokonferenzen gibt es zwar nicht erst seit der Covid-19-Pandemie, aber spätestens mit dem fast vollständigen Wechsel vom Präsenz- zum „Fern“studium hat die Anwendung dieser Technologien den Nimbus des Ungewöhnlichen verloren. Im seltensten Fall dürfte die Wahl des Systems Ihnen obliegen, hier ist das Anpassen an das angesagt, was seitens der Unis bereitgestellt wird.

Die Seite https://www.heise.de/tipps-tricks/Videokonferenz-Tools-im-Ueberblick-4688243.html vermittelt einen guten Überblick, welche Konferenzsysteme momentan angesagt sind, samt spezifischer Vor- und Nachteile.

Nicht in jedem Fall ist dabei die kommerzielle Lösung die bessere Wahl. Abhängig von der Auslastung der zur Verfügung gestellten Server- und Übertragungskapazität ist mit Einschränkungen in der Bedienbarkeit zu rechnen, unabhängig davon, ob ein großer Konzern wie Cisco oder eine selbst gehostete Open-Source-Lösung wie BigBlueButton zum Einsatz kommt. Für praktisch alle Systeme gilt: Wird die Bandbreite knapp, friert häufig das Bild ein. Abhilfe kann schaffen, die Kamera auszuschalten. Komplexer kann die Lösung aussehen, wenn man selber schlecht oder gar nicht zu verstehen ist. Nicht selten liegt die Ursache darin, dass bei mehreren möglichen Tonquellen beim Programmstart (automatisch) das falsche Eingangssignal gewählt worden ist. Vor allem dann, wenn eine zusätzliche Webcam zum Einsatz kommt – häufig haben diese ein eigenes Mikro mit meist unterirdischer Übertragungsqualität. Hier hilft ein Blick in die Einstellungen der Konferenzsoftware und/oder des Betriebssystems weiter.

Wer Wert auf ein neutrales Hintergrundbild legt und sich lieber im Labor als in der Küche zeigt, wird an einem großen, grünen Tuch, einem „Green Screen“, kaum vorbei kommen – bei Ebay z. B. für wenige Euro zu erstehen. Damit klappt das auch mit Zoom selbst unter Linux, ganz ohne flirrende Ränder am Haaransatz.

4.14 Internetsicherheit

Von der E-Mail-Verschlüsselung zur allgemeinen Internetsicherheit: Es gibt gute Gründe, sich vor und während der Dissertation einige Gedanken über Datensicherheit zu machen. Zugegeben, die wenigsten Doktorarbeiten befassen sich mit einem so brisanten Thema, dass ein gezielter Datenklau via Internet zu befürchten wäre. Gar nicht so unwahrscheinlich ist jedoch eine indirekte Schädigung der Daten durch Viren oder Würmer.

Seit 2015 in Verbrecherkreisen sehr beliebt: Ransomware, also Schadprogramme, die per E-Mail-Anhang eingeschleppt werden, die Festplatte verschlüsseln und den Schlüssel nur gegen Zahlung eines Lösegelds (Ransom) an die Urheber des Wurms herausgeben. Ansonsten hat man keinen Zugriff mehr auf die Inhalte seiner Festplatte. Wenn man nicht zahlen will (und wer garantiert, dass die Angreifer nach erfolgter Zahlung tatsächlich den Schlüssel herausrücken?), bleibt nur der Rückgriff auf die letzte Sicherheitskopie.

(Erwähnten wir schon, wie wichtig Backups sind?)

Prinzipiell gilt: Jeder Computer, der direkt oder indirekt mit anderen Computern in Kontakt steht (dazu zählt auch Datenaustausch per USB-Stick) ist gefährdet, sich mit Viren oder Würmern zu infizieren. Wie kann man sich also schützen?

4.14.1 Allgemeine »Hygieneregeln«

Zusätzlich zu den im Folgenden erklärten Programmen sollte jeder einige Verhaltensregeln befolgen:

- Keine Attachments öffnen, von denen man sich nicht ganz sicher ist, dass man den Inhalt kennt. Auch eine Mail mit der Adresse eines Bekannten kann einen Virus enthalten. Eine Mail von jemand, mit dem man sonst auf Deutsch kommuniziert, die einen kurzen englischen Text wie »the requested file« oder »see attachment« enthält, sollte man besser sofort löschen. Die Texte in Schadmails werden jedoch natürlichen Texten immer ähnlicher. Beim geringsten Verdacht sollte man lieber einmal zuviel beim vermeintlichen Absender nachfragen als einmal zu wenig.

- Vorsicht beim Download von Programmen aus dem Internet. Auch, wenn man die Quelle für vertrauenswürdig hält (beispielsweise chip.de), kann man sich theoretisch eine Infektion einfangen, daher sollte man mit Downloads ausführbarer Dateien eher sparsam umgehen. Zusätzliche Sicherheit gibt das https-Protokoll: Wenn die Internetadresse mit https statt http beginnt und in der Adresszeile des Browsers ein gültiges Zertifikat angezeigt wird (beispielsweise ein grünes Vorhängeschloss), dann kann man sich zumindest sicher sein, dass man nicht heimlich auf eine suspekte Seite weitergeleitet wird.

- Auch E-Mails ohne Anhänge können Schadcode einschleppen, beispielsweise, indem sie ihn von einer Webseite nachladen. Einige Clients, darunter auch der Thunderbird, blockieren dieses Nachladen automatisch.

- Windows hat Sicherheitslücken, von denen sich jedoch einige mit so genannten Patches schließen lassen. Man sollte sein System also stets mit den neuesten Updates aktuell halten. Auch Linux und macOS haben natürlich Sicherheitslücken, nur ist die Auswahl an Schadsoftware, die auf diese Systeme abzielt, deutlich kleiner.

4.14.2 Virenscanner

Egal, für welchen Virenscanner man sich entscheidet – wichtig sind zwei Aspekte: Dass er neu ist und dass man sich nicht blind auf ihn verlässt.

Die Hersteller von Virenschutzprogrammen können ihre Software nur dann aktualisieren, wenn ihnen ein neues Virus bekannt geworden ist. Das heißt: Es gibt immer ein paar (also Hunderte oder Tausende) von bedauernswerten Nutzern, die sich ein Virus einfangen, bevor es von den gängigen Virenschutzprogrammen erkannt werden kann.

Das heißt, ein Virenscanner nützt, wenn man ihn zusätzlich zu den oben genannten Vorsichtsmaßnahmen einsetzt, aber schadet, wenn man wegen ihm alle Vorsicht in den Wind schlägt.

In Tests schneiden die Virenscanner der bekannten Hersteller Kaspersky, Norton, F-Secure, Avira und G DATA in der Regel gut ab. Alle davon sind kostenpflichtig mit Preisen zwischen 35 und

50 €. Avira und andere Firmen stellen auch kostenfreie Versionen zur Verfügung, die in den Tests etwas weniger gut abschneiden.

4.14.3 Firewall

Noch mehr Sicherheit bietet eine Firewall – kann aber, ebenso wie ein Virenscanner, das System auch merklich verlangsamen.

Eine Firewall kontrolliert den Verkehr zwischen dem eigenen Rechner und dem Internet. Der (DSL-)Router, mit dem man ins Internet geht, bringt in der Regel schon eine Firewall mit. Wenn man sich auf seinem persönlichen Computer ebenfalls eine Firewall installiert, hat man jedoch direkteren Zugriff auf die Einstellungen und eine zusätzliche Sicherheitsschicht.

Wenn ein Programm auf dem eigenen Rechner eine Verbindung ins Internet aufbauen will, wird der Benutzer über die Firewall benachrichtigt und kann dies dem Programm entweder erlauben oder verbieten. Für bekannte Programme, beispielsweise Chat-Clients, können losere Sicherheitseinstellungen gespeichert werden. Mit der Zeit merken die meisten Firewalls sich auch automatisch, welche Programme wozu berechtigt sind – sogenanntes Lernen.

In der Fachpresse wird von den kostenlosen Programmen für Einsteiger häufig ZoneAlarm Free (https://www.zonealarm.com/de/software/free-firewall) empfohlen, das gleichzeitig einen Virenschutz mitbringt. Dieses Programm liegt auch in einer deutschsprachigen Version vor und wird für seine einfache Benutzerführung gelobt.

Eine ebenfalls gut benutzbare Alternative, deren Sicherheitsleistung die von ZoneAlarm noch übertrifft, ist die Comodo Firewall (https://www.comodo.com/home/internet-security/firewall.php).

5 Literaturrecherche

Während der Dissertation und natürlich auch während der späteren beruflichen Tätigkeit gehört die Suche und Auswertung relevanter wissenschaftlicher Literatur zum täglichen Brot eines Promovenden, Klinikers oder Forschers. Lange stand die Ausbildung von Studenten in Recherche und Bewertung wissenschaftlicher Literatur für die Universitäten ganz am Ende der Prioritätenliste. Allenfalls die Universitätsbibliotheken selbst investierten gelegentlich mal einen Nachmittag, um den Studierenden die Systematik in der Bibliothek und die Möglichkeiten zur elektronischen Recherche aufzuzeigen.

Mit der zunehmenden Aufnahme der Prinzipien von Evidenz-basierter Medizin (EbM) in die Lehrpläne ändert sich das langsam. Trotzdem stehen Ausbildung und Lehre in diesem Bereich immer noch in keinem Verhältnis zur Zeit, die die Literaturrecherche und -bewertung im Leben einer Doktorandin oder eines Assistenzarztes einnimmt. Aber keine Angst – wie Sie in diesem Kapitel sehen werden, handelt es sich nicht um Hexenwissenschaft.

In den letzten Jahren haben sich Literaturdatenbanken im Internet immer mehr als Standard gegenüber gedruckten Verzeichnissen oder Offline-Datenträgern wie CD-ROMs durchgesetzt. Literaturdatenbanken im Internet sind aktueller, schneller und einfacher zu durchsuchen und auch noch ressourcenschonender (an dieser Stelle einen Gruß an den Regenwald).

Im (bio-)medizinischen Bereich hat die elektronische Erfassung von wissenschaftlichen Informationen relativ frühzeitig begonnen, und so stehen heute einige sehr nützliche Datenbanken zur Verfügung, die ein breites Spektrum an Fachgebieten abdecken.

In den folgenden Abschnitten werden wir zunächst einige Tipps zum Einstieg in die Welt der wissenschaftlichen Literatur geben. Anschließend werden wir die wichtigsten Online-Datenbanken vorstellen und verschiedene Möglichkeiten zur Beschaffung der Literatur ansprechen. Und denken Sie jetzt schon an später: Ihr Promotionsthema wird mit großer Wahrscheinlichkeit eine Rolle in Ihren Bewerbungsgesprächen spielen, und auch unabhängig davon ist eine gewisse Kenntnis der aktuellen Literatur des Fachgebietes Ihrer Wahl immer von Vorteil. Daher ist die Literaturbeschaffung und Auswertung ein dynamischer Prozess, der Sie sicher über viele Jahre begleiten wird (und so manche Stunde am Rechner sitzen lässt).

5.1 Anatomie eines Fachartikels

Bevor wir näher in die Literaturrecherche und -beschaffung einsteigen, klären wir erst einmal, worum es hier überhaupt geht. Fast jede Literaturrecherche beschäftigt sich mit sogenannten Papers (auf altdeutsch auch Aufsätze genannt): den Fachartikeln, die in wissenschaftlichen Zeitschriften oder Journals erscheinen.

Woraus besteht ein solches Paper?

Ganz offensichtlich gibt es natürlich einen Titel, der mehr oder weniger aussagekräftig ist. Nach dem Titel folgt die Nennung der Autoren – etwas, das unter Umständen schwer umkämpft sein kann, da nur Autorenschaften am ersten und letzten Platz der Liste wirklich Punkte einbringen, wenn es später um die Habilitation geht. Weit verbreitet ist auch immer noch das Unwesen der Autorenschaften ehrenhalber: Ein Institutsdirektor oder eine Klinikchefin werden in manchen Einrichtungen prinzipiell bei jedem Paper mit in die Autorenliste aufgenommen, auch wenn sie nichts zur Arbeit beigetragen haben.

Einer der Autoren ist immer korrespondierender Autor (corresponding author), an den man sich mit Rückfragen zu dem Artikel wenden kann. Aus diesem Grund ist in der Regel auch seine oder ihre E-Mail-Adresse mit genannt. Sehr nützlich übrigens auch, wenn man anders nicht an den Volltext eines Artikels herankommt – siehe weiter unten in diesem Kapitel. Für die anderen Autoren sind zumindest die sogenannten Affiliations angegeben, also die Zugehörigkeit zu einer Klinik, einem Institut oder in manchen Fällen auch einer Firma.

Dann folgt das Abstract Eine kurze Zusammenfassung von Einleitung, Methoden, Ergebnissen und Diskussion, die in der Regel zwischen 300 und 600 Wörtern lang sein darf (je nach Journal). Wenn das Abstract Zwischenüberschriften enthält („Introduction", „Methods", „Results", „Discussion" o.ä.), handelt es sich um ein strukturiertes Abstract, sonst um ein unstrukturiertes.

Wenn Sie oder Ihre Unibibliothek kein Abo des Journals haben, endet in vielen Fällen hier Ihr Online-Zugriff. Von fast allen Artikeln lässt sich online das Abstract abrufen (von einigen Ausnahmen abgesehen, Briefe an die Herausgeber z. B.), der Volltext jedoch nur mit einem laufenden Abo oder bei „Open Access"-Journals. Open Access (OA) wird zunehmend als gute wissenschaftliche Praxis gesehen, beispielsweise mit den Argumenten, dass öffentlich finanzierte Wissenschaft ihre Ergebnisse auch öffentlich zugänglich machen sollte, oder dass teure Artikel (und die meisten Einzelartikel kosten 20, 30 US-Dollar oder mehr) die Wissenschaft und Medizin in ärmeren Ländern beeinträchtigen. Trotzdem hat sich Open Access noch lange nicht flächendeckend durchgesetzt. Die wissenschaftlichen Zeitschriftenverlage hatten lange Zeit ja auch ein sehr reizvolles Geschäftsmodell: Sie mussten für die Erstellung der Artikel nichts bezahlen (im Gegenteil, oft mussten die Autoren noch für farbige Abbildungen oder ähnliches zuzahlen!), konnten sie ihrerseits aber teuer weiterverkaufen. Klar, dass man eine solche vorteilhafte Position ungern aufgeben möchte.

Wenn Sie aber, auf welchem Weg auch immer, Zugriff auf den Volltext haben, sehen Sie nun den ganzen Inhalt des Artikels. Dieser ist in der Regel gegliedert in Einleitung (Introduction), Methoden (Methods), Ergebnisse (Results), Diskussion (Discussion), Fazit (Conclusion) und Literatur/Referenzen (References). Je nach Journal ist diese Gliederung variabel. Manche erwarten keine explizite Conclusion, bei manchen heißt es „Patients and Methods", viele schreiben mittlerweile auch die Deklaration von Interessenskonflikten unter einer eigenen Überschrift vor.

Zu Beginn Ihrer Arbeit werden Sie mit Einleitung und Diskussion eines Papers sicher am meisten anfangen können. Je tiefer Sie in ein Thema eingestiegen sind, desto eher werden Sie dann feststellen, dass in den Einleitungen nur noch wenig Neues steht, und desto mehr werden Sie sich für Methoden und Ergebnisse interessieren. Wenn Sie die verwendeten Methoden und die daraus gewonnenen Ergebnisse richtig einordnen können – dazu gehört etwas Erfahrung – werden Sie irgendwann auch feststellen, dass Sie mit den Schlussfolgerungen der Autoren in der Diskussion nicht immer konform gehen. Das ist ein gutes Zeichen! Das bedeutet, dass Sie jetzt genug über Ihr Thema wissen, um sich eine eigene Meinung zu bilden. Das ist natürlich nichts, worauf man sich ausruhen darf (und denken Sie auch daran, dass man in der Wissenschaft prinzipiell immer falsch liegen kann), aber ein guter Zwischenschritt.

5.2 Literaturrecherche – wo anfangen?

Die meisten Studenten kommen mit dem Thema Literaturbeschaffung zum ersten Mal während der Promotion in Berührung, und entsprechend unerfahren springen sie ins kalte Wasser. Das ist erst einmal nicht schlimm – irgendwo muss man ja anfangen.

In einem gut geplanten und organisierten Promotionsvorhaben werden Doktorvater oder Doktormutter zu Beginn oder einige Wochen vor Beginn der eigentlichen Arbeit einen Stapel der wichtigsten Papers (Fachartikel) für Sie zum Lesen bereithalten, um einen groben Überblick über die Thematik zu bekommen. Sind komplexere Experimente geplant, bekommen Sie wahrscheinlich auch Protokolle in die Hand, damit Sie sich mit dem technischen und zeitlichen Ablauf vertraut machen können.

Haben Betreuer oder Institut eine gut sortierte eigene Bibliothek, können Sie auf Nachfrage sicher auch das eine oder andere Buch ausleihen. Bedenken Sie aber, dass die Preise für wissenschaftliche Bücher aufgrund der geringen Auflagenstärke und zum Teil aufwändigen Bildgestaltung oft horrend sind und das Buch daher tunlichst gut erhalten zurückgegeben werden sollte.

Kaufen oder leihen Sie sich außerdem die neueste Auflage eines sehr guten Buches über Ihr Promotionsthema – beispielsweise „den Stryer", wenn Sie sich ein biochemisches Thema ausgesucht haben. In einem solchen Buch können Sie grundlegende Zusammenhänge noch einmal auf aktuellem und verständlichem Niveau nachlesen und sehen, an welchem Punkt Ihre Arbeit ansetzt. Arbeiten Sie die für Sie relevanten Kapitel gründlich durch und notieren Sie sich Fragen und Unklarheiten. Ihr Betreuer wird hoffentlich gern bereit sein, Ihre Fragen zu beantworten – diese zeigen ihm auch, dass Sie sich mit dem Thema auseinandersetzen.

Beginnen Sie dann Ihre eigene Literaturrecherche, vorzugsweise erst in Online-Datenbanken. Wenn Ihre Universitätsbibliothek diesbezüglich Kurse anbietet, kann es nicht schaden, einen davon mitzunehmen.

Betrachten Sie die Literaturbeschaffung als notwendigen und wichtigen Bestandteil Ihrer Dissertation. Planen Sie wöchentliche Besuche der Bibliothek(en) ein und lesen bzw. prüfen Sie die wichtigsten Zeitschriften des Fachgebietes auf relevante Artikel. Fachübergreifend wichtige Journals sind *Nature* und *Science*, und im Bereich der Medizin das *New England Journal of Medicine*, *Lancet* und *JAMA*. Wie Sie an den Titeln schon sehen, müssen Sie sich an das Lesen und die Auswertung von Artikeln in englischer Sprache gewöhnen. Das verbessert auch Ihre Sprachkenntnisse, die Sie brauchen werden, wenn Sie einmal selbst einen Artikel auf Englisch verfassen oder Ihre Ergebnisse auf einer internationalen Konferenz vorstellen dürfen.

A propos Konferenz Eine solche ist immer eine gute Gelegenheit, mit anderen Forschern ins Gespräch zu kommen und die neuesten Ergebnisse zu sehen, bevor sie überhaupt in einem Journal veröffentlicht wurden. Während der Postersessions stehen die Forscher und Autoren vor den Postern mit ihren Arbeitsergebnissen und sind offen für jede Frage. Selten kommt es vor, dass jemand wegen seiner oder ihrer Aufsehen erregenden Ergebnissen so belagert wird, dass man keine Chance auf ein Gespräch hat. Nur, wenn gerade die Posterpreis-Jury unterwegs ist, um mit den Urhebern der Poster zu sprechen, sollte man sich etwas zurückhalten.

Zum Schluss noch eine Warnung: In zu gründlicher Literaturrecherche lauert auch die Gefahr der Prokrastination (Aufschieberei). Insbesondere bei der Suche in Online-Datenbanken werden Ihnen zu jedem Artikel mindestens eine Handvoll verwandter Artikel empfohlen (nicht unähnlich dem Empfehlungsmechanismus beim Online-Shopping). Zudem hat jeder Artikel ein Literaturverzeichnis mit mehreren Dutzend zitierten Referenzen, die auch alle um Aufmerksamkeit buhlen. Nur zu leicht klicken Sie sich von Artikel zu Artikel und setzen Bookmarks oder drucken Abstracts aus mit der Absicht, die später mal alle gründlich lesen zu wollen, denn natürlich erst dann – so könnte man denken – können Sie gut informiert in die Arbeit starten.

Fazit: Sobald Sie das Gefühl haben, sich zu verzetteln, und nicht mehr genau wissen, was jetzt relevant für Ihre Arbeit ist und was nicht, ist es Zeit, einen Schnitt zu machen, die nächsten praktischen Schritte einzuleiten oder einfach mal wieder ein Gespräch mit Ihrem Betreuer zu führen.

5.3 Die Bibliothek – man trifft sich

Allen Online-Datenbanken zum Trotz – auch in der guten alten Universitätsbibliothek werden Sie vermutlich auf Ihrem Weg zum „Dr. med." öfter mal vorbeischauen. Viele bieten Workshops und Einführungen zu den Themen Literaturrecherche und Literaturverwaltung an. Zudem ist ein Ausflug in die jeweilige Sektion der Bibliothek immer noch das Mittel der ersten Wahl, um sich einen allerersten Überblick über die relevanten (Lehr-)Bücher zu Ihrem Thema zu verschaffen.

Für die Recherche von Fachartikeln wird die physische Universitätsbibliothek zwar immer unwichtiger – es kann aber trotzdem sein, dass Sie dort nach Artikeln recherchieren werden, die online nicht zugänglich sind. Wenn Sie beispielsweise einen Artikel aus einem Journal brauchen, für das Ihre Institution keinen Online-Zugang hat, hilft oft die Fernleihe weiter: Dort können Sie sich den Artikel in Papierform kommen lassen, gegen eine üblicherweise weitaus geringere Gebühr als die wissenschaftlichen Verlage für den Online-Zugriff auf einen einzelnen Artikel verlangen. Mit einigen Tagen oder im schlimmsten Fall Wochen an Wartezeit müssen Sie jedoch rechnen.

Meist stehen in der Bibliothek auch Kopierer zur Verfügung, sodass Sie beispielsweise relevante Abschnitte aus Büchern kopieren können und nicht mehrere Wälzer nach Hause tragen müssen.

Das einige Jahre dauernde Intermezzo von Studiengebühren in den meisten Bundesländern wurde von vielen Bibliotheken übrigens auch dazu genutzt, neue Literatur anzuschaffen, insbesondere solche, die von Studenten gewünscht wurde.

Viele Universitäten haben mehrere Zweigstellen der Bibliothek. Während normalerweise die medizinische Fachbibliothek für Sie am relevantesten sein wird, kann es gut sein, dass Sie auch auf Literatur aus anderen Zweigstellen zurückgreifen wollen, beispielsweise aus dem natur- oder sozialwissenschaftlichen Bereich. Beachten Sie, dass die Zweigstellen oft unterschiedliche Öffnungszeiten haben und nicht immer jedes Buch überall zurückgegeben werden kann.

5.4 Online-Datenbanken

In den sogenannten Life Sciences – Medizin, Biologie und verwandte Fächer – werden pro Tag zwischen 2.000 und 4.000 neue Artikel veröffentlicht. Praktisch alle davon werden mittlerweile auch oder ausschließlich online publiziert, und zwar in über 25.000 Journals (Faxon, 2013, EZB 2016). Es leuchtet ein, dass eine ordentliche Indexierung und Suche unbedingt notwendig sind, damit man eine Chance hat, die wenigen für einen selbst relevanten Artikel zu lokalisieren.

In der letzten Auflage dieses Buches, die nun schon einige Jahre her ist, wurde die reine Online-Publikation von Artikeln noch als Neuheit genannt und eine kurze Tabelle von Verlagen mit Online-Journals zur Verfügung gestellt. Dies ist mittlerweile überholt: Fast alle Journals haben inzwischen, wie schon erwähnt, Online-Ausgaben, und mehr und mehr gehen dazu über, auf die Print-Ausgabe ganz zu verzichten. Die Leser haben sozusagen mit den Füßen abgestimmt: Viele Herausgeber mussten feststellen, dass neue Abonnenten fast nur noch die Online-Ausgaben bestellten (Faxon, 2013).

(Die neue Herausforderung im wissenschaftlichen Verlagswesen heißt stattdessen Open Access. Auf diese gehen wir weiter unten in diesem Kapitel ein.)

Sie sehen also: Nach relevanten Artikeln nur in Print-Ausgaben oder auf den Webseiten der einzelnen Journals oder Verlage zu suchen, wäre eine echte Strafarbeit und kaum von Erfolg gekrönt. Die Nutzung von Online-Datenbanken macht alles viel einfacher, hat aber auch ihre Tücken.

Als erstes ist zu beachten: Es gibt eine ganze Reihe von Online-Datenbanken, die alle mehr oder weniger ihre Existenzberechtigung haben, da keine Datenbank die komplette wissenschaftliche Literatur abdeckt. Wenn Sie im „Mainstream" der medizinischen Wissenschaft arbeiten, halten Sie sich am besten an die beiden größten, MEDLINE (mit dem Suchinterface PubMed) und EMBASE. Wir werden im Folgenden aber auch einige kleinere Datenbanken vorstellen, die Ihnen je nach Gebiet und Fragestellung nützlich sein könnten.

5.4.1 MEDLINE/PubMed

MEDLINE ist die wahrscheinlich wichtigste und bekannteste Datenbank im medizinischen Bereich und oft die erste Anlaufstelle für Doktoranden und Ärzte. MEDLINE indiziert seit 1966 Zeitschriften aus dem medizinischen Bereich, enthält aber auch Referenzen rückwirkend ab ca. 1940. Es wird von der amerikanischen National Library of Medicine (NLM) betrieben und daher vom amerikanischen Steuerzahler subventioniert.

Schon 1879 wurde der Offline-Vorläufer von MEDLINE ins Leben gerufen: Der Index Medicus, ein von der NLM monatlich veröffentlichter Überblick über aktuelle Artikel in biomedizinischen Zeitschriften. In seiner Frühzeit hieß MEDLINE noch MEDLARS und war nur vor Ort in der NLM in Bethesda, Maryland zu benutzen. 1971 ging MEDLARS online, änderte seinen Namen in MEDLINE und enthält heutzutage Referenzen aus etwa 5.600 Journals.

Die Datenbank MEDLINE wird heute wohl am häufigsten mit der Suchmaschine PubMed[1] durchsucht. Doch PubMed kennt noch mehr als die Inhalte von MEDLINE, und zwar:

- ganz alte Referenzen (z. B. aus dem ab 1879 aktiven Index Medicus),
- eine Anzahl von Büchern, die dem Open Access unterliegen, also frei zugänglich sind,
- Referenzen ganz aktueller Artikel, bevor diese in MEDLINE indexiert sind und
- Referenzen zu Artikeln aus PubMed Central (siehe unten).

PubMed ist ebenfalls unter dem Dach der NLM beheimatet.

Als Suchmaschine – ähnlich wie Google & Co. – hat PubMed eine bestimmte Syntax, mit deren Hilfe man seine Suchanfragen noch treffsicherer gestalten kann. Ein paar Tipps hierzu folgen nun. Als weitere Lektüre empfehlen wir „Literaturrecherche mit PubMed" erschienen bei Lehmanns Media (ISBN 9783865418166) sowie zwei Links: Eine ausführliche Dokumentation über PubMed[2] sowie ein Tutorial, das zum Teil auch mit Videos illustriert ist[3].

5.4.1.1 Suchoperatoren in PubMed Ähnlich wie beispielsweise auch Google erlaubt PubMed, die Kombination von Suchwörtern mit sogenannten Suchoperatoren genauer zu bestimmen. Das bedeutet konkret: Man kann die einzelnen Wörter mit Hilfe der Operatoren AND (und), OR (oder) und NOT (nicht) verknüpfen. Wichtig: Die Operatoren müssen in Großbuchstaben stehen.

Will man beispielsweise nur Publikationen finden, die den Apgar-Score *und* Frühgeburtlichkeit zum Thema haben, formuliert man die Anfrage so:

[1] https://www.pubmed.gov
[2] http://www.ncbi.nlm.nih.gov/books/NBK3827
[3] http://www.nlm.nih.gov/bsd/disted/pubmedtutorial

"apgar score" AND prematurity

Will man Publikationen zum Apgar-Score finden, in denen es *nicht* gleichzeitig auch um Frühgeburtlichkeit geht, sucht man nach:

"apgar score" NOT prematurity

Und möchte man alle Publikationen finden, in denen es entweder um den Apgar-Score oder um Frühgeburtlichkeit oder auch um beides geht, lautet die Anfrage:

"apgar score" OR prematurity

Wenn Suchbegriffe ohne Operatoren aneinandergereiht werden, geht PubMed davon aus, dass sie mit AND verknüpft werden sollen. Bei komplexeren Suchanfragen kann man auch mit Klammern arbeiten: Die Anfrage

("apgar score" OR "umbilical artery ph") AND prematurity

findet alle Publikationen zu Frühgeburtlichkeit, in denen es gleichzeitig um den Apgar-Score oder um den pH-Wert des Blutes der Nabelschnurarterie geht (oder um alle drei Themen).

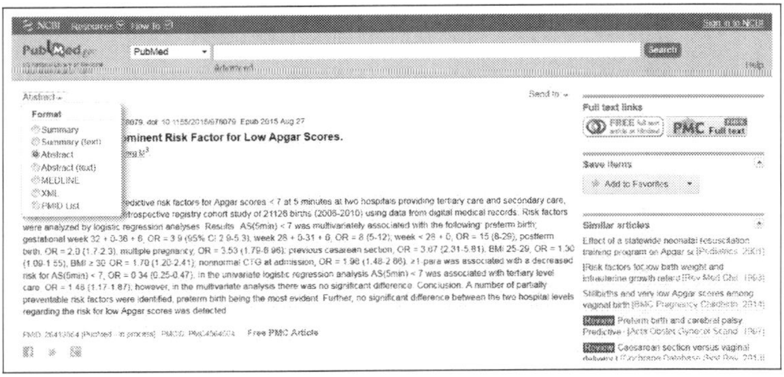

Abbildung 5.1: Auswahl des Formats, in dem der Datensatz zu einer Publikation angezeigt wird. Die Standardanzeige ist "Abstract".

5.4.1.2 Der MEDLINE-Datensatz und Suche in einzelnen Feldern

MEDLINE- und andere in PubMed indexierte Publikationen werden als strukturierte Datensätze gespeichert, die aus mehreren Feldern bestehen. Hier ein gekürztes Beispiel – der Datensatz zum Artikel "Sixty-year anniversary of the Apgar scoring system and 100-year anniversary of the 'Moro' reflex" von I. Brucknerova, A. Holomanova, E. Ujhazy und M. Mach aus dem Jahr 2012. Anzeigen lassen kann man sich den MEDLINE-Datensatz, indem man im Auswahlfeld oberhalb des Abstracts von "Abstract" auf "MEDLINE" umschaltet (siehe Abbildung 5.1).

```
   MID - 23391970
OWN - NLM
STAT- MEDLINE
[...]
DP - 2012
TI - Sixty-year anniversary of the Apgar scoring system
and 100-year anniversary of the "Moro"reflex.
PG - 729-31
AB - It is well known that the names of discoverers are
commonly used in medical terminology, especially in
everyday use. [...]
FAU - Brucknerova, Ingrid
AU - Brucknerova I
AD - 1st Department of Paediatrics, Medical School,
Comenius University, Bratislava, Slovakia.
osmium@centrum.sk
FAU - Holomanova, Anna
AU - Holomanova A
[...]
LA - eng
PT - Biography
PT - Historical Article
PT - Journal Article
[...]
PL - Sweden
TA - Neuro Endocrinol Lett
JT - Neuro endocrinology letters
JID - 8008373
SB - IM
MH - *Apgar Score
MH - Germany
MH - History, 19th Century
[...]
PS - Apgar V
FPS - Apgar, Virginia
PS - Moro E
```

```
FPS - Moro, Ernst
EDAT- 2013/02/09 06:00
[...]
```

Neben den einigermaßen selbsterklärenden Feldern wie Titel (TI), Abstract (AB) oder Autor (AU – das sowohl Erst- als auch Co-Autoren beinhaltet) gibt es noch eine ganze Reihe weiterer Felder, die für Suchanfragen nützlich sein können – beispielsweise der Titel des Journals (JT), Sprache (LA) oder Publikationsdatum (DP).

Das mit * ausgezeichnete Stichwort im Feld MeSH (MH) bezeichnet das oder ein Hauptthema (major topic) des Artikels, ausgedrückt als Medical Subject Heading (MeSH) (was das ist, erfahren Sie weiter unten in diesem Kapitel). Nach solchen kann mit dem Tag [MAJR] gesucht werden.

Wenn man seine Suchstrategie verfeinern will, kann man seine komplette Suchanfrage oder einen Teil der Anfrage auf ein Feld begrenzen. Dazu wird nach dem Suchwort oder der Suchphrase in der Regel der Feldname als sogenanntes Tag in eckige Klammern gesetzt. Möchte man beispielsweise alle Publikationen der Autorin A. Holomanova aus dem Jahr 2012 in englischer Sprache suchen, würde die Anfrage folgendermaßen aussehen:

```
"holomanova a"[AU] 2012[DP] eng[LA]
```

Es gibt einige Tags, die nicht Feldnamen entsprechen, beispielsweise [1AU], mit dem nach dem Erstautor gesucht wird – im Datensatz dagegen steht der Erstautor lediglich im ersten AU-Feld. Mit dem Tag [TIAB] wird in den Feldern Titel (TI) und Abstract (AB) gesucht. Zahlreiche weitere Beispiele hierzu finden sich im nächsten Kapitel.

5.4.1.3 Automatic Term Mapping (ATM) und Medical Subject Headings (MeSH) Auch, wenn man nur ein einzelnes Stichwort eingibt, sucht PubMed jedoch nicht nur stur nach diesem Wort in allen vorhandenen Feldern. Stattdessen wird ein sogenanntes Automatic Term Mapping (ATM) vorgenommen. Dabei werden Stichwörter, die nicht getagged sind und nicht in Anführungszeichen stehen, nacheinander mit mehreren Datenbanken abgeglichen, um die Suche zu erweitern.

Die erste dieser Datenbanken ist MeSH (Medical Subject Headings). MeSH ist ein sogenanntes kontrolliertes Vokabular, bei dem Synonyme einem Hauptbegriff zugeordnet werden. Auf diese Weise wird vermieden, dass relevante Artikel nicht gefunden werden, weil nach dem falschen Stichwort gesucht wurde, also beispielsweise nach "hypoglycaemia" statt "hypoglycemia" oder nach "pregnancy-induced diabetes" statt "gestational diabetes". Wenn ein einzelner Suchbegriff eingegeben wird, werden zunächst dessen Synonyme und auch untergeordnete, also spezifischere, Begriffe in MeSH herausgesucht und die Suche in PubMed auf diese ausgeweitet.

Wenn zu einem Suchwort kein MeSH-Term gefunden wurde, wird es als nächstes in den Autorennamen, Journaltiteln und weiteren Datenbanken gesucht. Gibt es keinen Treffer, so werden alle Felder (bis auf einige wenige Ausnahmen) nach dem Suchwort durchsucht.

Wie genau PubMed Ihre Suchanfrage verändert, beispielsweise durch Automatic Term Mapping, sehen Sie auf der rechten Seite im Feld "Search Details" (siehe Abbildung 5.2).

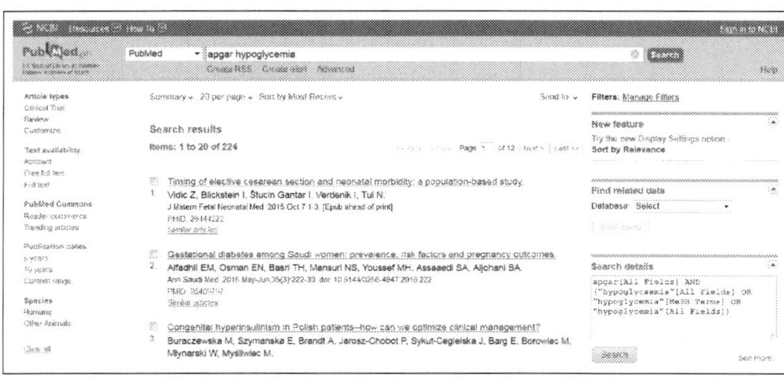

Abbildung 5.2: Automatic Term Mapping des Suchworts "hypoglycemia", sichtbar im Feld "Search details" rechts.

5.4.1.4 Komplexe Suchanfragen: Advanced Search Builder und History

Die hier genannten Beispiele lassen sich auch nachbauen, indem man die Filter-Optionen auf der linken Seite der PubMed-Homepage oder den Advanced Search Builder[4] nutzt. Diesen erreicht

[4] http://www.ncbi.nlm.nih.gov/pubmed/advanced

man, indem man unter dem Suchfeld dem Link "Advanced" folgt (siehe Abbildung 5.3).

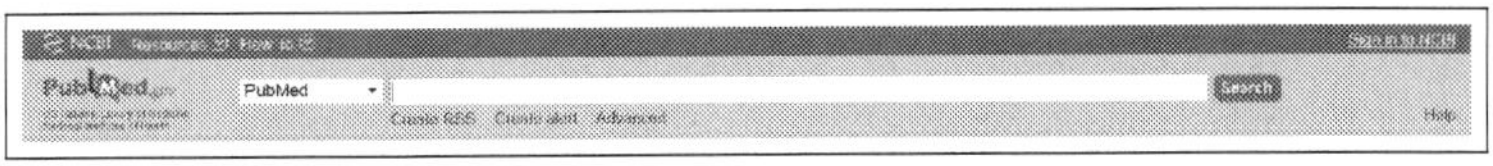

Abbildung 5.3: Link zum Advanced Search Builder.

Im Formular des Advanced Search Builder können Sie nun in den Auswahlfeldern auf der linken Seite bestimmen, welches Feld durchsucht werden soll, und im Textfeld daneben den Suchbegriff eingeben (siehe Abbildung 5.4). Mit Klick auf das Plus-Zeichen können Sie weitere Zeilen hinzufügen.

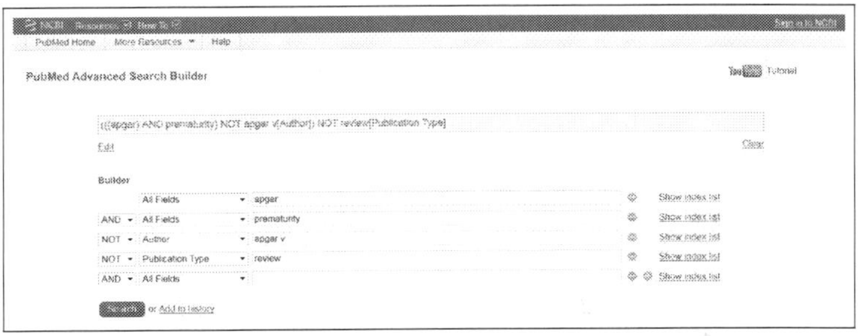

Abbildung 5.4: Advanced Search Builder. Hier: Suche nach Publikationen über Apgar und Frühgeburtlichkeit, die nicht von V. Apgar stammen und keine Reviews (Übersichtsarbeiten) sind.

Die Auswahl im linken Feld entspricht in etwa den Tags bei der rein textbasierten Suche, die Sie weiter oben kennengelernt haben. Das Textfeld, in das Sie Ihren Suchbegriff eingeben können, hat das nützliche Feature der Auto Completion, das heißt, wenn Sie anfangen zu schreiben, werden Ihnen mögliche Suchbegriffe vorgeschlagen. Wenn Sie alle Begriffe in der Datenbank sehen wollen, die in dem links definierten Feld vorkommen, klicken Sie auf den Link "Show index list" (siehe Abbildung 5.5).

Wie bei der rein textbasierten Suche können Sie auch hier Ihre Suchbegriffe mit AND, OR und NOT verknüpfen (Auswahlfelder ganz links, siehe Abbildung 4). Im Textfeld ganz oben übersetzt PubMed für Sie außerdem Ihre mit dem Advanced Search Builder

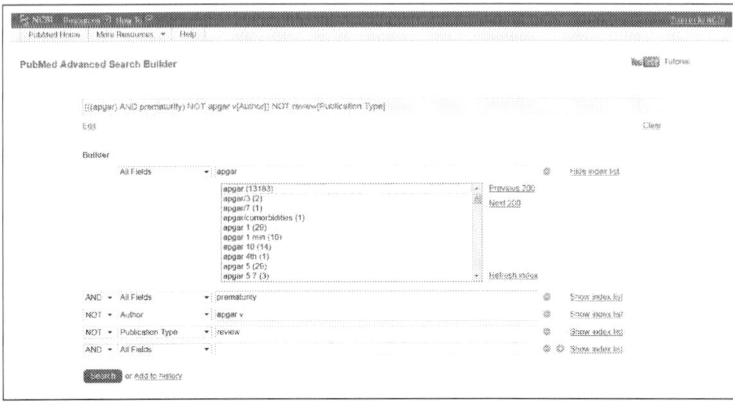

Abbildung 5.5: Alle in der Datenbank im Feld Autor vorhandenen Einträge zu "Apgar".

konstruierte Suche in eine textbasierte Suche, die Sie dann noch von Hand verändern können.

Wenn Ihre Suchanfrage komplexer wird, bietet PubMed neben dem Advanced Search Builder noch ein anderes nützliches Feature: die History.

Ein Beispiel: Sie suchen Studien zu Apgar-Score und Frühgeburtlichkeit, und zwar Übersichtsarbeiten und Meta-Analysen ab dem Jahr 2005. Allerdings können in den so gefundenen Publikationen noch keine ganz neuen Studien enthalten sein – schließlich brauchen die Autoren einer Übersichtsarbeit eine gewisse Zeit, die Arbeit zu schreiben, und dann muss noch die Zeit bis zur Publikation hinzugerechnet werden. Aus diesem Grund möchten Sie zusätzlich noch neue klinische Studien zum gleichen Thema finden, sagen wir mal, ab Anfang 2015. Sie sehen, dass Sie hier viele Begriffe mit den logischen Operatoren AND und OR verknüpfen müssen. Die so entstehenden Suchanfragen sind auch noch ineinander verschachtelt, so dass Sie bei der Konstruktion Ihrer Suchanfrage vermutlich einen ziemlich unübersichtlichen Wald von Klammern produzieren werden.

Die History gibt Ihnen nun die Möglichkeit, zunächst die einzelnen Bausteine Ihrer Suche zu konstruieren und diese dann wiederum logisch zu verknüpfen, wobei der Advanced Search Builder automatisch die Klammern richtig für Sie setzt.

Sie brechen also Ihre komplexe Suchanfrage in einfache Anfragen herunter. Beispielsweise könnten wir hier starten mit einer Suche nach "apgar" in Titel oder Abstract und "premature" in Titel oder Abstract. Wenn Sie diese in den Advanced Search Builder eingegeben haben, speichern Sie sie mit "Add to history" (siehe Abbildung 5.6, neben dem Search-Button) in der History ab. Ein zweiter Baustein wäre die Suche nach "apgar" in Titel oder Abstract und "prematurity" in Titel oder Abstract, den Sie wieder in der History abspeichern.

Nächster Baustein: Suche nach Reviews oder Meta-Analysen (siehe Abbildung 5.6).

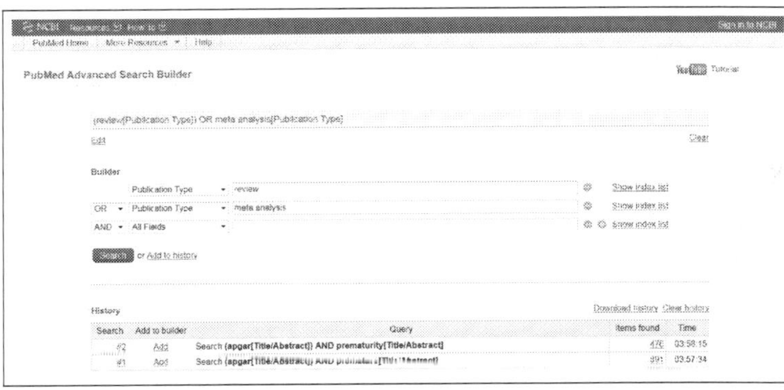

Abbildung 5.6: Schrittweiser Aufbau einer komplexen Suchanfrage mit den Advanced Search Builder und der History.

Dann: Suche nach klinischen Studien, kontrollierten klinischen Studien oder randomisierten kontrollierten klinischen Studien. Die letzten beiden gehören zwar auch zu klinischen Studien, wir geben aber alle drei Begriffe ein, um keine Publikationen auszulassen, die vielleicht in der Datenbank unvollständig annotiert wurden.

Als nächstes definieren wir zwei Zeiträume: zuerst die Suche nach Publikationsdaten von 2005 bis heute (ebenfalls zur History hinzufügen), dann nach Publikationsdaten von 2015 bis heute (auch wieder in die History, siehe Abbildung 5.7).

Nun sind alle einzelnen Bausteine der Suche in der History vorhanden und Sie können sie mit Hilfe des Links "Add" in der Spalte "Add to builder" zu einer neuen Suchanfrage hinzufügen.

Erster Schritt: wir verknüpfen die Suchen nach "apgar" und "premature" und nach "apgar" und "prematurity" mit einem OR. Sie fügen also zuerst die erste der Anfragen mit "Add" zum Advanced Search Builder hinzu, dann die zweite, und wählen dann links im

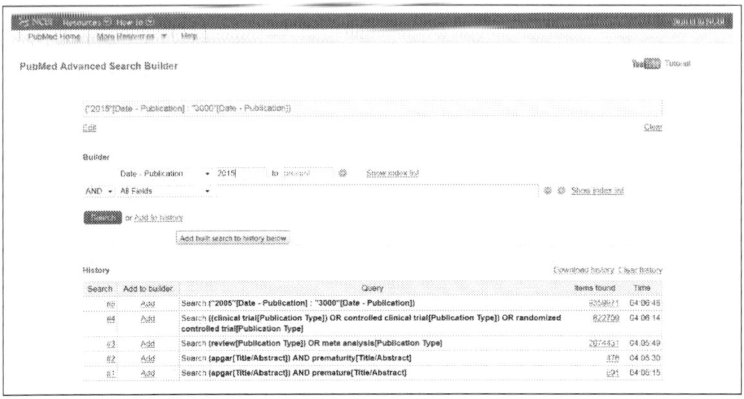

Abbildung 5.7: Definition der Suchzeiträume in einer komplexen Suchanfrage.

Advanced Search Builder die OR-Verknüpfung aus. Auch dieses Ergebnis geht erst einmal wieder mit "Add to history" in die History. Genauso verfahren Sie mit den beiden Publikationsintervallen (ab 2005 und ab 2015) und mit den beiden Publikationstypen (Übersichtsarbeiten und Meta-Analysen sowie klinische Studien, kontrollierte klinische Studien und randomisierte kontrollierte klinische Studien): die Anfrage nach Übersichtsarbeiten und Meta-Analysen wird mit der Datumsabfrage ab 2005 mit AND verknüpft und die Anfrage nach klinischen Studien mit der Datumsabfrage ab 2015 ebenfalls mit AND. Beide Unteranfragen werden jeweils wieder in die History geschoben. Dann fügen Sie beide Unteranfragen mit „Add“ wieder in den Advanced Search Builder ein, verknüpfen sie mit OR und schieben Sie so wieder in die History.

Jetzt ist die Anfrage fast fertig: die so entstandene Suchanfrage (die schon ziemlich kompliziert aussieht) wird wieder in den Advanced Search Builder geladen, zusammen mit der Anfrage nach „apgar“ und „premature“ bzw. „prematurity“. Wenn Sie die Schritte genau nachvollzogen haben, wird letztere bei Ihnen #7 in der History sein. Jetzt noch beide mit AND verknüpfen (siehe Abbildung 5.8). Fertig!

Mit dem Search-Button können Sie die Suche nun ausführen. Oder – wenn Sie die Suche noch weiter verfeinern wollen – die Anfrage wieder in der History speichern und weiterbasteln.

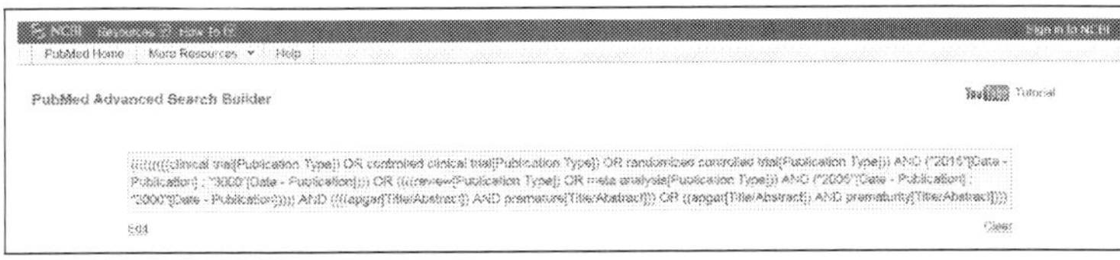

Abbildung 5.8: Vollständige Suchanfrage nach Studien zu Apgar-Score und Frühgeburtlichkeit, die Übersichtsarbeiten und Meta-Analysen ab dem Jahr 2005 oder klinische Studien ab 2015 sind.

5.4.1.5 Weitere Angebote von PubMed Seit 2016 (testweise auch schon seit 2013) beinhaltet PubMed auch eine Art soziales Netzwerk für wissenschaftliche Autoren, das sogenannte PubMed Commons[5]. Hier können Autoren gegenseitig ihre Artikel kommentieren und miteinander diskutieren.

Otto/Ottilie Normaldoktorand, noch ohne eigene Publikationen, kann trotzdem auch von einem eigenen NCBI-Account profitieren: Man kann sich nämlich auch Alerts (Benachrichtigungen) per E-Mail zu seinen vorher definierten Suchanfragen zuschicken lassen. So erfährt man sofort, wenn zum eigenen Thema ein neues Paper erschienen ist. Hierzu klickt man zunächst auf den Link „Sign in to NCBI“ rechts oben (siehe vorangegangene Screenshots) und legt sich ein eigenes Konto an. Dann führt man wie gehabt eine Suche durch und klickt dann unter dem Suchfeld auf „Save Search“. Anschließend kann man der Suchanfrage noch einen Namen geben und definieren, wie (oft) man über neue Ergebnisse informiert werden möchte.

MEDLINE hat daneben noch einen Ableger, der sich an Patienten, Angehörige und andere Laien richtet: MEDLINEPlus[6]. Hier gibt es verständlich (jedoch nur in englischer Sprache) aufbereitete Informationen über Erkrankungen, Medikamente, chirurgische Eingriffe und generelle Verhaltenshinweise in Sachen Gesundheit. Zitierbare Paper wird man hier kaum finden, aber möglicherweise einen guten ersten Überblick über ein Thema und die Möglichkeit, das eigene Thema mal aus der Perspektive von Patienten zu betrachten.

[5] https://www.ncbi.nlm.nih.gov/pubmedcommons
[6] https://medlineplus.gov

5.4.2 PubMedCentral (PMC)

PubMed Central[7], kurz PMC, ist ein Online-Archiv der NLM, in dem man auf Artikel kostenfrei zugreifen kann. Diese Artikel werden von den teilnehmenden Journalen und Verlagen zur Verfügung gestellt. Oft bieten die Journale die gleichen Artikel auch auf ihren Webseiten kostenfrei zum Download an, sodass man im Interface der PubMed-Suche zwischen den Links zu zwei verschiedenen Volltext-Versionen wählen kann (rechts oben auf der Abstract-Seite).

Aktuell (Oktober 2016) sind immerhin schon 4 Millionen Artikel in PMC archiviert, die aus etwas über 6.000 teilnehmenden Journalen stammen. Diese lassen sich in drei Gruppen einteilen:

- „Full Participation" (zur Zeit fast 2.000), die ihre Inhalte komplett PMC zur Verfügung stellen,
- „NIH Portfolio" (zur Zeit etwa 300), die solche Inhalte zur Verfügung stellen, die von den National Institutes of Health (NIH) gesponsert wurden und
- „Selective Deposit" (zur Zeit fast 4.000), die nur ausgewählte Inhalte (beispielsweise älter als eine festgesetzte Frist) PMC zur Verfügung stellen.

5.4.3 EMBASE

EMBASE[8] ist eine komplett aus privaten Mitteln finanzierte Datenbank des weltweit größten wissenschaftlichen Verlagshauses Elsevier, das seinen Stammsitz in den Niederlanden hat. EMBASE listet mehr als 8.500 biomedizinische Zeitschriften aus mehr als 70 Ländern und hat seinen besonderen Schwerpunkt auf den Gebieten Pharmazie und Pharmakologie sowie Medikamentendesign und Pharmakoökonomie. EMBASE enthält mehr als 31 Millionen Einträge seit 1974. EMBASE bietet wie PubMed eine hervorragende, fast intuitive Suchmaske, die es ermöglicht, auch komplexe Suchvorgänge zu steuern. Der Wermutstropfen: Die Preise für den EMBASE-Zugang variieren zwischen zur Zeit 600 EUR für einen lediglich einwöchigen Zugang und „Diesen Preis schreiben wir nicht auf unsere Webseite, rufen Sie uns bitte an" für einen Institutionszugang. Zugang zu Volltexten

[7] https://www.ncbi.nlm.nih.gov/pmc/

[8] http://store.elsevier.com/embase

ist in diesen Gebühren wohlgemerkt nicht enthalten. Fazit: Wenn Ihre Universität oder Ihr Institut keinen Zugang zur Verfügung stellt, lohnt sich für einen einzelnen Doktoranden die EMBASE nicht.

5.4.4 Web of Science

Web of Science Core Collection ist eine weitere prominente wissenschaftliche Datenbank. Das zugehörige Suchinterface heißt einfach Web of Science. Thomson Reuters, die sie vom Institute of Scientific Information in Philadelphia erworben haben, werben damit, dass über das Web of Science über eine Milliarde Referenzen gefunden werden – neben solchen aus den Life Sciences auch natur- und geisteswissenschaftliche Referenzen, und außer Artikeln in indexierten Journals auch Konferenz-Abstracts, die häufig in EMBASE und MEDLINE nicht enthalten sind, sowie Referenzen auf Literatur schon ab dem Jahr 1900.

Auch der Zugang zum Web of Science ist kostenpflichtig, sodass es für den Doktoranden darauf ankommt, ob von der Universität oder dem Institut ein Zugang zur Verfügung gestellt werden kann. Für Einzelkämpfer lohnt sich eine Lizenz kaum.

5.4.5 Die Cochrane Library

Die Cochrane Library[9] wurde von der gemeinnützigen Cochrane Collaboration aus Großbritannien ins Leben gerufen. Letztere hat sich zum Ziel gesetzt, die Prinzipien und Verfahren der Evidenzbasierten Medizin (Evidence-based Medicine, EbM) weltweit zu verbreiten. Es gibt daher eine große Anzahl internationaler Ableger, unter anderem auch Cochrane Deutschland[10], die unter anderem Workshops auch in Deutschland durchführen.

Eines der Hauptarbeitsgebiete der Cochrane Collaboration ist die Durchführung und Veröffentlichung von sogenannten systematischen Reviews. Dies sind Übersichtsarbeiten, die anhand statistischer Methoden (Meta-Analysen) die Ergebnisse bereits vorhandener Studien zusammenführen und somit zu einer zuverlässigeren Aussage kommen als eine einzelne Studie. Systematische Reviews von guten (randomisierten und kontrollierten) klinischen Studien haben in der

[9] http://www.cochranelibrary.com
[10] http://www.cochrane.de

Hierarchie der Qualität von Studien in der Evidenzbasierten Medizin den höchsten Rang. Folgerichtig wurde die Cochrane Library ins Leben gerufen, um die Verbreitung dieser systematischen Reviews zu fördern. Sie ist aber über dieses ursprüngliche Ziel hinausgewachsen und enthält heute eine Reihe von Datenbanken:

- Cochrane Database of Systematic Reviews (CDSR)
- Cochrane Central Register of Controlled Trials (CENTRAL)
- Cochrane Methodology Register (CMR)
- Database of Abstracts of Reviews of Effects (DARE)
- Health Technology Assessment Database (HTA)
- NHS Economic Evaluation Database (EED)

CMR, DARE und EED werden zurzeit jedoch nicht mehr aktualisiert, offenbar aufgrund von Finanzierungsproblemen.

CENTRAL ist nicht einfach noch eine weitere Literaturdatenbank, sondern soll dazu dienen, dem sogenannten Publication Bias entgegenzuwirken. So bezeichnet man die Tatsache, dass Wissenschaftler (und Journal-Herausgeber) dazu neigen, nur Artikel über positive Ergebnisse von Studien zu veröffentlichen. „Medikament X hat bei Krankheit Y keinen Effekt" ist ein wenig attraktiver Titel für ein Paper – solche Ergebnisse werden selten zum Peer Review eingereicht, und wenn doch, werden sie häufig nicht zur Publikation akzeptiert. In CENTRAL werden jedoch auch solche Studien indexiert. Dies hat den Zweck, dass in den oben genannten Meta-Analysen repräsentativ alle vorhandenen Studien eingeschlossen werden können, und nicht nur solche, die aufgrund positiver Outcomes veröffentlicht wurden.

In der CDSR schließlich werden alle von Cochrane-Mitarbeitern erstellten systematischen Reviews (sogenannte Cochrane Reviews) gesammelt und veröffentlicht. Die Abstracts sowie die laienverständlichen Zusammenfassungen der Reviews sind direkt nach Veröffentlichung kostenfrei zugänglich, und die Volltexte der Reviews sind dies ebenfalls nach Ablauf von 12 Monaten. Die Abstracts sind unter anderem auch in PubMed indexiert.

Mittlerweile arbeitet Cochrane mit dem Verlag Wiley zusammen, der unter anderem das Suchinterface zur Verfügung stellt. Für Universitätskliniken ist der Zugang zur Cochrane Library sehr günstig, sodass viele diesen bereits den Studenten und Mitarbeitern zur Verfügung stellen. Auch Mitglieder des Deutschen Netzwerks für Evidenzbasierte Medizin (DNEbM) sowie akkreditierte Journalisten haben kostenlosen Zugriff, ebenso wie Mitglieder bestimmter Ärztekammern, beispielsweise Nordrhein und Westfalen-Lippe.

5.4.6 PsycINFO

Die Datenbank PsycINFO wird von der American Psychological Association, APA[11], herausgegeben und deckt Psychologie, Sozialwissenschaften und verwandte Gebiete einschließlich der (für medizinische Doktorarbeiten häufig relevanten) Neurowissenschaften und auch Pflegewissenschaften ab. Seit 1974 werden Artikel aus etwa 2.500 Zeitschriften und seit 1987 auch aus Büchern indexiert – mittlerweile etwa 4 Millionen, mit 4.000 neuen Einträgen pro Woche. Auch Dissertationen werden berücksichtigt. Die frühesten Referenzen stammen aus dem 17. Jahrhundert, und seit circa dem Jahr 1800 wird die wissenschaftliche Literatur der Psychologie und verwandter Gebiete weitgehend abgedeckt.

Die Suchmaschine von PsycINFO, das sogenannte PsycNET, enthält unter anderem den APA Thesaurus of Psychological Index Terms, ein kontrolliertes Vokabular ähnlich dem in PubMed verwendeten MeSH. Darüber hinaus werden mit PsycNET auch weitere interessante Inhalte gefunden, beispielsweise Psychotherapie-Videos oder psychologische Fragebögen und Testvorlagen. Auch Suchoperatoren (AND, OR, NOT, wie weiter oben im PubMed-Abschnitt beschrieben) können in PsycNET verwendet werden.

PsycINFO und PsycNET sind ebenfalls kostenpflichtig, jedoch deutlich preiswerter als beispielsweise EMBASE. Den einjährigen Zugang zu PsycINFO gibt es für Studenten schon ab 139 USD[12], ist also durchaus erschwinglich.

[11] http://www.apa.org

[12] http://apa.org/pubs/databases/subscriptions

5.4.7 Google Scholar

Google, der Marktführer im weltweiten Wissensgeschäft, ist natürlich vor Jahren auch schon in die wissenschaftliche Literatursuche eingestiegen. Das Ergebnis heißt Google Scholar[13]. Diese Literatursuchmaschine hat eine sehr große Reichweite. Gefunden werden Peer-Review-Publikationen aus allen Fachgebieten, aber auch Dokumente, die wissenschaftlichen Anforderungen kaum oder gar nicht genügen, beispielsweise studentische Arbeiten und Präsentationen. Dies ist also gleichzeitig Vor- und Nachteil von Google: Man findet praktisch alles, aber die Ergebnisse unterliegen keiner manuellen Qualitätskontrolle und sind häufig nicht zu gebrauchen. Für eine orientierende Literatursuche ist Google Scholar also ungeeignet (zumal zu vielen Referenzen auch keine Abstracts vorhanden sind, sondern nur Titel und rudimentäre bibliographische Angaben), aber wenn man eine ganz spezielle Anfrage hat und in den konventionellen Suchmaschinen nicht fündig wurde, lohnt sich doch ein Blick in Google Scholar.

Die Nutzung von Google Scholar ist kostenlos. Wie üblich sind jedoch Volltexte nicht frei zugänglich, die hinter Bezahlschranken (Paywalls) der zugehörigen Verlage liegen.

5.5 Open-Access-Publikationen

Wie bereits vielfach in diesem Kapitel erwähnt, werden vollständige wissenschaftliche Publikationen von den Verlagen häufig nur gegen eine hohe Gebühr zugänglich gemacht. Wenn Sie aus dem Netz einer Universität auf die jeweiligen Verlagsseiten zugreifen, erhalten Sie in der Regel automatisch Zugang zu den Volltexten der Zeitschriften, die von Ihrer Bibliothek abonniert werden. Wenn Sie aber einmal testweise aus Ihrem heimischen WLAN auf dieselben Seiten zugreifen, werden Sie häufig vor einer sogenannten Bezahlschranke oder Paywall landen – manchmal aber auch nicht, denn: In den letzten Jahren hat sich das Konzept des Open Access immer weiter durchgesetzt.

Open Access bedeutet, dass Publikationen für die Allgemeinheit frei zugänglich sind – auch für Personen, die nicht einer Forschungseinrichtung oder einem Unternehmen angehören, die oder das die jeweilige Zeitschrift abonniert hat. Dahinter steht die Idee, dass einer-

[13] https://scholar.google.com

seits Forschung, die (zumindest teilweise) mit öffentlichen Mitteln finanziert wird, ihre Ergebnisse auch genau dieser Öffentlichkeit wieder zugänglich machen soll. Andererseits, dass ein hoher Preis für den Erwerb von Wissen die Wissenschaft und Forschung gerade dort zusätzlich behindert, wo Förderung am dringlichsten wäre, beispielsweise in den Entwicklungsländern.

Open Access wurde natürlich nicht dadurch ermöglicht, dass wissenschaftliche Verlage plötzlich ihre gemeinnützige Ader entdeckt hätten – vielmehr wird die Finanzierung von den Lesern hin zu den Autoren und ihren Organisationen verschoben. Hierzu gibt es verschiedene Modelle – beispielsweise zahlen die Autoren oder ihre Forschungseinrichtung einmalig eine Gebühr (die sich etwa auch nach der Seitenanzahl oder Anzahl der farbigen Abbildungen richten kann), oder erwerben eine ein- oder mehrjährige Mitgliedschaft, die zur Publikation einer gewissen Anzahl von Artikeln berechtigt.

In anderen Fachgebieten wie der Mathematik und Physik wird Open Access schon seit Jahrzehnten praktiziert. So existiert seit Anfang der 1990er Jahre das online zugängliche Open-Access-Archiv arXiv.org, in dem Paper sogar vor der offiziellen Publikation sicht- und kommentierbar sind. Die Medizin und Biowissenschaften holen nun langsam auf: PubMed Central[14] – siehe auch weiter oben in diesem Kapitel) enthält mittlerweile über drei Millionen Volltext-Artikel.

Eine Liste von Verlagen, die Open Access in verschiedenen Disziplinen publizieren, gibt es bei open-access.net. Selbst die Bundesregierung ist mittlerweile ein Fan von Open Access: Das Urheberrecht wurde so geändert, dass Autoren ein sogenanntes unabdingbares Zweitverwertungsrecht für wissenschaftliche Publikationen erhalten, die mindestens zur Hälfte aus öffentlichen Mitteln gesponsert wurden. Das bedeutet, dass sie diese Publikationen zwölf Monate nach Erstveröffentlichung zu nicht-gewerblichen Zwecken öffentlich zugänglich machen dürfen. Ähnliche Regelungen haben inzwischen auch viele internationale Verlage von sich aus umgesetzt: Artikel werden nicht zum Zeitpunkt der Veröffentlichung, sondern erst sechs bis zwölf Monate später „Open Access“. Die Periode dazwischen wird als sogenannte Embargofrist bezeichnet.

[14] http://www.ncbi.nlm.nih.gov/pmc

5.6 Die gute Literaturrecherche: Precision und Recall

Klar: Während einer Literaturrecherche kommt es immer wieder vor, dass neben den relevanten und interessanten Dokumenten auch irrelevante gefunden werden. Oder, andererseits, es werden wichtige und relevante Artikel gerade nicht gefunden. Beide Fälle möchte man in einer guten Literaturrecherche, so weit es geht, vermeiden. Was also ist eine gute Literaturrecherche?

Es haben sich zwei Parameter als Gütekriterien für eine Literaturrecherche etabliert: Precision (Relevanzrate) und Recall (Vollständigkeitsrate).

Die Precision bzw. Präzision oder Relevanzrate gibt an, welcher Anteil der gefundenen Referenzen tatsächlich relevant ist. Mathematisch ausgedrückt:

$$Precision = \frac{Anzahl\ gefundene \cap relevante\ Referenzen}{Anzahl\ insgesamt\ gefundene\ Referenzen}$$

Recall wird auch als Sensitivity bzw. Sensitivität (die kennen Sie vielleicht aus der Diagnostik) oder Vollständigkeitsrate bezeichnet. Der Recall gibt an, welcher Anteil der relevanten Referenzen in der Datenbank tatsächlich gefunden wurde. Mathematisch ausgedrückt:

$$Recall = \frac{Anzahl\ gefundene \cap relevante\ Referenzen}{Anzahl\ insgesamt\ relevante\ Referenzen}$$

Man kann sich das auch anhand einer Vierfeldertafel (Tabelle 5.1) veranschaulichen:

Tabelle 5.1: Vierfeldertafel, Referenzen als Ergebnis einer Literaturrecherche.

		Referenz relevant		
		Ja	Nein	$\sum$
Referenz	Ja	a	b	a+b
gefunden	Nein	c	d	c+d
	$\sum$	a+c	b+d	a+b+c+d

a: Anzahl der gefundenen relevanten Referenzen

b: Anzahl der gefundenen nicht relevanten Referenzen

c: Anzahl der relevanten Referenzen, die nicht gefunden wurden

d: Anzahl der nicht relevanten Referenzen, die nicht gefunden wurden

a + b: Gesamtzahl aller gefundenen Referenzen
c + d: Gesamtzahl aller nicht gefundenen Referenzen
a + c: Gesamtzahl aller relevanten Referenzen
b + d: Gesamtzahl aller nicht relevanten Referenzen
a + b + c + d: Gesamtzahl aller Referenzen in der Datenbank

Bei einer guten Literaturrecherche sind a und d so groß wie möglich und b und c so klein wie möglich (idealerweise null).

Precision und Recall lassen sich nun anhand der Vierfeldertafel so ausdrücken:

$$Precision = \frac{a}{(a+b)}$$

$$Recall = \frac{a}{(a+c)}$$

Die beste Precision und der beste Recall haben also jeweils einen Wert von 1, höhere Werte können sie nicht annehmen.

In der Praxis müssen Sie bei Ihrer Suchstrategie stets einen Kompromiss zwischen hoher Precision und hohem Recall finden, denn je weiter Sie Ihr Suchnetz spannen, desto mehr relevante, aber auch desto mehr irrelevante Referenzen werden Sie finden.

Zur Illustration ein Beispiel mit zwei Extremfällen: Sie schreiben eine Arbeit zum Thema Molekulargenetik der GIST-Tumoren.

Wenn Sie nun bei PubMed „UZLX-GIST4" suchen, werden Sie sehr wenige Treffer (Stand November 2016: nur einen einzigen) erhalten. Dieser Treffer ist zugegebenermaßen sehr hochspezifisch für das Thema GIST und Molekulargenetik, denn UZLX-GIST4 ist eine Imatinib-sensitive GIST-Zelllinie mit einer bestimmten KIT-Mutation. Es gibt aber tausende von für das Thema GIST relevanten Einträgen in MEDLINE, die Sie mit dieser Suchstrategie nicht finden. Die Precision dieser Suche ist sehr hoch, genauer gesagt 1, denn alle gefundenen Referenzen (also eine) sind relevant. Der Recall ist aber sehr gering, denn die Anzahl der nicht gefundenen relevanten Referenzen ist um ein vieltausendfaches höher als die der gefundenen relevanten Referenzen.

Der andere Extremfall: Sie suchen bei PubMed (oder gar bei Google Scholar) nach dem Stichwort „cancer" – Stand November 2016: über drei Millionen, genauer gesagt 3.383.867, Treffer in PubMed.

Sicher werden in diesen Millionen (wenn nirgendwo bei der Indexierung geschlampt wurde) alle für das Thema GIST relevanten Referenzen enthalten sein. Der Recall ist also sehr hoch, vermutlich 1. Die Precision allerdings ist unterirdisch: Wenn wir annehmen, dass vielleicht 500 dieser über drei Millionen Treffer für Ihr Thema relevant ist, ist die Precision = 500/3.383.867 = fast null.

In der Praxis lohnt es sich, verschieden weit gefasste Suchstrategien auszuprobieren. Am besten zunächst eine eher grobe, die also einen hohen Recall hat. Wenn Sie dann von der Zahl der Treffer überwältigt sind, können Sie die Suchstrategie weiter eingrenzen, bis die Zahl der Treffer so niedrig ist, dass Sie eine realistische Chance haben, einen großen Teil davon zu lesen (zumindest die Abstracts). Häufig hilft es auch, die Suche zeitlich einzugrenzen, beispielsweise auf die letzten fünf bis zehn Jahre. Schließlich hat es sich auch bewährt, nach verschiedenen verwandten Stichworten zu suchen – im Fall von GIST zum Beispiel nach „gastrointestinal stroma tumour", „gastrointestinal sarcoma", „c-kit mutation" und so weiter. Einen großen Teil dieser Arbeit nehmen einem mittlerweile aber schon die Suchmaschinen ab, beispielsweise mit Hilfe des MeSH-Vokabulars (siehe weiter oben in diesem Kapitel). Auch über britisches oder amerikanisches Englisch muss man sich in PubMed keine Gedanken machen – die jeweils andere Variante („tumor" bzw. „tumour") wird in PubMed immer mitgesucht. In anderen Suchmaschinen ist das jedoch nicht immer der Fall.

5.7 Literaturbeschaffung

Wenn man nicht das Glück hat, dass die gefundenen Artikel unter einer Open-Access-Policy öffentlich zugänglich sind, muss man sich zuletzt noch ein paar Gedanken um die Literaturbeschaffung machen – denn nur mit Hilfe von Abstracts lässt sich kaum eine Doktorarbeit schreiben.

Wenn man aus dem Uni-Netz auf die Webseite einer Zeitschrift zugreift, erhält man (abhängig davon, ob dieses Journal von der Universitätsbibliothek abonniert wurde) automatisch Zugriff auf viele ansonsten kostenpflichtigen Volltexte. Dies funktioniert auch direkt aus PubMed heraus, wenn Sie in der rechten Seitenleiste auf den Link zum Volltext klicken (der allerdings bei älteren Publikationen zuweilen fehlt).

Wenn das nicht funktioniert, haben Sie mehrere Möglichkeiten:

5.7.1 Einzelnen Artikel kaufen

Das mag der einfachste, aber dürfte auch der teuerste Weg sein. Für einen einzelnen Volltext bezahlen Sie nicht selten 30 bis 40 EUR. Dies lässt sich aber praktisch immer vermeiden, indem man eine der anderen Varianten wählt:

5.7.2 Fernleihe

Sie können den Artikel ganz altmodisch über die Fernleihe Ihrer Unibibliothek bestellen. Das dauert in der Regel ein paar Tage und kostet eine geringe Gebühr in der Größenordnung von einem bis wenige Euro. Dann flattert Ihnen der Artikel üblicherweise ganz altmodisch als Papierkopie in Ihre Hauspost (als Angestellter der Hochschule), oder Sie können ihn an der Ausleihtheke abholen (als Student).

5.7.3 Autoren anschreiben

Oft ist es auch einen Versuch wert, den Autor des Artikels per E-Mail um den Volltext zu bitten. Wenn der Corresponding Author im Abstract angegeben ist, wäre er oder sie der richtige Ansprechpartner – ansonsten am besten der Erst- oder Letztautor. Die E-Mail-Adresse lässt sich meist mit Google ausfindig machen, wenn man Namen und Fachgebiet oder Institution eingibt. Mit einem Anschreiben in englischer Sprache ist man dabei immer auf der sicheren Seite.

5.7.4 Lieferdienste

Wenn Sie in PubMed suchen und es zu einem Abstract keinen kostenlosen Volltext gibt, gelangen Sie über den Link "Send to:" und das Auswahlfeld "Order" zu LoansomeDoc, dem Bestellsystem von PubMed. Wenn man sich hier einen Account einrichtet, kann man aus einer Reihe von Bibliotheken wählen, von denen einige auch Artikel nach Deutschland versenden.

Unabhängig von PubMed gibt es eine Reihe weiterer Lieferdienste: Lange schon etabliert ist subito[15]. Hier kann man sowohl Kopien

[15] http://www.subito-doc.de

von Aufsätzen und Teile von Büchern bestellen als auch Bücher per Fernleihe ausleihen. Bei der Bestellung von Kopien besteht mittlerweile auch die Möglichkeit, sich diese als elektronisches Dokument zuschicken zu lassen. Es gibt einen 24-Stunden-Eilservice. Die Gebühren sind etwas höher als bei traditioneller Fernleihe – für Studenten je nach Liefermedium und ohne Eilzuschlag zwischen 4 und 7,50 EUR pro Aufsatz (Stand Dezember 2016).

Auch die Zentralbibliothek für Medizin in Köln bietet einen Liefer- und Fernleihservice[16]. Die Gebühren sind ähnlich wie bei subito, und es gibt sowohl einen Eil- als auch einen Super-Eil-Service – bei letzterem wird die Bestellung innerhalb von drei Stunden nach Eingang bearbeitet. Leider droht der ZBMed die Abwicklung, die 2019 erfolgen soll.

[16] http://www.zbmed.de/bibliothek/fachliteratur-bestellen-lieferdienste

6 Elektronische Literaturverwaltung – EndNote, Zotero & Co.

6.1 Überfluss an Information in der Medizin

Ob Medizinstudent, Doktorand oder Arzt: Wir werden täglich mit wissenschaftlichen oder berufspolitischen Artikeln konfrontiert, die für die nächste Klausur, Doktorarbeit oder Publikation und für die klinische Arbeit relevant sind.

Die interessantesten und wichtigsten Artikel geraten schnell aus dem Blick, wenn man diese Informationsflut nicht systematisch ordnet. Mit viel Glück findet man die neue Hypertonie-Studie noch mit geschickt gewählten Suchworten bei PubMed wieder oder bekommt sie von einem besser organisierten Kollegen per E-Mail zugeschickt, wenn man freundlich fragt (und ihm eine Tasse Kaffee in die Frühbesprechung mitbringt). Wenn man dagegen mitten im Schreibprozess der Doktorarbeit steckt und das von Hand erstellte Literaturverzeichnis zum dritten Mal umsortieren muss, weil in der Einleitung eine Quelle hinzugekommen ist, hilft auch keine Kollegenbestechung mehr: Ein Literaturverwaltungsprogramm muss her.

6.2 Besser organisiert mit einem Literaturverwaltungsprogramm

Ein Literaturverwaltungsprogramm – auch als Referenzmanager bezeichnet – ist ein Programm, das eine ganze Reihe von Funktionen bietet, um dem Nutzer die Organisation wissenschaftlicher Literatur und die Erstellung eigener Texte zu erleichtern. Bekannte Referenzmanager sind Endnote, RefWorks, Zotero und Citavi, um nur einige zu nennen.

Jedes Literaturverwaltungsprogramm weist folgende Grundfunktionen auf:

- Speicherung von Referenzen, Abstracts und ganzen Artikeln (Volltexten)
- Organisation der gespeicherten Einträge, beispielsweise Suche, Erstellung von Literaturverzeichnissen (Bibliographien) und Anlegen von persönlichen Notizen

Im Internet-Zeitalter haben sich auch die Literaturverwaltungsprogramme weiterentwickelt und beinhalten nun auch die folgenden, vernetzungsbasierten Funktionen:

- Import von Referenzen, Abstracts und Volltexten direkt von einer Webseite, aus einer Suchmaschine oder Datenbank
- Download von verschiedenen Zitierstilen (beispielsweise APA, Elsevier Harvard und andere), falls diese nicht bereits vorinstalliert sind
- Möglichkeit der Kooperation mit Co-Autoren im selben Literaturverzeichnis

6.3 Welches Programm ist das richtige für mich?

Wenn Sie sich dafür entschieden haben, ein Literaturverwaltungsprogramm zu nutzen, haben Sie nun eine ganze Reihe von Programmen zur Auswahl, die sich hinsichtlich ihres Funktionsumfanges alle etwas unterscheiden. Da der spätere Umstieg auf ein anderes Literaturverwaltungsprogramm zwar möglich ist, aber Nerven kostet, weil bereits angelegte Datensätze aus dem alten Programm ex- und ins neue importiert werden müssen, sollten Sie sich besser vorher Gedanken darüber machen, welches die geeignetste Wahl wäre.

Da Sie Ihre Zeit sinnvoller verbringen können, als wochenlang die Features von Refworks, Zotero, Endnote und Citavi zu vergleichen, haben wir die wichtigsten Merkmale in der nachfolgenden Übersicht zusammengefasst.

Das erstgenannte Programm, Zotero, werden wir danach beispielhaft im Detail vorstellen. Dies für alle Programme zu tun, würde den Rahmen des Buches sprengen. Andererseits sind viele Features bei unterschiedlichen Programmen vergleichbar. Und: Wenn Sie noch kein Literaturverwaltungsprogramm verwenden, sondern sich nun zum ersten Mal für eines entscheiden, können Sie genauso gut ein kostenloses wie Zotero verwenden. Dass kostenlose Open-Source-Programme weniger benutzerfreundlich wären als kostenpflichtige „Profi-Software" gehört der Vergangenheit an (wenn es überhaupt jemals zugetroffen hat).

Details zum Im- und Export von Daten und den entsprechenden Formaten finden Sie weiter unten in der Vergleichstabelle.

6.3.1 Zotero

Zotero ist ein kostenloses Open-Source-Programm, bei dem man sich ein Online-Benutzerkonto anlegen kann und daher seine Einträge online synchronisieren kann. Auch Funktionen zum Zusammenarbeiten mit Kollegen und Teilen von Referenzen online sind vorhanden.

Zotero ist verfügbar für:

- Windows, Linux, Mac als Desktop-Applikation
- Firefox, Word, LibreOffice, OpenOffice als Plugin
- Android und iOS als Mobile App (nicht offiziell)

Zitierstile können einerseits aus dem zentralen Repository heruntergeladen und andererseits auch neu angelegt werden. Ein Export nach BibTeX (LaTeX) ist möglich.

6.3.2 Mendeley

Die Basisversion des kommerziellen Programms Mendeley ist kostenlos, das Upgrade dagegen kostenpflichtig. Auch hier gibt es ein Web-Konto, das Online-Synchronisation, Kollaboration und Teilen ermöglicht.

Verfügbar ist Mendeley für:

- Windows, Linux, Mac als Desktop-Applikation
- Word, Word (Mac), LibreOffice, BibTeX als Plugin
- Android und iOS als Mobile App

Zitierstile können heruntergeladen und neu angelegt werden.

6.3.3 Citavi

Citavi ist lediglich in der Testversion kostenlos. Die Vollversion kostet zur Zeit für Studenten und Doktoranden 119,- € (Stand Dezember 2016). Hier ist noch kein Web-Konto verfügbar, das heißt, Zusammenarbeit mit anderen und Teilen sind nur sehr eingeschränkt und über Umwege möglich.

Citavi ist verfügbar für:

- Windows als Desktop-Applikation
- Word als Plugin

Zudem existieren Schnittstellen für LibreOffice, OpenOffice und LaTeX.

Neue Zitierstile können selbst angelegt oder bei Citavi bestellt werden.

6.3.4 Endnote

Endnote, die alte Dame unter den Literaturverwaltungsprogrammen und immer noch Liebling vieler Institute, kann man ab 200,- € aufwärts erwerben. Es gibt allerdings eine kostenlose Version, wenn man nur das Web-Konto benutzt, das jedoch für ernsthafte Arbeit eher keinen ausreichenden Funktionsumfang hat.

Endnote ist verfügbar für:

- Windows und Mac als Desktop-Applikation
- Word (Cite While You Write), Firefox und Internet Explorer als Plugin

Neue Zitierstile können heruntergeladen oder selbst angelegt werden. Ein Export nach BibTeX (LaTeX) ist möglich.

6.3.5 RefWorks

Refworks ist im Gegensatz zu den zuvor genannten Programmen eine reine Webapplikation. Kollaboration und Teilen sind somit auch möglich. Es finanziert sich über ein Abo: Eine 12-Monats-Lizenz kostet 100 USD.

Neben der Web-Applikation, die über den herkömmlichen Browser aufgerufen werden kann, gibt es Plugins für:

- Word (Write-N-Cite) und diverse Browser (One Line/Cite View)

Es können eigene Zitierstile angelegt werden. Ein Export nach BibTeX (LaTeX) ist möglich.

6.3.6 Tabellarischer Vergleich

Hier ein Vergleich der oben genannten Programme der Übersicht halber noch einmal als Tabelle.

Zum Verständnis der Abkürzung CSL: Ein Feature, das einige, aber nicht alle Programme haben, ist die Definition von neuen Zitierstilen in der frei zugänglichen Citation Style Language oder CSL[17]. Wenn Sie diese verwenden, um eigene Zitierstile zu definieren, ist es einfacher, sie mit anderen auszutauschen und eventuell auch in ein neues Programm zu übernehmen. Wenn Ihre Promotionsordnung oder das Journal, in dem Sie veröffentlichen wollen, irgendeinen gebräuchlichen und keinen ganz abwegigen Stil vorsieht, benötigen Sie diese Funktion aber nicht unbedingt.

[17] http://citationstyles.org/

Tabelle 6.1: Vergleich von Literaturverwaltungsprogrammen

Programm	URL	Preis	Desktop	Web-Konto	Plugins	Mobile App	Online-Sync
Zotero	www.zotero.org	kostenlos (Open Source)	Win, Linux, Mac	+	Firefox, Word, LibreOffice, OpenOffice	nicht offiziell*: Android und iOS	+
Mendeley	www.mendeley.com	Basis-Version kostenlos, Speicher-Upgrade kostenpflichtig	Win, Linux, Mac	+	Word, Mac Word, LibreOffice, BibTeX	Android, iOS	+
Citavi	www.citavi.de	119 EUR für Studenten und Doktoranden; Testversion mit max. 100 Referenzen kostenlos	Win	- (in Planung)	Word; Schnittstelle auch für LibreOffice, OpenOffice, LaTeX	-	-
Endnote	www.endnote.com	ab 200 EUR für Einzelnutzer	Win, Mac	+ (kostenlos)	Word (Cite While You Write), Firefox, Internet Explorer	- (aber mobile Webseite)	+
RefWorks	www.refworks.com	100 USD (12-Monats-Lizenz)	- (nur Web)	+	Word (Write-N-Cite), diverse Browser (One Line/Cite View)	- (aber mobile Webseite)	+

Tabelle 6.1 (Fortsetzung): Vergleich von Literaturverwaltungsprogrammen

Programm	Kollaboration und Teilen	Import von Referenzen	Export von Referenzen	Zitierstile hinzufügen	Ordner anlegen	Volltexte einbinden
Zotero	+	Web-Import (Firefox-Plugin), DOI-Import. Import-Formate: Zotero RDF, nbib (PubMed),BibTeX, RIS, XML, MODS, OVID Tagged, Refer/BibIX u.a.	Zotero RDF, BibTeX, CSV, RIS, XML, MODS, Refer/BibIX, Simple Evernote Export,Wikipedia Citation Templates u.a.	Download und Anlegen eigener Stile (CSL)	+	+
Mendeley	+	Web-Import, Drag & Drop, Folder Watch, Import-Formate: nbib (PubMed), BibTeX, RIS,XML	BibTeX, RIS, XML	Download und Anlegen eigener Stile (CSL)	+	+
Citavi	+ (nicht online, nur über Netzwerk-Ordner)	Web-Import, ISBN-Import, RSS-Feed, Direktsuche in Online-DBs, Import-Formate: RIS, LIDOS, LiteRat, BibTeX, RefWorks u.a.	XML	Bestellung bei Citavi, Anlegen eigener Stile (kein CSL)	+	+
Endnote	+	Web-Import, Direktsuche in Online-DBs, MEDLINE (txt) BibTeX, RIS, XML u.a.	BibTeX, RIS, XML u.a.	Download und Anlegen eigener Stile (kein CSL)	+	+
Refworks	+	RSS-Feed, Direktsuche in Online-DBs, nbib (PubMed), OVID, BibTeX, RIS, XML u.v.a. ((> 800 Formate)	BibTeX, RIS, XML u.v.a. ((> 800 Formate)	Anlegen eigener Stile (kein CSL)	+	+

* Bei Zotero handelt es sich um ein Open-Source-Projekt, bei dem es jedem freisteht, eigene auf Zotero basierende Software zu entwickeln. Einzelne Entwickler haben daher Zotero-Apps für iOS und Android entwickelt, die jedoch nicht offiziell zu Zotero gehören und nicht in der Zotero-Dokumentation beschrieben sind. Dort wird nur auf die jeweiligen Webseiten der Apps verlinkt.

Ein sehr ausführlicher Vergleich einer Reihe von Literaturverwaltungsprogrammen (außer Reference Manager) findet sich auf dem Server der TU München[18] (Softwarevergleich Literaturprogramme von D. Böhner et al., 2013).

6.4 Referenzen importieren und Bibliographien erstellen

Wie Sie in der Tabelle 6.2 gesehen haben, gibt es eine ganze Reihe von Möglichkeiten, Referenzen in ein Literaturverwaltungsprogramm einzufügen. Gemeinsam ist allen Programmen, dass Sie einen Datensatz auch von Hand anlegen können, also Titel, Autor(en), Erscheinungsdatum, Seitenzahl und alle anderen bibliographischen Angaben selbst eingeben. Klar ist – diesen Aufwand möchte man soweit es geht vermeiden. Was sind die Alternativen? Fast alle Literaturverwaltungsprogramme erlauben auf die eine oder andere Art einen Import von Datensätzen direkt von einer Webseite oder aus einer Online-Datenbank (letzteres beispielsweise bei Endnote oder RefWorks).

Beispiel Zotero Wenn Sie mit dem Browser eine Webseite öffnen, die das Online-Abstract eines Artikels auf den Seiten des entsprechenden Journals enthält, die Ergebnisliste einer PubMed- oder Google-Scholar-Suche oder auch ein einzelnes PubMed-Suchergebnis anzeigt, dann wird in der Regel direkt erkannt, dass hier die Referenz zu einem wissenschaftlichen Artikel in die Literaturdatenbank importiert werden soll. Der Browser bietet dann rechts oben eine entsprechende Schaltfläche an (siehe Abbildung 6.1). Wenn Sie diese betätigt haben (und ggf. noch aus weiteren Optionen ausgewählt haben, siehe Abbildung 6.2), legt das Programm einen entsprechenden Datensatz an.

[18] http://mediatum.ub.tum.de/doc/1108526/1108526.pdf

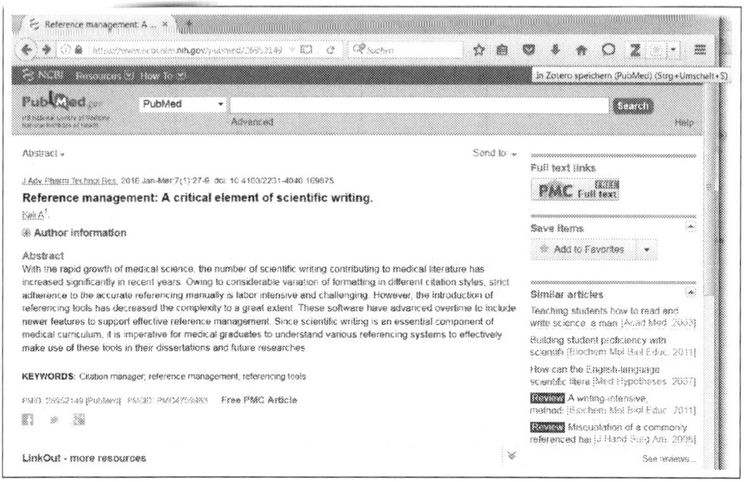

Abbildung 6.1: Screenshot von PubMed im Browser mit Zotero-Plugin (Schaltfläche rechts oben, „In Zotero speichern").

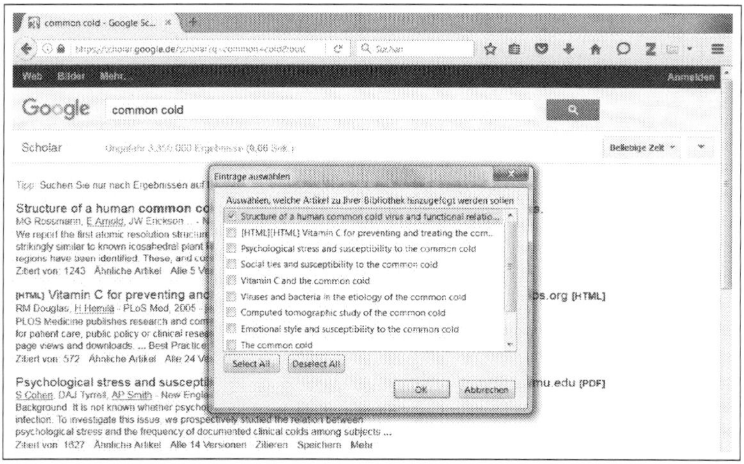

Abbildung 6.2: Screenshot von Google Scholar im Browser mit Zotero-Plugin. Klick auf die Schaltfläche rechts oben öffnet ein Menü zur Auswahl der zu importierenden Artikel.

Wenn Sie einen Artikel nicht erst online suchen müssen, sondern ihn bereits als PDF auf Ihrer Festplatte gespeichert haben, können Sie die Datei auch einfach per Drag & Drop in das Literaturverwaltungsprogramm schieben. Dies funktioniert etwa bei den Referenzmanagern Zotero und Mendeley.

Zudem bieten die meisten Programme die Möglichkeit, Referenzen durch die Angabe einer Identifikationsnummer zu importieren: bei Büchern die ISBN, bei Artikeln den Digital Object Identifier (DOI) oder die PubMed-ID (PMID).

Letztendlich können sogar ganze Bibliographien importiert werden: Dies kann zum Beispiel nützlich sein, wenn man von einem Referenzmanager auf einen anderen wechselt. In diesem Fall kann eine Bibliographie in ein dafür vorgesehenes Dateiformat exportiert werden. Einen allgemeinen Standard hierfür gibt es leider nicht – die meisten Programme verstehen aber die Formate RIS, BibTeX oder eines von verschiedenen XML-Formaten. Wenn eine solche Datei mit dem einen Referenzmanager erstellt wurde, kann sie nun in ein anderes System importiert werden. Achtung: Nicht immer geht so ein Umzug verlustfrei vonstatten. Wenn die Struktur der Datensätze im neuen System von der im alten System abweicht, wechseln Referenzen auch mal den Typ (beispielsweise von Buchkapitel zu Buch oder einfach zu unbekannter Typ) oder aus einer Referenz werden zwei. Also, für einen Wechsel genug Zeit einplanen und die Referenzen hinterher besser noch einmal von Hand kontrollieren!

Wenn Sie dann Ihre Literatur auf die eine oder andere Art in das Literaturverwaltungsprogramm importiert haben, möchten Sie aller Wahrscheinlichkeit nach vor allem zwei Dinge tun:

- Literaturverzeichnisse erstellen und
- Verweise (Referenzen) in ein Dokument einfügen.

Referenzen in einem Literaturverzeichnis können fast auf so viele Arten formatiert werden, wie es Journal-Guidelines und Promotionsordnungen gibt.

Einige Stile sind aber verbreiteter als andere – in der Medizin beispielsweise der Stil Springer Basic

Kali A (2016) Reference management: A critical element of scientific writing. J Adv Pharm Technol Res 7:27-29. doi: 10.4103/2231-4040.169875

Der Stil definiert nicht nur, in welcher Form die Referenz im Literaturverzeichnis angegeben wird – also ob die Vornamen der Autoren mit einem Punkt oder ohne abgekürzt werden, ob das Erscheinungsjahr in Klammern steht und ob ein Teil der Referenz kursiv gesetzt wird. Zusätzlich hängt auch vom gewählten Stil ab, in welcher Form ein Artikel aus dem Literaturverzeichnis im Text referenziert wird. Im Springer-Stil geschieht dies entweder so, dass eine in Klammern gesetzte Zahl eingefügt wird, die den Platz des Eintrags im Literaturverzeichnis nennt, oder so, dass Autor und Erscheinungsjahr in runde Klammern gesetzt werden, also für das obige Beispiel (nehmen wir mal an, dass es die erste Referenz im Literaturverzeichnis ist) entweder [1] oder (Kali, 2016).

Praktisch jedes Literaturverwaltungsprogramm hält die am häufigsten verwendeten Stile bereits vor. Oft gibt es darüber hinaus eine große Anzahl von Stilen zur Ergänzung, die heruntergeladen werden können. Auch eigene Stile lassen sich definieren: Hierzu verwenden Mendeley und Zotero das oben schon erwähnte freie Format CSL, sodass selbst definierte Stile zwischen diesen beiden Programmen ausgetauscht werden können. Kommerzielle Programme wie Citavi, Endnote und RefWorks verwenden proprietäre Formate, die nicht mit anderen Programmen kompatibel sind.

6.5 Immer auf dem neuesten Stand: Online-Synchronisation und -Kollaboration

In der grauen Vorzeit der computergestützten Literaturverwaltung hatte man einen Referenzmanager auf seinem Rechner installiert und konnte dort seine Referenzen speichern, sortieren und ein Literaturverzeichnis anlegen. Wer mit mehreren Kollegen an einem Artikel arbeiten oder nach Feierabend die Arbeit am Heimcomputer fortsetzen wollte, hatte Pech gehabt: Daten mussten noch mühsam per Hand abgeglichen oder mittels Datenträger hin und her kopiert werden.

Heute ist das anders: Fast jeder Referenzmanager bietet mittlerweile die Möglichkeit, Daten über Internet zu synchronisieren. Das bedeutet, dass Sie sich als Nutzer eines Referenzmanagers ein Konto anlegen, unter dem Ihre Referenzen auf den Servern des Referenzmanagers gespeichert werden. Auf diese Art und Weise können Sie die Datensätze auf dem heimischen Computer leicht aktualisieren, nachdem Sie tagsüber am Arbeitsplatz Änderungen vorgenommen haben. Ein Zugriff auf die eigene Literaturdatenbank über ein Web-

Interface ist bei den meisten Referenzmanagern möglich: Sie loggen sich auf der Webseite des Anbieters in Ihr Konto ein und können Ihre Referenzen im Browser verwalten. Meist ist das zwar weniger komfortabel als mit dem eigentlichen Programm, aber enorm praktisch, wenn Sie in der Bibliothek oder am Computer eines Kollegen nur kurz etwas nachschauen wollen.

Ähnlich wie die Online-Synchronisation funktioniert die Online-Kollaboration, also die Zusammenarbeit mit mehreren Personen am gleichen Projekt. Hierbei wird im Prinzip nicht nur die Literatursammlung eines Benutzers online synchronisiert, sondern die aller Beteiligten. Da Sie wahrscheinlich nicht Ihre komplette Literatursammlung mit anderen teilen wollen, sondern nur die Literatur für ein bestimmtes Projekt, bezieht sich diese Synchronisation nur auf den jeweiligen Ordner. Zudem können Sie bei den meisten Systemen bestimmen, welche Kollegen nur Lese- oder auch Schreibzugriff haben sollen. Online-Kollaboration funktioniert natürlich nur dann, wenn alle Beteiligten das gleiche Literaturverwaltungsprogramm verwenden. Die Möglichkeit, auf die gespeicherten Referenzen per Web-Interface zuzugreifen, ermöglicht jedoch auch Nutzern anderer Programme die Zusammenarbeit. Voraussetzung ist die Online-Registrierung beim Anbieter des Referenzmanagers, in dessen Cloud die online geteilte Literatursammlung gespeichert ist.

Falls Sie mit vertraulichen Quellen arbeiten, sollten Sie bei der Online-Synchronisation und -Kollaboration allerdings beachten, dass Ihre Daten dann auf fremden Servern liegen und Sie nicht mehr wirklich kontrollieren können, wer darauf Zugriff hat.

6.6 Literaturverwaltung ganz konkret: mit Zotero arbeiten

Jedes Literaturverwaltungsprogramm hat gewisse Vorteile und jedes hat seine eigene Fangemeinde. Der Einfachheit halber stellen wir mit Zotero eine Lösung vor, die nicht nur kostenlos, sondern auch benutzerfreundlich ist.

6.6.1 Installation von Zotero

Zotero können Sie von deren Webseite herunterladen (siehe Abbildung 6.3). Unter Firefox genügt es, wenn Sie „Zotero for Firefox" installieren. Zotero wird dann in Firefox integriert. In jedem anderen Fall nehmen Sie die Standalone-Version, also „Zotero for Windows“, wenn Sie Windows benutzen. Standalone bedeutet, dass Zotero als eigenständiges Programm ausgeführt wird, während „Zotero for Firefox“ nur dann starten kann, wenn Firefox schon läuft.

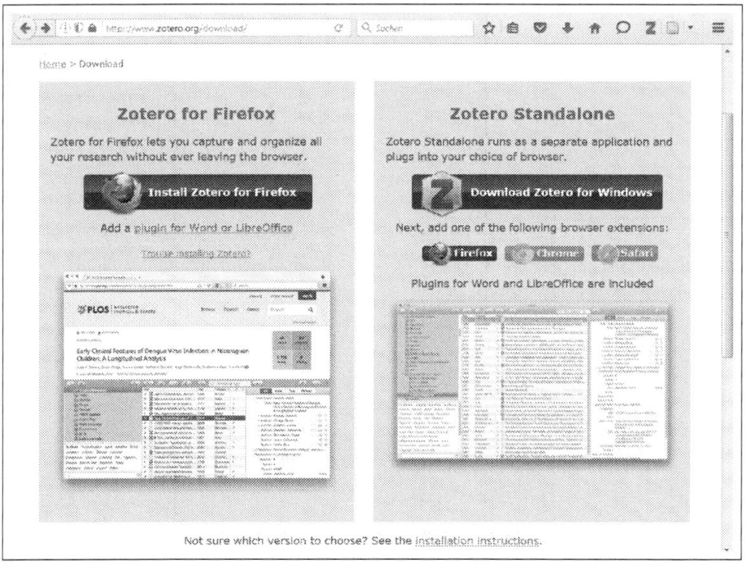

Abbildung 6.3: Zotero von der Webseite aus herunterladen und installieren.

Wenn Sie einen anderen Browser als Firefox benutzen, bietet Zotero sogenannte Konnektoren an – zur Zeit nur für Chrome und Safari –, mit denen Sie Zotero-Funktionen aus dem Browser heraus nutzen können. Voraussetzung dafür ist, dass Sie Zotero Standalone installiert haben. Ganz ohne ein Browser-Plugin können Sie im Prinzip auch arbeiten, müssen dann aber auf einen Teil des Komforts – nämlich den automatischen Import von Dokumenten aus dem Browser – verzichten.

6.6.2 Sammlung anlegen

Sobald Sie Zotero Standalone installiert haben, können Sie Ihre Referenzen in Ordnern bzw. Sammlungen organisieren. Alle Ihre Sammlungen gehören zu Ihrer Bibliothek. Wenn Sie Zotero gestartet haben, werden Ihre Sammlungen im linken Fenster angezeigt. Mit einem Rechtsklick auf den Eintrag *„Meine Bibliothek"* können Sie eine neue Sammlung anlegen (siehe Abbildung 6.4). Mit Klick auf eine Sammlung wird diese im rechten Fenster angezeigt, und Sie können Einträge hinzufügen und verwalten. Sammlungen können ihrerseits wieder Untersammlungen enthalten. Auch der übergeordneten Bibliothek können Sie Einträge hinzufügen – diese landen dann einfach im Ordner „Einträge ohne Sammlung".

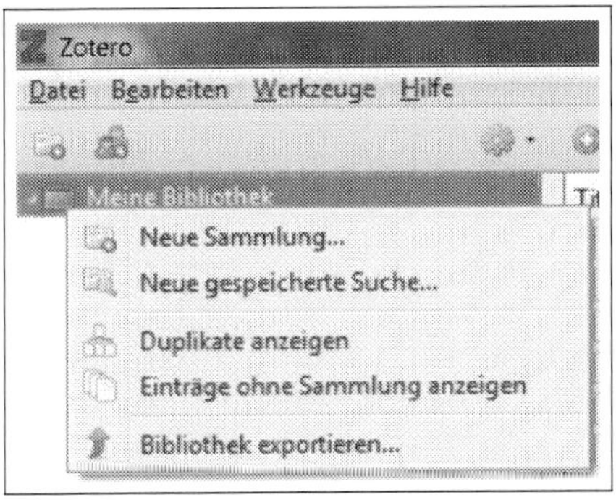

Abbildung 6.4: Neue Sammlung anlegen in Zotero.

6.6.3 Referenzen importieren

Wie füllen Sie die leere Sammlung? Wie Sie schon in der Vergleichstabelle im Abschnitt 6.3.6 gesehen haben, gibt es dafür eine Reihe von Möglichkeiten.

6.6.3.1 Browser Am bequemsten lassen sich Dokumente importieren, indem diese im Browser geöffnet werden und Sie rechts oben auf das Zotero-Symbol klicken. Hierzu benötigen Sie das Zotero Browser Plugin oder einen der Browser-Konnektoren, der für Zotero-Standalone zur Verfügung steht. Zotero erkennt von selbst, ob es sich bei der aktuellen Webseite um eine wissenschaftliche Publikation handelt, und sogar, ob Sie gerade eine PubMed-Suche geöffnet haben. Im letzteren Fall können Sie gleich mehrere Treffer auf einmal importieren (siehe Abbildung 6.5).

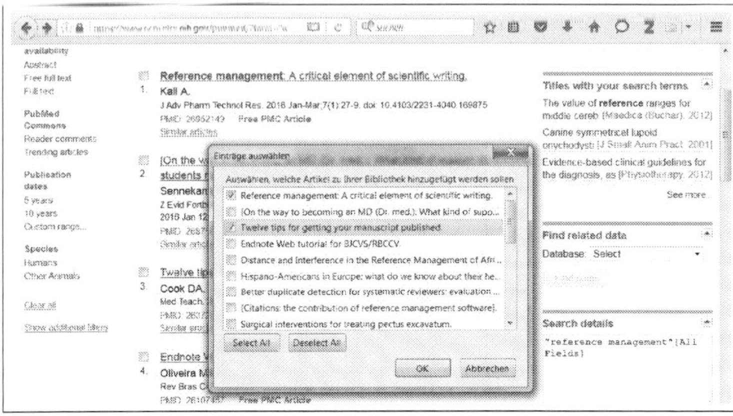

Abbildung 6.5: Mehrere Treffer auf einmal in Zotero importieren.

Wenn Zotero Sie im Browser-Menü vor die Wahl stellt, ob Sie eine Publikation per PubMed, DOI oder Embedded Metadata speichern wollen (siehe Abbildung 6 .6), liefert PubMed meist das beste Ergebnis.

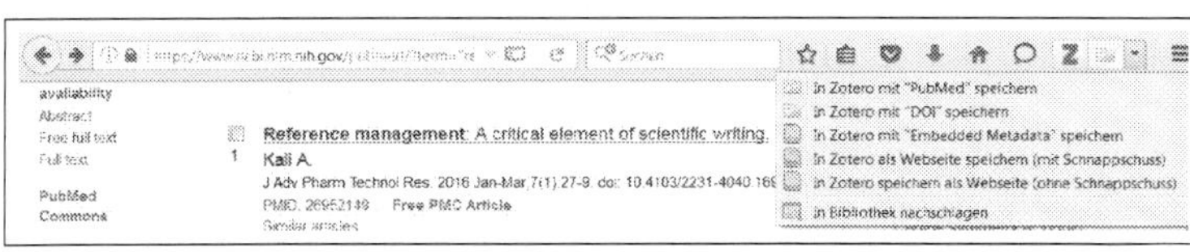

Abbildung 6.6: Importmodus in Zotero auswählen.

6.6.3.2 Zotero Standalone Der Klick auf den Zauberstab in der Symbolleiste öffnet ein Feld, in das Sie die Identifikationsnummer des gewünschten Titels eingeben können. Zotero importiert dann automatisch alle Details des Eintrags in die Datenbank (siehe Abbildung 6.7). Die PMID finden Sie übrigens bei einer Suche kleingedruckt unter jedem Treffer.

Mit Klick auf das Zahnrad öffnen Sie einen Dialog, mit dem Sie eine Datei in einem der Formate öffnen können, die Zotero für den Austausch von Referenzen akzeptiert (siehe Abbildung 6.8). Die so importierten Referenzen werden von Zotero erst einmal in einer

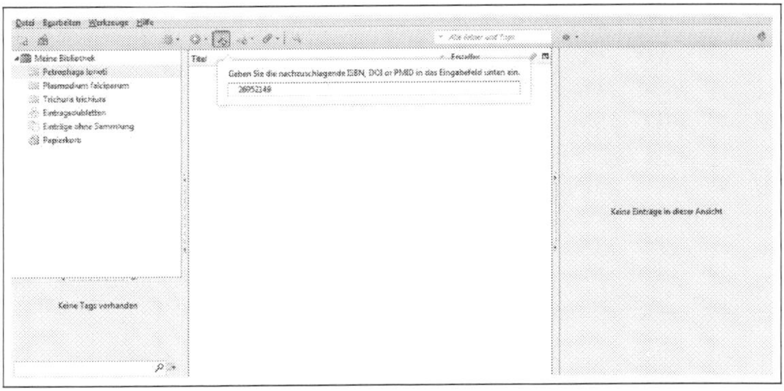

Abbildung 6.7: Titel anhand der PMID oder einer anderen Identifikationsnummer in Zotero importieren.

eigenen Sammlung abgelegt, die so heißt wie die importierte Datei, sodass Sie sie ggf. in die passende Sammlung verschieben müssen.

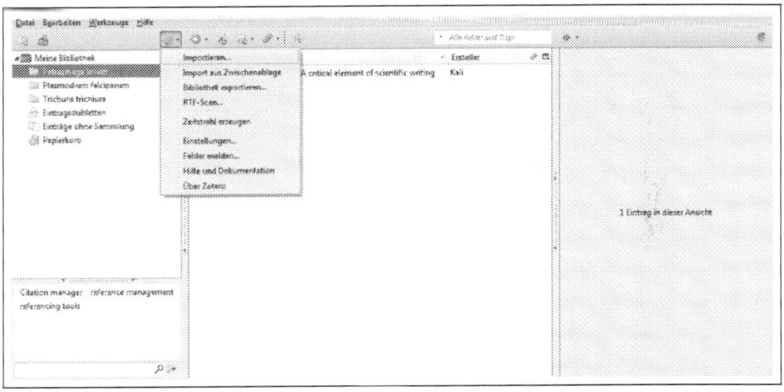

Abbildung 6.8: Referenzen aus Datei in Zotero importieren.

Und schließlich können Sie mit einem Klick auf das Plus in der Symbolleiste auch einen Eintrag von Hand erstellen (siehe Abbildung 6.9). Sie müssen dazu zunächst die Art der Referenz auswählen. In der Medizin sind am ehesten Zeitschriftenartikel relevant, seltener auch Bücher und Buchkapitel (hier „Buchteil" genannt). Zotero öffnet nun ganz rechts ein Fenster, in dem Sie alle bibliographischen Angaben selbst eintragen können.

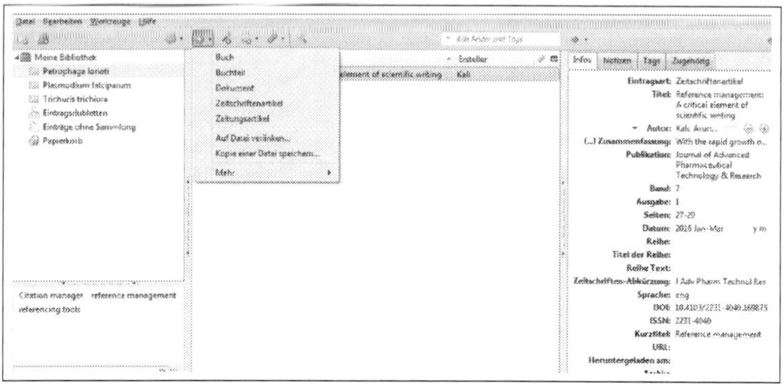

Abbildung 6.9: Eintrag in Zotero von Hand anlegen.

6.6.4 Referenzen verwalten

Wenn Sie links in Zotero Standalone unter *Meine Bibliothek* Ihre Sammlung angewählt haben, werden im mittleren Fenster alle Einträge angezeigt. Wenn Sie nun mit der rechten Maustaste auf einen der Einträge klicken, öffnet sich ein Kontext-Menü, mit dem Sie den Eintrag verwalten können. Sie können einen Eintrag aus der Sammlung entfernen oder gleich ganz löschen („Papierkorb"), ihn duplizieren oder in eins der kompatiblen Formate exportieren, um ihn dann später in ein anderes Literaturverwaltungsprogramm zu importieren. Außerdem können Sie hier Notizen und Anhänge zu einem Eintrag anlegen (siehe Abbildung 6.10).

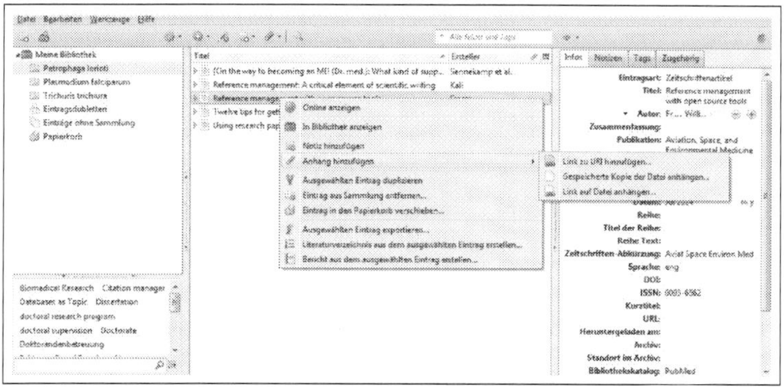

Abbildung 6.10: Referenzen verwalten in Zotero.

6.6.5 Artikel in Word zitieren

Um Referenzen direkt in die eigene Arbeit einzubetten, bietet Zotero ein Plugin für Word (unter Windows) bzw. LibreOffice (unter Windows oder Linux) an. Wenn Sie nur Zotero für Firefox verwenden, lässt sich dieses Plugin von `www.zotero.org` herunterladen. Wenn Sie Zotero Standalone installiert haben, können Sie das gewünschte Plugin aus Zotero heraus installieren (siehe Abbildung 6.11).

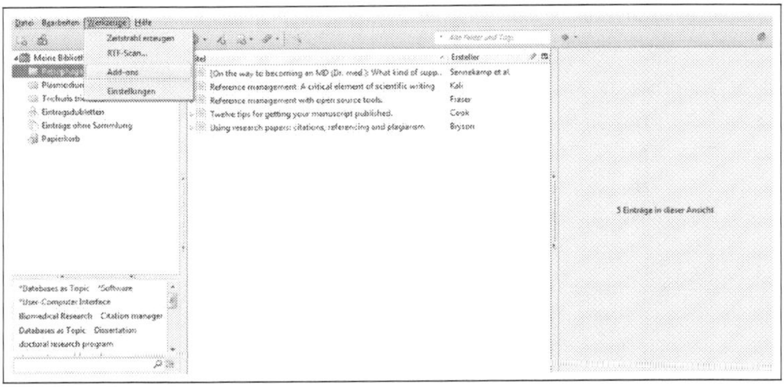

Abbildung 6.11: Zotero-Addons aus Zotero heraus installieren.

Nach erfolgreicher Installation finden Sie in Ihrer Textverarbeitung oben eine zusätzliche Registerkarte namens „Zotero" und/oder einen zusätzlichen Eintrag in der Registerkarte „Add-Ins".

(Ja, es heißt bei Zotero „Add-on", in Word „Add-In", und wir sprechen in diesem Buch zuweilen von „Plugins". Viele Begriffe für im Grunde genommen das gleiche Ding.)

Wie gehen Sie vor, wenn Sie in Ihrem Text einen Eintrag aus Ihrer Zotero-Sammlung zitieren wollen? Nach dem Aufruf der Zotero-Registerkarte gibt es ganz links ein Feld „Add/Edit Citation" (siehe Abbildung 6.12 – je nach Version kann das Symbol bei Ihnen auch etwas anders aussehen).

Wenn Sie dieses zum ersten Mal anklicken, fragt Zotero Sie zunächst, in welchem Stil Sie zitieren möchten. In unserem Beispiel verwenden wir den in medizinischen Publikationen häufig gebrauchten Stil „Springer Basic" (siehe Abbildung 6.13).

Sobald Sie die Auswahl des Stils bestätigt haben, öffnet sich ein Fenster, in dem Sie die gewünschte Publikation eingeben können.

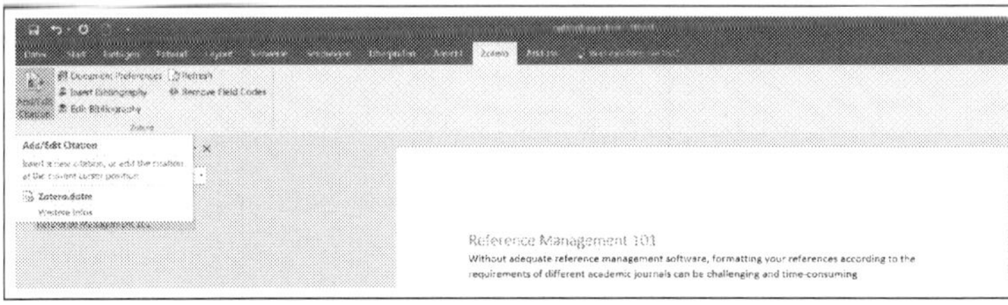

Abbildung 6.12: Zitation in Word einfügen mit Menüpunkt "Add/Edit Citation" in der Registerkarte "Zotero".

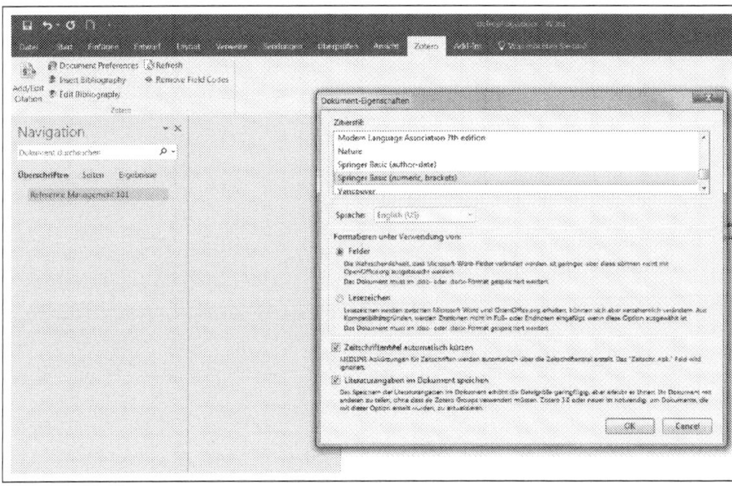

Abbildung 6.13: Zitationsstil für Literaturverzeichnis in Word auswählen.

Wenn Sie anfangen, Titel oder Autor einzutippen, schlägt Zotero bereits von sich aus Publikationen aus Ihrer Bibliothek vor, die passen könnten (siehe Abbildung 6.14). Sobald Sie eine davon ausgewählt haben, wird sie im entsprechenden Stil in Ihr Dokument eingefügt.

6.6.6 Literaturverzeichnis erstellen

Sobald Sie die erste Referenz gesetzt haben, können Sie das Literaturverzeichnis in Ihr Dokument einfügen. Dazu klicken Sie auf das Feld „Insert Bibliography" in der Zotero-Registerkarte. An der Stelle, an der Sie aktuell in Ihrem Dokument stehen, wird dann ein Literatur-

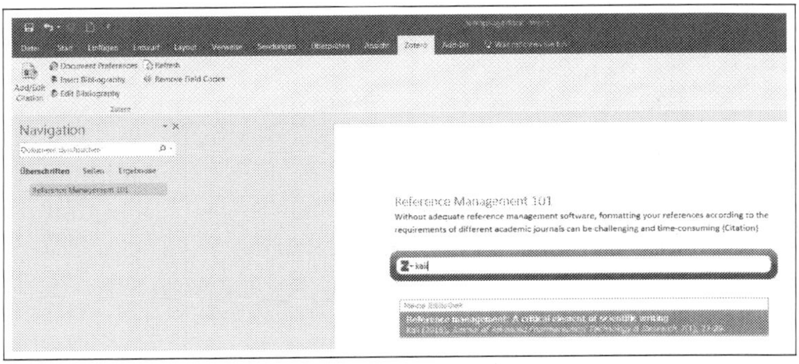

Abbildung 6.14: Zotero schlägt passende Referenzen aus der Bibliothek vor.

verzeichnis eingefügt, das nur die Referenzen enthält, die Sie auch tatsächlich zitiert haben (siehe Abbildung 6.15).

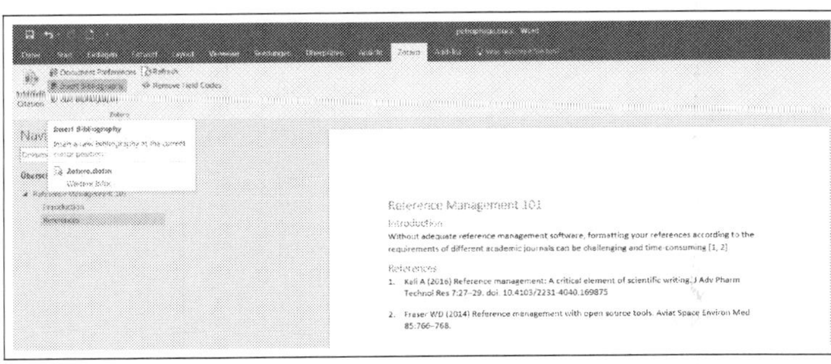

Abbildung 6.15: Literaturverzeichnis (Bibliographie) aus Zotero in Word einfügen.

Somit entfällt der lästige Schritt, nicht benutzte Referenzen wieder aus dem Literaturverzeichnis entfernen zu müssen. Das Literaturverzeichnis wird so formatiert, wie der ausgewählte Stil vorgibt.

Sie können ein Literaturverzeichnis auch unabhängig von Ihren zitierten Referenzen erstellen, wenn Sie nur eine Literaturliste zusammenstellen möchten. Dazu öffnen Sie in Zotero Standalone mit einem Rechtsklick auf Ihre Sammlung das Kontext-Menü. Hier wählen Sie nun „Literaturverzeichnis aus Sammlung erstellen…“. Wenn die Literaturliste nicht alle Einträge der Sammlung enthalten soll, können Sie auch mit gedrückter Strg- oder Shift-Taste mehrere Einträge der Sammlung markieren und auch hier wieder mit einem

Rechtsklick das Kontext Menü öffnen und „Literaturverzeichnis aus den ausgewählten Einträgen erstellen…" auswählen.

Cave: Bevor Sie Ihre mit Zotero oder einem anderen Literaturverwaltungsprogramm erstellte Arbeit einreichen oder abgeben, kontrollieren Sie das Literaturverzeichnis unbedingt noch einmal „von Hand". Jede Bibliographie, die automatisch aus einem Literaturverwaltungsprogramm erstellt wurde, ist nur so gut wie die Online-Metadaten, die zur Verfügung stehen. Und da in den verschiedenen Online-Datenbanken auch schon einmal falsche oder unvollständige Annotationen stehen, werden diese beim automatischen Abruf mit in das Literaturverwaltungsprogramm importiert.

6.6.7 Online-Synchronisation

Zotero lässt sich auch online synchronisieren. Das bedeutet, dass Ihre Einträge in Ihrem Zotero-Benutzerkonto (also nicht nur auf Ihrer Festplatte, sondern zusätzlich in der Zotero-Cloud) gespeichert werden. Auf diese Art können Sie, wenn Sie Zotero von mehr als einem Computer aus benutzen, die jeweiligen Änderungen einfach auf allen Rechnern synchronisieren.

Hier gilt allerdings der schon oben gegebene Warnhinweis: Sobald Sie Ihre Daten in die Cloud synchronisieren, können Sie sich nicht mehr sicher sein, dass sie vertraulich bleiben. Wenn Sie mit Zotero oder einem anderen Literaturverwaltungsprogramm vertrauliche Daten verwalten – also nicht nur öffentlich zugängliche Referenzen, sondern beispielsweise selbst durchgeführte Interviews oder ähnliches – sollten Sie auf die Synchronisation verzichten und eigene Sicherheitskopien anlegen.

Um Ihre Sammlungen zu synchronisieren, benötigen Sie zunächst ein Zotero-Benutzerkonto und müssen dessen Zugangsdaten in die Zotero-Einstellungen eintragen. Die Einstellungen erreichen Sie in Zotero über das Zahnrad-Symbol. In den Einstellungen wählen Sie dann die Registerkarte „Sync" (siehe Abbildung 6.16).

Dort finden Sie den Link *„Account erstellen"*, der Sie auf die Zotero-Webseite führt, wo Sie sich ein Benutzerkonto einrichten können. Sobald dies geschehen ist und Sie die Einrichtung über die Bestätigungs-E-Mail, die Sie erhalten werden, beendet haben, können Sie die Zugangsdaten auch in diesem Fenster eintragen und speichern.

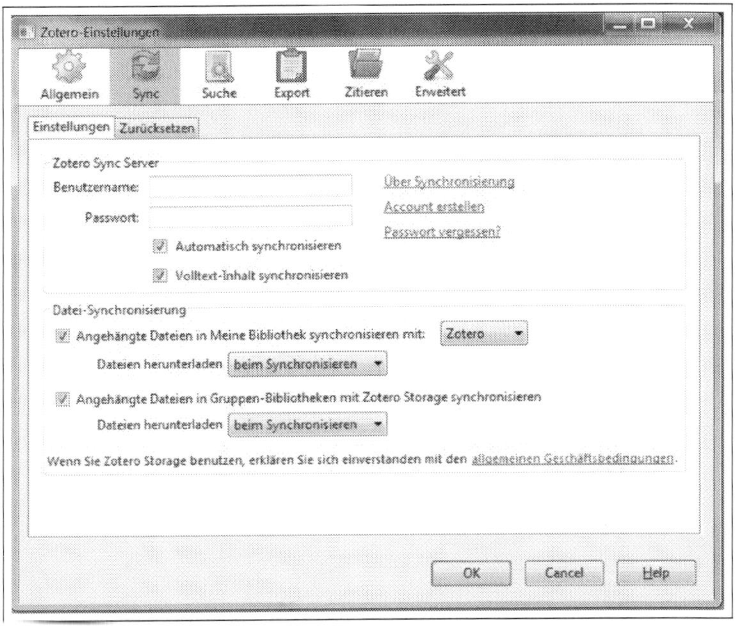

Abbildung 6.16: Synchronisation einstellen in Zotero.

Wenn Sie die Synchronisation fertig eingerichtet und dabei keine der vorgegebenen Optionen verändert haben, wird Zotero jedes Mal, wenn Sie eine Referenz hinzufügen oder eine sonstige Änderung an Ihrer Sammlung machen, diese Veränderung mit dem Online-Konto synchronisieren. Alternativ können Sie auch den Haken bei „Automatisch synchronisieren" entfernen und die Synchronisation manuell starten, indem Sie auf den kleinen Pfeil in der oberen rechten Ecke von Zotero klicken. Wenn Sie die Option „Volltext-Inhalt synchronisieren" deaktivieren, wird die Synchronisation schneller gehen, aber in diesem Fall bleiben die Volltexte nur lokal auf Ihrem Rechner gespeichert und werden nicht synchronisiert.

7 Studien & Statistik

Es führt kein Weg daran vorbei: Wer wissenschaftlich arbeitet, benötigt Kenntnisse in Statistik, um grundlegende Zusammenhänge zu verstehen. Im Studium werden diese aber oft nicht in einer verständlichen und/oder interessanten Form vermittelt. Dabei kann Biostatistik sogar Spaß machen, wenn man sich erst einmal ein bisschen Durchblick erarbeitet hat! Daher sollte man sich ruhig ein praxisorientiertes Biostatistikbuch kaufen und gründlich durcharbeiten. Unsere Literaturtipps finden Sie weiter unten in diesem Kapitel.

Wenn man eigene Ergebnisse publizieren möchte, die statistischen Verfahren und daraus gezogenen Schlüsse aber von den Gutachtern des Journals angezweifelt werden, ist das unangenehm und ärgerlich. Verlassen Sie sich auch nicht ausschließlich auf Kollegen, die schon ein paar Jahre länger als Sie dabei sind. Deren Wissen um statistische Zusammenhänge ist nicht selten auch nur rudimentär. Studien zeigten, dass leider immer noch 30 bis 40 % aller veröffentlichen klinischen Studien mit statistischen Fehlern behaftet sind, und in fast allen Publikationen wird die Vorgehensweise bei der statistischen Analyse unvollständig berichtet (dazu z. B. Nour-Eldein, 2016). Auch der unkritische Gebrauch des p-Wertes über seinen eigentlichen Zweck hinaus wird in der wissenschaftlichen Literatur oft kritisiert (siehe Abbildung 7.1), was sich jedoch bisher kaum auf die Praxis ausgewirkt hat.

Wenn zwei ähnliche Arbeiten zu völlig unterschiedlichen Ergebnissen kommen, so wurde vielleicht nur eine nicht passende Methode angewandt. Wenn solche Fehler in Studien passieren, die wesentliche Neuerungen in der Therapie von bestimmten Erkrankungen untersuchen, kann das die Leser zu Fehleinschätzungen führen und im schlimmsten Fall sogar Gesundheit und Leben von Patienten gefährden.

Die meisten Leser wissenschaftlicher Zeitschriften vertrauen allzu sehr den publizierten Daten und hinterfragen diese nicht. Da nur selten die Rohdaten veröffentlicht werden, kann der Leser nicht beurteilen, ob die Schlussfolgerungen des Autorenteams aufgrund der gefundenen Daten richtig sind – und wenn die Rohdaten veröffentlicht werden, fehlt meist die Zeit, um den Weg zum Ergebnis nachzuvollziehen. Selbst Gutachter kontrollieren die statistischen Berechnungen oft weniger sorgfältig, als man es sich wünschen würde.

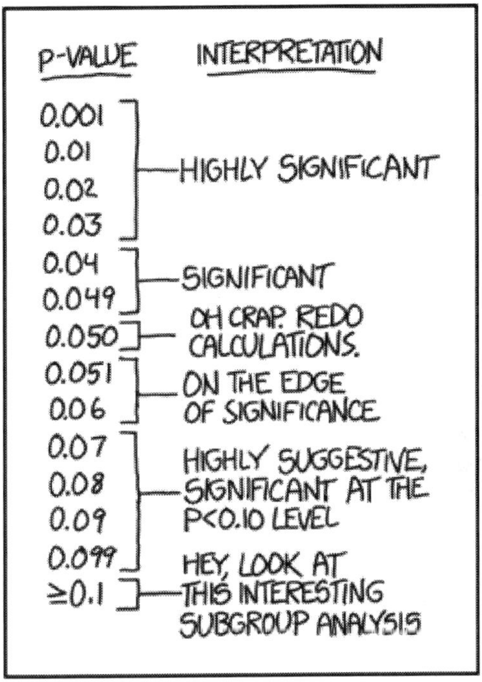

Abbildung 7.1: Comic zum Thema p-Werte (Quelle: https://xkcd.com/1478, mit freundlicher Genehmigung von Randall Munroe).

Gängige Fehler sind beispielsweise: Es wurde keine passende Kontrollgruppe mitgeführt, die Behandlungsgruppen wurden nicht randomisiert, Hypothesentests werden falsch eingesetzt. In der Gesamtheit führen diese Fehler oft zu einer Verzerrung der Ergebnisse zugunsten der untersuchten Therapie. (Denn: Wenn sie stattdessen die Ergebnisse so verzerren, dass ein erwarteter Effekt gerade nicht nachgewiesen wird, wird die Studie oft gar nicht publiziert – dies bezeichnet man als Publication Bias.)

Besonders empfehlenswert für das Verständnis der Biostatistik (wohlgemerkt nicht dafür, um eine Referenz für jeden Spezialfall zu erhalten) sind die Bücher „Statistik ohne Albträume" (im Original sehr schön „Statistics for Terrified Biologists" betitelt) von Helmut van Emden (ISBN 978-3527333882) und „Statistik für Mediziner und Pharmazeuten" von Philip Rowe (ISBN 978-3527331192), beide bei Wiley-VCH erschienen. Zum besseren Verständnis klinischer Studien empfiehlt sich das sehr übersichtliche Buch „Klinische Studien lesen und verstehen" (ISBN 978-3825239824) von Michael Benesch und Elisabeth Raab-Steiner aus dem UTB-Verlag.

Gut zugängliche englischsprachige Literatur zum Thema gibt es deutlich mehr als deutschsprachige (auch die beiden ersten oben genannten Bücher sind ja lediglich Übersetzungen) – wenn die Sprache also keine Hürde für Sie darstellt, haben Sie eine größere Auswahl und werden beispielsweise auch mit „Intuitive Biostatistics" von Harvey Motulsky (Oxford University Press, ISBN 978-0199946648) einen guten Einstieg finden. Der Autor ist übrigens Mitentwickler der Statistiksoftware GraphPad – siehe dazu auch Kapitel 4.

Im Folgenden wird zunächst kurz zusammengefasst, welche Fragen idealerweise schon vor Beginn der Studie geklärt werden sollten. Dann werden einige wichtige Begriffe aus der Statistik erklärt, mit denen medizinische Promovenden immer wieder konfrontiert werden – nicht, um eines der oben genannten ausführlichen Lehrbücher zu ersetzen, sondern um Ihnen eine erste Übersicht zu geben oder bereits verstandene Konzepte noch einmal in Erinnerung zu rufen.

7.1 Vor der Studie

Nicht jede Studie ist eine klinische Studie. Auch im Labor finden experimentelle Studien statt. Diese fallen jedoch eher unter den Begriff der Grundlagenforschung. Viele der in diesem Kapitel erläuterten statistischen Begriffe und Verfahren sind auch für die Auswertung von Laborarbeiten relevant.

Auch wenn Sie selbst Grundlagenforschung betreiben (also im Labor stehen) oder eine reine Literaturarbeit durchführen, sind die Hinweise zu klinischen Studien wichtig: Die daraus gewonnenen Erkenntnisse aus dem für Sie interessanten Gebiet sollten auf jeden Fall in der Einleitung und Diskussion Ihrer Arbeit berücksichtigt werden – und für die korrekte Interpretation benötigen Sie schließlich statistische Kenntnisse.

Wenn Sie tatsächlich selbst an einer klinischen Studie mitarbeiten, müssen Art und Umfang der Dokumentation geklärt werden. Sehr oft gibt es standardisierte, speziell für die Studie entworfene Fragebögen, die von Ihnen auszufüllen sind. Empfehlenswert ist die frühzeitige elektronische Erfassung der erhobenen Daten, idealerweise mit einem Statistikprogramm (siehe dazu und zur Verwendung von selbst angelegten Datenbanken auch Kapitel 4). Eine sorgfältig angelegte Excel-Tabelle kann ebenfalls gute Dienste leisten und als Grundlage für die Arbeit mit einem Statistikprogramm dienen.

Welche Parameter in einer Studie erfasst werden sollten, wird meist vom Betreuer vorgegeben. Je mehr Variablen erfasst werden, desto umfangreicher und komplexer wird natürlich auch die statistische Auswertung. Planen Sie für die Auswertung mindestens ein Drittel Ihrer gesamten Promotionszeit ein – inklusive Zeit für eine Beratung beim Statistiker.

Biostatistik führt leider nicht selten zu Verständnisschwierigkeiten, nicht nur bei Promovenden, sondern auch bei den Biostatistikern selbst, denen der klinisch-wissenschaftliche Hintergrund klar gemacht werden muss. Je genauer der Biostatistiker versteht, um was es geht, desto besser kann er seine mathematischen Modelle auswählen und Ergebnisse produzieren, die ein einigermaßen vernünftiges Abbild der Realität darstellen. Das bedeutet, dass eine statistische Auswertung nur so gut ist, wie das zugrunde liegende mathematische Modell der Wirklichkeit nahe kommt. Wird das vergessen, werden manchmal recht seltsame Ergebnisse erzielt.

Um statistische Stolpersteine während der Dissertation zu vermeiden, ist von Beginn an eine genaue Versuchsplanung notwendig. Erfahrene Statistiker behaupten sogar, dass 50 % des Arbeitsaufwandes einer klinischen Studie auf die Versuchsplanung verwendet werden sollte. Der Statistiker sollte von Beginn an in diese Planungen einbezogen werden und nicht erst, wenn die Daten erhoben worden sind. Die Ergebnisse dieser Planung müssen in einem Studienprotokoll festgehalten werden. Es enthält:

- Eine präzise Formulierung der Fragestellung und der zu prüfenden Hypothesen (einschließlich Störgrößen, Zielgrößen, Einflussgrößen),
- die Art der durchzuführenden Studie (z. B. Längsschnittstudie, Querschnittstudie, Fall-Kontroll-Studie; mehr zu den möglichen Studientypen weiter unten),
- die Zeitplanung (wann sind welche Kontrolluntersuchungen notwendig, wann finden welche Behandlungen statt etc.),

- Definition geeigneter, möglichst patientenrelevanter Outcomes (Laborwerte, Experten- oder Patienten-Rankings, andere Indikatoren für Behandlungserfolge),
- Angaben zur praktischen Durchführung (Personalverfügbarkeit, Labortechnik, ethische Fragen, Belastbarkeit der Patienten) und natürlich
- Angaben zur geplanten statistischen Auswertung.

7.2 Skalierung von Merkmalen

Viele Statistiklehrbücher beginnen mit einem solchen Kapitel. Aber welche Merkmale sollen eigentlich wie skaliert werden – und warum?

Merkmale sind, in Bezug auf Ihre Studie, die Größen, die Sie erheben. Dies kann beispielsweise das Geschlecht der Patienten sein, das Alter, der Wert auf der Visuell-Analog-Skala des Schmerzes an einem bestimmten Tag oder der Gesamt-PSA-Wert im Serum. Die Skala eines Merkmales würde man heutzutage, in Anlehnung an die Informatik, vielleicht eher als Datentyp bezeichnen: Dass das Geschlecht eines Patienten (männlich oder weiblich) einen anderen Datentyp darstellt als der PSA-Wert (angegeben in ng/ml), ist intuitiv einleuchtend. Das Geschlecht ist ein Beispiel für eine Nominalskala (oder wird gemeinhin so behandelt, auch wenn dies eigentlich eine unzulässige Vereinfachung der biologischen Möglichkeiten ist). Der PSA-Wert ist ein Beispiel für eine Verhältnisskala. Die Art Ihrer Skala bestimmt auch, mit welchen statistischen Analysen Sie Ihre Daten untersuchen können.

Häufig wird von kontinuierlichen bzw. diskreten Daten gesprochen. Diese Begriffe sollen anhand eines Beispiels verdeutlicht werden. Stellen Sie sich vor, Sie sollen die Höhen chinesischer Vasen ermitteln. Sie wissen, dass die Vasen immer zwischen 33 und 37 cm hoch sind. Dementsprechend messen Sie einmal 33,3 cm, 35,7 cm usw. Das bedeutet, dass im o. g. Messbereich alle möglichen Zahlen vorkommen können. Auch wenn Sie mit Ihrer Messapparatur nicht 35,5678 cm messen können, ist dieser Wert möglich. Solche Daten heißen auch *kontinuierlich* oder *stetig*. Im Gegensatz zu diesen sind bei *diskontinuierlichen* oder *diskreten* Daten bestimmte Messwerte ausgeschlossen. Wenn Sie an einem Tomatenstrauch die Anzahl der in einem Jahr geernteten Früchte zählen, kommen Sie vielleicht auf eine

Zahl zwischen 30 und 50. Sie werden aber niemals 33,5 Früchte in einem Jahr ernten können.

7.2.1 *Nominalskala*

Die Nominalskala dient nur der qualitativen Klassifizierung (z. B. Ja/Nein). Die Messung an mehreren Studienobjekten lässt nur eine Aussage über die Häufigkeit dieses Merkmals in der Studienpopulation zu, daher ist der Informationsgehalt relativ gering. Beispiel: Anteil der Schrittmacherträger in einem Studienkollektiv. Bekannte Analyseverfahren für Daten einer Nominalskala sind χ^2-(Chi-Quadrat-)Tests oder Berechnung der Poisson-Verteilung.

7.2.2 *Ordinalskala* (Rangskala)

Qualitative Merkmale werden ebenfalls in einer bestimmten Reihenfolge (Rangfolge) geordnet. Es sind keine Messeinheiten definiert. Die mathematischen Operatoren »gleich/ungleich« und »größer/kleiner« sind aber zulässig. Beispiel: Klassifizierung nach Papanicolaou. Pap 4 zeigt einen ernsteren und fortgeschritteneren Befund als Pap 2 an, doch ist der Abstand zwischen Pap 2 und Pap 3 nicht unbedingt „gleich" dem Abstand zwischen Pap 3 und Pap 4. Ordinal skalierte Daten werden häufig mit nichtparametrischen Verfahren ausgewertet.

7.2.3 *Intervallskala*

Die Variable erfasst quantitative Änderungen und ist stetig (kontinuierlich). Eine Intervallskala lässt sich in konstante Intervalle einteilen. Beispiel: Die Temperaturskala in Grad Celsius ist eine Intervallskala, weil zwischen 10°C und 20°C der gleiche Abstand besteht wie zwischen 20°C und 30°C, aber 30°C nicht „dreimal so warm" ist wie 10°C (dann wäre es eine Verhältnisskala).

7.2.4 *Verhältnisskala* (Rationalskala)

Stetige Skala mit definierten Differenzen und Nullpunkt: Gleiche Differenzen zeigen einen gleichen Merkmalsunterschied an. Sowohl reelle als auch rationale Zahlen können in dieser Skalierung verwendet werden. Beispiel: Temperaturskala mit Kelvin (absoluter

Nullpunkt vorhanden), Längenmaße. Rational skalierte Daten lassen sich z. B. mit parametrischen Tests wie der Varianzanalyse auswerten.

7.2.5 Welche statistischen Maße für welche Daten?

Welche Berechnungen mit unterschiedlich skalierten Daten lassen sich nun durchführen? Nachfolgende Tabelle gibt einen kurzen Überblick (nach Harms, 1998).

Tabelle 7.1: Geeignete Lage- und Streuungsmaße für unterschiedlich skalierte Merkmale.

Lage- und Streuungsmaße	Nominal	Ordinal	Intervall	Verhältnis
Häufigkeit	+	+	+	+
Modus (Modalwert)	+	+	+	+
Summenhäufigkeit (kumulierte Häufigkeit)	-	+	+	+
Median	-	+	+	+
Arithmetischer Mittelwert	-	-	+	+
Standardabweichung	-	-	+	+
Variationskoeffizient	-	-	-	+

7.3 Statistische Grundbegriffe

7.3.1 Statistische Hypothesen

Eine präzise Fragestellung muss für die korrekte statistische Auswertung in sogenannte Hypothesen „verpackt" werden. Bei Forschungshypothesen wird zwischen gerichteten und ungerichteten Hypothesen unterschieden.

Von einer gerichteten Hypothese spricht man bei der Annahme, dass ein Antibiotikum A schneller zur Symptomfreiheit führt als Antibiotikum B. Sind Unterschiede in der Wirksamkeit nicht bekannt oder schlecht untersucht, wird die Hypothese ungerichtet: Die Präparate wirken unterschiedlich und es ist völlig offen, ob Präparat A den anderen Präparaten überlegen ist. Die Art der Hypothese muss vor Beginn der Studie festgelegt werden. Durch Einbringen von sogenannten Populationsparametern kann die Forschungshypothese präzisiert werden und heißt dann Alternativhypothese.

Das Gegenteil der Alternativhypothese ist die Nullhypothese Diese besagt, dass das, was mit der Alternativhypothese behauptet wird, nicht zutrifft, also „null und nichtig“ ist. Für den obigen Fall wäre die Nullhypothese, dass Präparat A nicht überlegen ist, sondern gleich oder schlechter wirksam.

Häufig liest man von einseitigen bzw. zweiseitigen Tests. Was bedeutet das? Bei gerichteten Alternativhypothesen wird ein bestimmtes Ergebnis erwartet (z. B. schnellere Symptomfreiheit). Dafür wird ein einseitiger Test eingesetzt. Sind dagegen bei einer ungerichteten Alternativhypothese die Resultate völlig offen (soll beispielsweise ermittelt werden, ob die Symptomfreiheit schneller oder langsamer eintritt), kommt ein zweiseitiger Test zum Einsatz. Für die meisten biologischen und biomedizinischen Fragestellungen sollte der zweiseitige Test benutzt werden.

7.3.2 Grundgesamtheit, Merkmale, Stichproben

Medizinische Hypothesen gelten meist für eine sehr große Anzahl an Individuen. Man kann sich leicht vorstellen, dass es unmöglich ist, die gesamte deutsche Bevölkerung hinsichtlich der Wirkung eines Medikaments zu untersuchen. Daher wird stellvertretend für die Grundgesamtheit (hier: deutsche Bevölkerung) eine Anzahl von Probanden (Stichprobe) als Modell für die zu prüfende Hypothese verwendet. Die zu untersuchenden Eigenschaften, z. B. tägliche Diuresemenge, ist ein untersuchtes Merkmal (Skalierung von Merkmalen s. o). Werden an ein- und derselben Person mehrere Therapien (oder Therapien und Placebo) getestet, spricht man von verbundenen Stichproben. Werden lediglich zwei Gruppen verglichen (z. B. Kontrolle versus Patienten), so handelt es sich um unverbundene Stichproben.

7.3.3 Median oder Mittelwert?

Die wohl am häufigsten verwendeten statistischen Kenngrößen sind arithmetischer Mittelwert (engl. *mean*) und Median (engl. *median*).

Bei intervall- und verhältnisskalierten Merkmalen berechnet sich der Mittelwert (umgangssprachlich auch Durchschnitt) als Quotient aus der Summe der Messwerte und der Anzahl der Messwerte. Einfaches Beispiel: Wenn drei Patienten jeweils 60, 70 und 110 kg wiegen, beträgt der Mittelwert (60 kg + 70 kg + 110 kg) / 3 = 80 kg.

Der Median teilt eine Stichprobe in zwei gleiche Hälften. Das heißt, die Hälfte der Probanden in der Stichprobe liegt mit ihren Werten über dem Median, die andere Hälfte unter dem Median. Im obigen Beispiel: Wenn drei Patienten jeweils 60, 70 und 110 kg wiegen, beträgt der Median 70 kg.

Wenn es sich um eine gerade Anzahl von Messwerten handelt, ist der Median der Durchschnitt der beiden in der Mitte liegenden Werte. Beispiel: Wenn vier Patienten jeweils 60, 70, 80 und 110 kg wiegen, dann sind 70 und 80 kg die beiden in der Mitte liegenden Werte (ein Proband liegt darüber, einer darunter) und der Median beträgt somit 75 kg.

Der Median wird weniger als der Mittelwert von Extremwerten beeinflusst, wie auch an unserem simplen Beispiel erkennbar ist. Er ist daher besonders bei schiefen und unsymmetrischen Verteilungen einsetzbar. Mittelwert und Median sollten mit Sorgfalt eingesetzt und interpretiert werden. Wenn Sie z. B. in einer Notfallaufnahme die Troponin-Werte aller Patienten mit retrosternalem Schmerz messen, werden viele Werte im Normbereich und einige mäßig erhöhte Werte auftauchen. Daneben wird es auch Patienten mit sehr stark erhöhten Werten geben. Unabhängig von der Interpretation der jeweiligen Werte vermittelt Ihnen der Mittelwert einen ungenauen Eindruck von dem, was in der Bevölkerung einen „normalen" Troponin-Wert darstellt. Der Median hingegen wird Ihnen ein besser interpretierbares Ergebnis liefern.

Der Mittelwert wird in der Regel mit der Standardabweichung aufgeführt, der Median mit dem Quartilsabstand (Abstand zwischen 25. und 75. Quantile).

7.3.4 Quantilen, Box Plots und weitere Streuungsmaße

Neben Median und Mittelwert interessieren meist noch andere Lagemaß, um die Daten adäquat zu beschreiben. Quantilen unterteilen die Daten in bestimmte Abschnitte. Das 25 %-Quantil markiert einen Punkt, unterhalb dessen mindestens 25 % und über dem höchstens 75 % der Werte liegen. Das 25 %-Quantil und das 75 %-Quantil werden auch als Quartile bezeichnet, da sie (gemeinsam mit dem Median) die Messwerte in annähernd vier gleich große Bereiche unterteilen. Nach diesem Schema werden auch Perzentilen gebildet.

Die meisten Statistikprogramme können anhand der Messwerte die Quantilen berechnen. Eine komfortable grafische Darstellung der Quantilen gelingt mit einem so genannten Box-and-Whisker-Plot (oder kurz Boxplot). Die Box wird durch das 25 %- und das 75 %-Quantil begrenzt (in diesem sogenannten Quartilsabstand liegen 50 % der beobachteten Werte), der Median wird in der Mitte eingezeichnet und die Whiskers (engl. für Schnurrhaare) begrenzen z. B. das 10 %- und das 90 %-Quantil. Der Mittelwert muss übrigens nicht innerhalb der Box liegen. Die Spannweite (engl. range) beschreibt den Abstand zwischen Minimal- und Maximalwert.

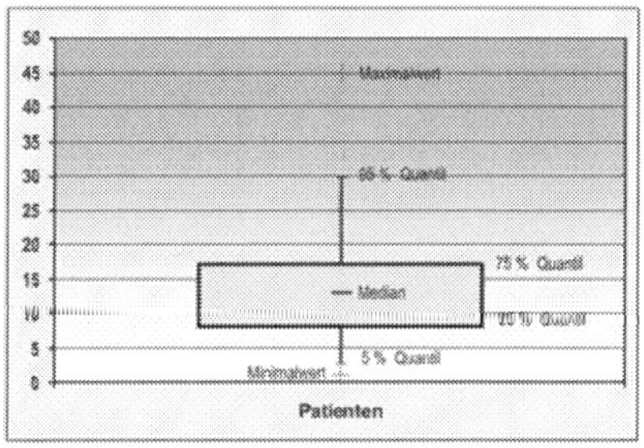

Abbildung 7.2 Box-and-Whisker-Plot.

Eine kleine Auswahl weiterer Streuungsmaße:

Spannweite = Differenz zwischen größtem und kleinstem Wert einer Stichprobe. Häufig bei ordinalskalierten Merkmalen.

Varianz = durchschnittliches Abstandsquadrat der Messwerte vom Mittelwert.

Standardabweichung (engl. *standard deviation – SD*) = Wurzel der Varianz. Je näher die Standardabweichung bei 0 liegt, desto homogener ist die Stichprobe.

Standardfehler des Mittelwerts (engl. *standard error of the mean – SEM*) = Quotient aus Standardabweichung und Wurzel der Anzahl der Messwerte. Häufig anstelle der SD angegeben, da viel kleiner. Nur sinnvoll, um die Güte einer Messmethode zu bestimmen.

Variationskoeffizient = Quotient aus Standardabweichung und Mittelwert. Nur bei rationalskalierten Merkmalen möglich. Liegt der Wert (keine Einheit bzw. %) über 50 %, kann dies einerseits an einer unsymmetrischen Verteilung oder aber andererseits an inhomogenen Gruppen liegen.

7.3.5 Regression/Korrelation

Werden mehrere Merkmale in einer Studie auf einen Zusammenhang hin untersucht, spricht man von bivariaten (zwei Merkmale) oder multivariaten Analysen. Grafisch lässt sich z. B. der Zusammenhang zwischen Körpergewicht und systolischem Blutdruck in einer Punktwolke (Streudiagramm, engl. scatterplot) darstellen. Jedes Wertepaar wird in ein Diagramm eingetragen. Die unabhängige Variable wird auf der x-Achse, die abhängige Variable auf der y-Achse dargestellt.

Eine statistische Methode ist die Regressionsanalyse, um den Zusammenhang zwischen Merkmalen zu beschreiben. Bei der linearen Regression kann anhand einer Geradengleichung die Vorhersage von Werten einer abhängigen Variablen aus den Werten einer unabhängigen Variablen erfolgen. Die Steigung der Geraden wird als Regressionskoeffizient bezeichnet. Je näher die Punkte an der Regressionsgerade liegen, desto stärker ist der Zusammenhang. Bei starker Streuung ist der Zusammenhang schwach.

Neben dem Regressionskoeffizient wird sehr häufig der Korrelationskoeffizient r nach Pearson benutzt. Er kann nur Werte zwischen –1 und +1 annehmen. Je näher r bei –1 bzw. +1 liegt, desto stärker ist der Zusammenhang. Bei positivem Korrelationskoeffizient liegt ein gleichsinniger Zusammenhang vor, bei negativen Werten ein gegensinniger. Wenn Korrelationskoeffizienten benutzt werden, sollten einige Punkte zur Interpretation berücksichtigt werden:

- Aussagen bezüglich eines kausalen Zusammenhangs sind nicht möglich.
- Extremwerte beeinflussen den Korrelationskoeffizienten sehr stark.
- Der Koeffizient ist kein Maß für eine Übereinstimmung.

Der erste Punkt ist auch unter dem Merkspruch „Korrelation ist nicht gleich Kausalität“ bekannt. Hierzu kursiert eine Vielzahl anschaulicher Beispiele – das wohl bekannteste ist der Anstieg der Storchenpopulation in einem Gebiet, der mit einem Anstieg der menschlichen Geburten zusammenfiel. Aus dieser Tatsache ist natürlich nicht der Schluss zu ziehen, dass mehr Babys geboren wurden, weil mehr Störche vorhanden waren, um sie an die glücklichen Eltern auszuliefern!

Sehr schön wird dieses Prinzip auch auf der Tylor Vigens Webseite[19] illustriert: Der Urheber der Seite hat die Daten aus statistischen Erhebungen verwendet, um in zahlreichen Graphen darzustellen, welche Größen miteinander korrelieren. Ein Beispiel: Der Käsekonsum pro Kopf korreliert mit der Anzahl der Leute, die ersticken, weil sie sich in ihrem Bettzeug verheddert haben. (Eine ursächliche Verknüpfung ist wohlgemerkt auch nicht ausgeschlossen – diese müsste aber durch separate Untersuchungen belegt werden, beispielsweise eine prospektive Studie, in denen Leuten Käse zugeführt wird und im Verlauf die Anzahl der Todesfälle durch Bettlaken erhoben wird...)

Trotzdem scheint es, dass außerhalb der Wissenschaft die wenigsten Menschen das Prinzip „Korrelation ist nicht gleich Kausalität" verinnerlicht haben. Auch in Zeitungs- und Zeitschriftenartikeln werden auf der Basis von reinen Korrelationen immer wieder falsche oder zumindest unbewiesene Schlussfolgerungen über ursächliche Zusammenhänge gezogen.

Aber zurück zur statistischen Arbeit: Sehr unterschiedliche Gruppen, die innerhalb der jeweiligen Gruppe eine geringe bzw. gar keine Korrelation aufweisen, können trotzdem eine hohe Korrelation aufweisen (Heterogenitätskorrelation).

Die gefundenen Zusammenhänge sind nicht ohne weiteres über den Beobachtungsbereich hinaus extrapolierbar. Wenn beispielsweise Medikamente an Erwachsenen geprüft und anschließend zugelassen worden sind, bedeutet das nicht, dass auch Säuglinge von diesem Medikament profitieren. (Die meisten in Deutschland erhältlichen Medikamente sind übrigens nicht für Kinder geprüft und zugelassen.) Neben diesem offensichtlichen Fall gibt es Fälle, in denen die Nicht-Übertragbarkeit weniger offensichtlich ist: Sind beispielsweise Ergebnisse einer Studie an herzkranken Männern ohne weiteres auf Frauen übertragbar, Ergebnisse einer mitteleuropäischen Studie auf eine ostasiatische Population oder Ergebnisse der großstädtischen Bevölkerung aus einer Uniklinik auf Landarztpraxen in der Uckermark? Diese Frage kann nicht immer klar beantwortet werden, muss aber sorgfältig diskutiert werden.

[19] http://www.tylervigen.com/spurious-correlations

Ist der Zusammenhang zwischen zwei Werten nicht linear, jedoch monoton (steigende x-Werte führen auch zu steigenden y-Werten), eignet sich der Korrelationskoeffizient nach Spearman. Er benutzt Rangzahlen, nimmt ebenfalls Werte zwischen –1 und +1 an und kann ähnlich wie der Koeffizient nach Pearson, also mit den oben genannten Einschränkungen, interpretiert werden.

7.3.6 Logistische Regression

Genau wie bei einem linearen Regressionsmodell dreht es sich bei der logistischen Regression um die Herstellung einer Beziehung zwischen einem Outcome (der abhängigen Variable) und mehreren unabhängigen Variablen (auch Kovariaten genannt). Der Unterschied zur linearen Regression besteht darin, dass das Outcome meist zwei diskrete Werte annehmen kann, also binär oder dichotom ist. Bei der linearen Regression kann die abhängige Variable auch intervallskaliert sein.

Ein Beispiel für die logistische Regression ist die Bestimmung des Vorhandenseins einer Krankheit (kann entweder vorhanden sein oder nicht) durch andere Kovariaten. Eine einfache Studie könnte so aussehen, dass das Alter der Studienteilnehmer notiert wird und ob eine koronare Herzkrankheit (0 = Nein, 1 = Ja) vorliegt oder nicht. Zusätzlich könnte man noch bestimmte Laborparameter wie Serumcholesterol, CRP usw. notieren. Die eigentliche Fragestellung lautet: Hängt das Auftreten der KHK mit dem Alter und/oder bestimmten Laborparametern zusammen oder nicht?

Zur quantitativen Beschreibung zwischen der Zielvariable und der Kovariaten benutzt man in der logistischen Regression das Risiko p, das prinzipiell jeden Wert zwischen 0 und 1 annehmen kann. Statt p werden im Englischen auch Odds (Chancen) verwendet. Dieses errechnet sich mit $\frac{p}{1-p}$. Der Logarithmus der Odds, $\ln(odds)$, besitzt die ganze reelle Zahlenmenge als Wertebereich einschließlich negativer Werte. Im Allgemeinen gehorcht ein logistisches Regressionsmodell folgender Gleichung

$$\ln(odds) = \beta_0 + X_1\beta_1 + X_2\beta_2 + X_3\beta_3 + ... + X_n\beta_n$$

Eine logistische Regression beruht auf folgenden Annahmen:

- Zufällige Auswahl der untersuchten Individuen. Jedes Individuum ist unabhängig vom anderen ausgewählt, d. h. Kenntnis des Outcomes eines Individuums lässt keine Rückschlüsse auf das Outcome eines anderen Individuums zu.

- Keine Wechselwirkungen oder Beeinflussungen der Kovariaten untereinander. Das heißt, dass sich der Einfluss einer Kovariaten auf alle Individuen gleich stark auswirkt.

Bei der Interpretation der Daten sollten ebenfalls einige Gesichtspunkte beachtet werden. Vor allem sollte darüber nachgedacht werden, ob das Modell einen biologischen bzw. medizinischen Sinn ergibt. Bei genügend großer Zahl untersuchter Kovariaten finden sich immer zufällige Einflussfaktoren, die nichts bedeuten müssen.

Ähnlich wie bei einem linearen Regressionsmodell muss auch bei einem logistischen Modell die Modellgüte untersucht werden. Als brauchbarer Test hat sich der Hosmer-Lemeshow-Test herausgestellt. P-Werte < 0,05 sprechen für eine geringe Modellgüte, Werte weit darüber lassen eine hohe Modellgüte erwarten.

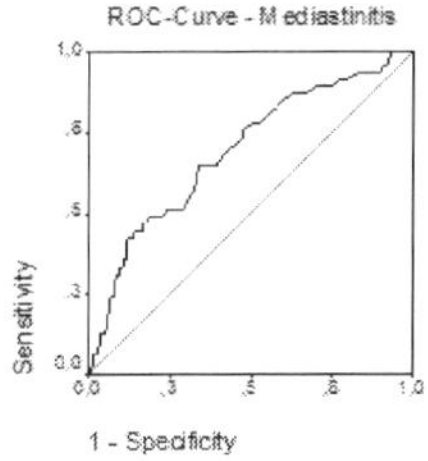

Abbildung 7.3 ROC-Diagramm zur Diskriminierung zwischen dem Auftreten und dem Nicht-Auftreten einer postoperativen Mediastinitis nach Herzoperation.

In der Regel wird nach einer logistischen Regressionsanalyse noch ein sogenannter ROC-Plot gezeigt. In einem ROC-Diagramm kann man sehen, wie gut das gefundene logistische Modell zwischen den beiden Zuständen der Outcome-Variablen (hier Ja/Nein) diskriminieren kann. Das Diagramm zeigt das Ergebnis eines Modells, das zur Untersuchung der postoperativen Mediastinitis nach Herzoperationen entwickelt wurde.

In Abbildung 7.3 zeigt die gerade, das Quadrat teilende Linie die 50 %-Wahrscheinlichkeit an, dass ein bestimmtes Ereignis auftritt.

Sie entspricht damit einer Münzwurfwahrscheinlichkeit. Die Fläche unter dieser Linie beträgt 0,5. Die schwarze, gezackte Linie stellt das Ergebnis des Modells dar, die Fläche unter dieser Linie (Area under the curve, AUC) beträgt 0,73. Bei Werten größer als 0,7 spricht man von einer aktzeptablen Diskriminierung. Je mehr sich die Kurve der linken oberen Ecke annähert, desto besser wird die Fähigkeit, zwischen dem Auf- bzw. Nichtauftreten einer Mediastinitis zu unterscheiden, denn die Kurve nähert sich dem Wert 1,0. In der klinischen Forschung sind Modelle mit Werten über 0,9 eher selten.

ROC-Analysen werden sehr häufig auch zur Beurteilung von klinischen Labortests oder zum Vergleich verschiedener Messmethoden eingesetzt, bei entsprechender Optimierung sind dann AUCs > 0,9 möglich. Promovenden, die z. B. einen Methodenvergleich bearbeiten, sollten sich aber, falls ROC-Analysen durchgeführt werden sollen, auf jeden Fall an einen Statistiker wenden und mit ihm im Vorfeld genau besprechen, welche Daten erfasst und wie sie ausgewertet werden sollen.

7.3.7 Vierfeldertafeln und Risikomaße

Im nachfolgenden Abschnitt dieses Kapitels werden die verschiedenen Arten von Studien kurz vorgestellt. Zu ihrem Verständnis hilft es, wenn man sich ein wenig mit der sogenannten Vierfeldertafel (engl. 2 x 2 table) beschäftigt hat.

Eine Vierfeldertafel ist ein Werkzeug, um auf übersichtliche Art und Weise Risikokennzahlen zu berechnen, insbesondere in Kohorten- und Fall-Kontroll-Studien. Zur Aufstellung einer Vierfeldertafel (siehe Tabelle 7.2) eignen sich Merkmale, die nur in zwei möglichen Ausprägungen vorkommen (z. B. krank / nicht krank und exponiert / nicht exponiert).

Tabelle 7.2: Vierfeldertafel.

	exponiert	**nicht exponiert**
krank	a	b
nicht krank	c	d

In einer prospektiven Kohortenstudie kann etwa erfasst werden, ob die Probanden einem Risikofaktor exponiert waren und ob sie eine bestimmte Erkrankung entwickelt haben. Beispiel: Der Risikofaktor ist das Wohnen an einer vielbefahrenen Straße, die Erkrankung ist eine arterielle Hypertonie.

Nach Abschluss der Studie kann die Vierfeldertafel ausgefüllt werden. Zunächst lässt sich die Inzidenz berechnen. Diese beträgt (über die Studiendauer):

$$\text{Inzidenz } i = \frac{(a+b)}{(a+b+c+d)}$$

Dargestellt wird damit die Anzahl der Erkrankten im Verhältnis zur Gesamtzahl der Probanden.

Dann lässt sich das wichtigste Risikomaß berechnen, das relative Risiko (RR). Dieses beträgt $\frac{a}{a+c}/\frac{b}{b+d}$. Mit anderen Worten: Die Erkrankungsrate in der exponierten Gruppe durch die Erkrankungsrate in der nicht-exponierten Gruppe. Die Erkrankungsrate ist die Anzahl der Erkrankungen durch die Gesamtgröße der jeweiligen Gruppe.

In manchen Studien wird die so genannte relative Risiko-Reduktion (RRR) gegenüber einer Kontrollgruppe genannt. Berechnet wird es durch $(q - p)/q$, wobei q die Wahrscheinlichkeit ist, dass in der Kontrollgruppe ein Ereignis auftritt und p die Wahrscheinlichkeit, dass in der Behandlungsgruppe ein Ereignis auftritt. Die Wahrscheinlichkeiten lassen sich leicht über einen Dreisatz errechnen. Wenn beispielsweise 50 Patienten in der Kontrollgruppe einen Schlaganfall bekommen und 300 nicht, dann ist $q = 50/(50+300) = 14,2\ \%$. Wenn in der Behandlungsgruppe 20 Patienten einen Schlaganfall und 330 keinen bekommen, ist $p = 20/(20 + 330) = 5,7\ \%$. Selbst wenn der absolute Effekt einer Behandlung gering ist, lassen sich mit diesem relativen Maß noch eindrucksvolle Zahlen erzielen. Sehen Sie daher genau hin, wenn in einem Paper (oder einer Pharmawerbung) die RRR genannt wird.

Um einen absoluten Effekt zu beschreiben, eignet sich die so genannte absolute Risiko-Reduktion (ARR). Berechnet wird sie einfach durch $q - p$. Werden schädliche Einflüsse untersucht, z. B. eine Toxinwirkung im Abgas einer Verbrennungsanlage – also keine Risiko-Reduktion, sondern eine Risiko-Erhöhung vorliegt –, nennt man die ARR auch attributales Risiko (engl. *attributable risk*). Im obigen Fall ist die ARR 14,2 % - 5,7 % = 8,5 %.

Eine ebenfalls wichtige Maßzahl ist die so genannte Number needed to treat (NNT). Sie gibt an, wie viel Patienten einer Behandlung/-Intervention unterzogen werden müssen, um ein unerwünschtes

Ereignis zu verhindern. Sie ist der Kehrwert der ARR. Also: NNT = 1/AAR.

Für obigen Fall ergibt sich NNT = 1/0,085 = 12 Patienten. Es müssen folglich 12 Patienten über einen definierten Zeitraum behandelt werden, um einen Schlaganfall zu verhindern. Je höher die NNT ist, desto schwieriger ist es, einen klinischen Vorteil durch die Behandlung zu realisieren. Angesichts der steigenden Kosten sind NNTs von 30 und mehr Patienten oft nicht tragbar. Fragen Sie daher stets nach der NNT, wenn Ihnen neue (und damit meist teure) Therapien vorgestellt werden.

Zudem kann der NNT auch die Number needed to harm (NNH) gegenübergestellt werden. Diese entspricht dem Konzept der NNT, nur dass es hier darum geht, wie viele Patienten behandelt werden müssen, damit eine bestimmte unerwünschte Nebenwirkung eintritt.

Zusammenfassend gilt also: Je höher die NNT und je geringer die NNH, desto fragwürdiger ist der Nutzen einer Therapie.

7.3.8 Was drückt der p-Wert eigentlich aus?

p-Werte werden gern und häufig in Zeitschriften publiziert, um „signifikante" Unterschiede zu berichten. Den p-Wert zu verstehen, setzt schon einiges an statistischem Verständnis voraus: Er entspricht der Wahrscheinlichkeit, fälschlicherweise einen Unterschied anzunehmen, wenn es ihn in Wirklichkeit nicht gibt. Das ist gleichbedeutend mit der Wahrscheinlichkeit, dass man die experimentelle Hypothese akzeptiert und die Nullhypothese verwirft. Oder, noch anders ausgedrückt: Die Wahrscheinlichkeit, einen Effekt zu sehen, wo keiner existiert.

Die Nullhypothese besagt ja, dass es keinen Unterschied z. B. zwischen einem Placebo und einem Medikament gibt. Meist wird $p < 0.05$ als „signifikant" interpretiert. Ein p-Wert von unter 0.05 bedeutet, die Wahrscheinlichkeit ist kleiner als 5 %, Daten zu beobachten, die zu dieser Teststatistik führen, wenn kein Effekt vorhanden ist. Das bedeutet allerdings nicht, dass die Wahrscheinlichkeit, wahre Unterschiede in den verglichenen Gruppen zu messen, größer als 95 % ist. Alles was man sagen kann, ist, dass „random sampling" aus identischen Populationen in mehr als 95 % der Experimente zu kleineren als den beobachteten Unterschieden führt und in weniger als 5 % zu größeren als den beobachteten Unterschieden. Der am häufigsten angegebene p-Wert von 0,05 ist übrigens auf den Statistiker Ronald Fisher zurückzuführen, der aufgrund seiner Erfahrung diesen Wert rein empirisch festgelegt hat.

Denken Sie bitte auch nicht, dass ein P von 0,001 statistisch signifikantere Daten als ein P von 0,01 liefert. Hat man einmal ein bestimmtes Signifikanzniveau eingeräumt, d. h. die Wahrscheinlichkeit von α festgelegt, dann sind alle Daten mit einem p kleiner als α gleich signifikant (manche Statistiker lehnen diese Sichtweise allerdings ab).

Der p-Wert quantifiziert damit auch die Wahrscheinlichkeit, einen Fehler der 1. Art zu machen, d. h. Unterschiede zu sehen, wo es keine gibt. Daher wird p sehr häufig mit dem Symbol α gleichgesetzt (siehe nächster Abschnitt).

Längerfristig bedeutet das allerdings auch, dass fünf von 100 Entscheidungen falsch sein werden (frequentistischer Ansatz).

Bedenken Sie zum Schluss bitte auch, dass statistische Relevanz nichts mit klinischer Relevanz zu tun hat.

Den p-Wert-Fetischismus in wissenschaftlichen Publikationen hat Randall Munroe sehr schön in einem Comic karikiert (siehe Abbildung 7.1). Vielleicht verspüren auch Sie die Versuchung, so lange an Ihren Daten herumzurechnen, bis sie „signifikant" sind. Das ist wissenschaftlich gesehen nicht besonders ehrlich, aber man muss auch zugeben, dass viele Journals-Gutachter sich immer noch von der eigentlich willkürlich festgelegten Signifikanzgrenze von $p = 0.05$ hypnotisieren lassen. Hoffentlich wird sich das mit der Zeit immer mehr ändern.

7.3.9 Fehler der 1. und 2. Art

Beim Annehmen oder Verwerfen von Alternativhypothesen können zwei Fehler auftreten. Dies ist nicht in dem Sinne zu verstehen, dass Sie bei der Analyse etwas falsch gemacht haben, sondern ist eine Eigenschaft von statistischen Tests, die sich nicht vermeiden lässt.

Der *Fehler der 1. Art* (Type I error) hat das Symbol α. Er gibt die Wahrscheinlichkeit an, Unterschiede zwischen zwei Gruppen zu sehen, wo es keine gibt.

Der *Fehler der 2. Art* (Type II error) hat das Symbol β. Er beschreibt die Wahrscheinlichkeit, irrtümlich zu behaupten, dass es keine Unterschiede zwischen Gruppen gibt, obwohl es in Wirklichkeit doch welche gibt. Das heißt, man akzeptiert die Nullhypothese, obwohl sie falsch ist.

Die Differenz $1 - \beta$ ist die Power eines Tests.

7.3.10 Power eines Tests

Die Power eines Tests hängt also mit dem Fehler 2. Art zusammen. Wird sie z. B. mit 0,60 angegeben, heißt das, dass die Wahrscheinlichkeit bei 60 % liegt, einen statistisch signifikanten Unterschied zu berichten, wenn er denn vorhanden sein sollte. Die Power eines beliebigen Tests hängt von drei Faktoren ab:

- Dem Stichprobenumfang (je größer, desto besser).
- Der tolerierbaren Wahrscheinlichkeit des Irrtums, die Nullhypothese fälschlich abzulehnen.
- Dem Verhältnis des kleinsten Unterschieds, den man zu entdecken hofft, zur Streubreite in den Grundgesamtheiten.

Die Power klärt die Frage, wie viele Messungen man braucht, um ein signifikantes Testergebnis bei einem vorgegebenen Wert für den Fehler der 1. und 2. Art zu erhalten. Dies ist schon bei der Planung eines Versuchs oder einer Studie wichtig.

7.3.11 Parametrische versus nicht-parametrische Tests

Die Entscheidung zwischen parametrischen und nicht-parametrischen Tests hängt davon ab, ob man die Verteilung eines Merkmals in der Grundgesamtheit (annäherungsweise) kennt. Ist ein Merkmal beispielsweise normalverteilt oder hat eine andere definierte Verteilung, kann man parametrische Tests anwenden. Diese sind, wenn sie richtig angewandt werden, sensitiver. Wenn sie falsch angewandt werden (also die Annahme über die Verteilung der Grundgesamtheit nicht stimmt), liefern sie aber falsche Ergebnisse. Nicht-parametrische Tests (auch als verteilungsfrei bezeichnet) sind demgegenüber robuster, aber oft weniger genau.

Die Varianzanalyse ist ein Beispiel für einen parametrischen Test, weil sie mit den beiden Parametern der Grundgesamtheit arbeitet, die eine Normalverteilung komplett beschreiben: Mittelwert und Standardabweichung (bzw. Varianz). Biologische Daten folgen nie einer idealen Normalverteilung, sondern sind nur ungefähr normalverteilt. Ein gutes Statistikprogramm kann berechnen, ob Daten normalverteilt sind oder nicht und schlägt anschließend einen entsprechenden Test vor.

Nicht-parametrische Tests setzen eine Rangfolge der Daten voraus und analysieren daraus die Häufigkeiten der Ränge. Insgesamt muss man allerdings sagen, dass die Meinungen der Statistiker bezüglich der Anwendung von parametrischen und nicht-parametrischen Verfahren gespalten sind. Einige sind der Ansicht, dass man parametrische Tests einsetzen sollte, wenn es Anzeichen für eine normalverteilte Population gibt, da parametrische Tests effizienter und verbreiteter sind. Die anderen weisen darauf hin, dass nicht-parametrische Verfahren etwa 75 bis 90 % der Effizienz parametrischer Tests erbringen und verlässlicher sind, wenn die Daten nicht aus einer normalverteilten Grundgesamtheit stammen. Steht man als Promovend vor der Entscheidung, einen parametrischen oder einen nicht-parametrischen Test anzuwenden, sollte man einen Biostatistiker konsultieren und vorher beide Verfahren ausprobieren.

Was bringen die Tests? Tabelle 7.3 gibt einen Überblick.

Tabelle 7.3: Parametrische und nicht-parametrische Tests.

	Große Populationen ($n > 100$)	Kleine Populationen ($n < 12$)
Parametrische Tests	Verlässlich. Der P-Wert wird fast korrekt berechnet, selbst wenn die Populationen nicht exakt normalverteilt sind.	Unzuverlässig. Ist die Population nicht Gauß-verteilt, gibt der P-Wert ein falsches Bild wieder.
Nicht-parametrische Tests	Verlässlich. Liegt eine Normalverteilung vor, ist der errechnete P-Wert fast mit dem P-Wert eines parametrischen Tests identisch. Bei sehr großen Populationen sind nicht-parametrische Tests fast genauso zuverlässig wie parametrische Tests.	Unzuverlässig. Liegt eine Normalverteilung vor, ist der P-Wert größer als der eines t-Tests. Bei sehr kleinen Gruppen ist es fast unmöglich, P-Werte < 0.05 zu erzielen, egal wie groß die Gruppenunterschiede sind.
Tests auf Normalität*	Nützlich. Ein solcher Test wird eine klare Aussage bezüglich der Normalität liefern.	Nicht nützlich. Eine zu kleine Population liefert nicht genügend Daten für einen solchen Test.

* Die meisten Statistikprogramme benutzen eine modifizierte Form des Kolmogorov-Smirnov-Tests oder eine (modifizierte) Lilliefors-Methode, um Messwerte auf eine Normalverteilung hin zu prüfen. Allerdings sei kritisch angemerkt, dass diese Tests häufig selbst an parametrische Voraussetzungen geknüpft sind und damit fragwürdige Ergebnisse liefern können.

Es ist ebenfalls möglich, mit Hilfe bestimmter mathematischer Prozeduren nicht-normalverteilte Daten in normalverteilte Daten umzuwandeln.

Aus obiger Tabelle ist auch ersichtlich, dass kleine Studienpopulationen (wobei „klein" nicht absolut ist, sondern sich aus dem Zusammenhang des Tests ergibt) ein statistisches Problem darstellen können, denn unabhängig, ob parametrisch oder verteilungsfrei getestet werden kann, liefern die Ergebnisse nicht unbedingt eine klare Aussage. Allerdings gibt es für kleinere Stichproben häufig keine Alternative zu den verteilungsfreien Tests. Diese Tests sind voraussetzungsärmer als die parametrischen Testverfahren und kommen immer dann zum Einsatz, wenn es sich um Rangdaten oder um Häufigkeitsverteilungen nominal oder ordinal skalierter Daten handelt.

7.3.12 Überlebenszeitanalysen und Vergleich zweier Überlebenszeitkurven

Überlebenszeitanalysen spielen in der klinischen Forschung eine wichtige Rolle, da bei vielen Studien Patienten entweder versterben, wegziehen oder aus anderen Gründen aus dem untersuchten Kollektiv herausfallen. Oft ist es auch so, dass eine Studie nicht ewig dauern kann, um ein erwartetes Ereignis zu beobachten (z. B. das Auftreten eines Bronchialkarzinoms nach Inhalation eines Karzinogens am Arbeitsplatz). Bei einer stetig sinkenden Fallzahl im Kollektiv können herkömmliche statistische Methoden nicht zur Anwendung kommen. Andererseits benötigt man bei kompletten Patientenkollektiven, d. h. Kollektiven, in denen keine Patienten versterben, wegziehen usw., wiederum keine statistischen Methoden zur Analyse der Überlebenszeiten.

Der Studientyp, bei dem es am häufigsten zu unvollständigen Endpunkten kommt, ist die Überlebensstudie. Während eines Studienzeitraumes werden die Probanden so lange beobachtet, bis ein bestimmtes Ereignis (bei der Überlebensstudie Tod, sonst auch Erkrankung) eintritt. Zu bestimmten Zeitpunkten während der Studie werden die Probanden untersucht. Da gibt es dann Teilnehmer, die bereits verstorben sind, Teilnehmer, die noch leben und Teilnehmer, von denen wir nicht wissen, was passiert ist (z. B. Umzug). Diese Probanden sind verschollen, „lost to follow up", und die Daten werden als „zensiert" bezeichnet. Zensierte Daten sind bei klinischen Studien häufig. Merkmale einer klinischen „Follow-up Studie" sind:

- Jeder Proband hat einen definierten Startpunkt.
- Es gibt einen definierten Endpunkt (Tod, Rezidiv usw.) oder ein definiertes Ende der Beobachtungszeit.
- Die Versuchspersonen werden zufällig aus einer bestimmten größeren Population ausgewählt.

Die meisten statistischen Programme bringen Werkzeuge zur Analyse der Überlebenszeiten mit. Im Prinzip eignen sie sich für eine gute Basisanalyse, sind aber bei umfangreicheren Analysen oder gar bei Vergleichen mehrerer Überlebenszeiten schnell überfordert.

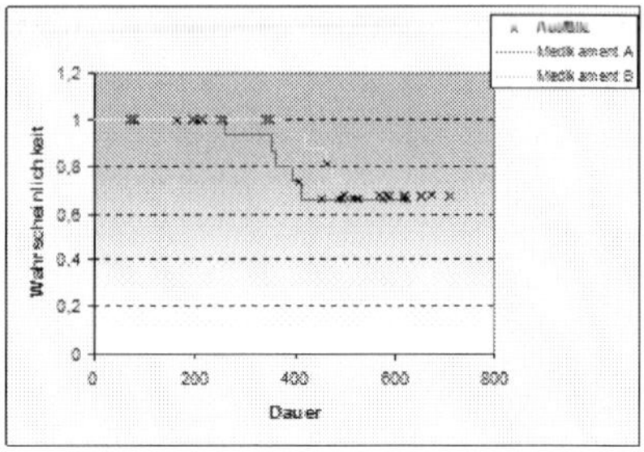

Abbildung 7.4 Beispiel einer Survivalanalyse. Zwei Medikamente wurden miteinander in einem vergleichbaren Kollektiv untersucht. Es zeigte sich kein Unterschied des Überlebens.

Die Überlebenswahrscheinlichkeit $S(t)$ ist die Wahrscheinlichkeit, dass ein Individuum der Grundgesamtheit den Zeitpunkt t überlebt. Mathematisch lautet die Formel dafür:

$$S(t) = \frac{\text{Anzahl der Individuen, die den Zeitpunkt t überleben}}{\text{Anzahl der Individuen aus der Grundgesamtheit}}$$

Der Zeitpunkt, zu dem eine Hälfte der Grundgesamtheit lebt und die andere Hälfte verstorben ist, heißt mediane Überlebenszeit. Die am häufigsten benutzte Methode, um die Überlebenszeit zu analysieren, ist als Schätzmethode nach Kaplan-Meier bekannt. Sie ist Bestandteil fast aller statistischen Programme.

7.3.13 Wann kann man welchen Test anwenden?

Die nachfolgende Tabelle zeigt eine sinnvolle Auswahl möglicher statistischer Tests. Das bedeutet jedoch nicht, dass man nicht auch andere Verfahren verwenden kann.

Tabelle 7.4: Sinnvolle statistische Tests in der Biomedizin (nach Glantz, 1997).

	Intervallskala (normalverteilt[20])	**Nominalskala**	**Ordinalskala**
2 (unverbund.) Stichproben mit verschiedenen Individuen	t-Test für unverbundene Stichproben	χ^2-Test (Chi-Quadrat), Fisher-Test	Mann-Whitney-Rangtest
3 oder mehr Stichproben mit verschiedenen Individuen	Varianzanalyse	χ^2-Test, Fisher-Test	Kruskal-Wallis-Test
2 verbundene Stichproben (vor und nach Therapie an denselben Individuen)	t-Test für verbundene Stichproben	McNemar-Test	Wilcoxon-Rangtest
Mehr als 2 verbundene Stichproben (mehrere Therapien an denselben Individuen)	Varianzanalyse	Q-Test nach Cochrane	Friedman-Test
Zusammenhang zweier Variablen	Lineare Regression	Kontingenzkoeffizient	Spearman-Rangkorrelation
Überlebenszeit	Logrank-Test, Gehan-Test		

7.4 Klinische Studien

Klinische Studien lassen sich sowohl nach ihren Zielen (ihrer Fragestellung) als auch nach ihrer Art klassifizieren. Aus der Fragestellung einer klinischen Studie ergibt sich oft schon, welcher Typ von Studie am ehesten angemessen ist.

Man spricht im Zusammenhang mit klinischen Studien von Zielgrößen und Einflussgrößen. Zielgrößen sind Merkmale, die man in der Studie näher untersuchen möchte. Einflussgrößen sind Merkmale, die die Zielgröße(n) beeinflussen bzw. mit ihnen in einem Zusammenhang stehen.

In klinischen Studien sollen häufig eine oder mehrere der folgenden Größen untersucht werden:

[20] Liegt keine Normalverteilung vor, können den Werten Ränge zugeordnet und die Methoden für ordinal skalierte Daten verwendet werden. Streng genommen dürfen Variationskoeffizienten nur für rational skalierte Daten (feste Intervalle und Nullpunkt) berechnet werden. Manche amerikanische Lehrbücher schließen intervallskalierte Daten mit in eine Rationalskala ein, ohne das besonders zu erwähnen.

- Prävalenz (Anzahl aller Krankheitsfälle) und/oder Inzidenz (Anzahl neu aufgetretener Krankheitsfälle) einer Erkrankung in einer Population
- Prognose einer Erkrankung (unter verschiedenen Therapien oder ohne Therapie)
- Genauigkeit von Tests (diagnostischen Tests, Früherkennungsuntersuchungen oder Untersuchungen zur Verlaufsüberwachung)
- Nutzen und Nebenwirkungen einer Therapie oder Vorsorgemaßnahme

Falls Ihnen angeboten wird, während Ihrer Promotionszeit an einer klinischen Studie mitzuarbeiten, sollte das Studiendesign schon feststehen und ein Studienprotokoll durch die Ethikkommission genehmigt worden sein. Es ist unsinnig, einen Doktoranden mit der Erstellung eines Studiendesigns zu beauftragen, und es empfiehlt sich sogar, die Arbeit abzulehnen, falls die Planung auf Ihren Schultern lasten soll oder schon erkennbar ist, dass mangelnde Vorarbeit geleistet wurde. Die zeitliche Belastung ist in einem solchen Fall nicht mehr kalkulierbar und steht meist in keinem Verhältnis zu den erzielten Ergebnissen.

Studien lassen sich prinzipiell einerseits in prospektive und retrospektive Studien einteilen: In prospektiven Studien werden die Daten während des Studienverlaufs gesammelt, in retrospektiven Studien werden bereits vorhandene Daten ausgewertet. Die Ergebnisse retrospektiver Studien sind daher oft weniger zuverlässig als die prospektiver Studien, da Daten fehlen oder die Auswahl der Probanden nicht randomisiert ist (mehr zur Randomisierung weiter unten).

Andererseits lassen sich Studien in interventionelle (experimentelle) und beobachtende Studien einteilen. In Interventionsstudien beeinflusst derjenige, der die Studie plant, welche Therapien (oder anderen Interventionen wie beispielsweise Vorsorgemaßnahmen) die Probanden erhalten. In beobachtenden Studien greift der Forscher nicht ein, sondern registriert nur, was im Verlauf der Studie passiert.

Eine weitere Dimension, anhand der man Studien einteilen kann: Längsschnittstudien (Longitudinalstudien) versus Querschnittstudien (Transversalstudien). Bei Längsschnittstudien werden bei einem

Probanden die interessierenden Merkmale bzw. deren Ausprägung im zeitlichen Verlauf beobachtet. Bei Querschnittstudien dagegen werden zu einem definierten Zeitpunkt an verschiedenen Probanden die interessierenden Merkmalsausprägungen untersucht.

Die genannten Dimensionen (prospektiv/retrospektiv, interventionell/beobachtend, longitudinal/transversal) lassen sich zu zahlreichen Möglichkeiten kombinieren. (Nur im Zusammenhang einer Querschnittstudie macht es keinen Sinn, in prospektiv und retrospektiv zu unterscheiden.)

Ganz separat von den bisher genannten lassen sich die diagnostischen Studien betrachten. Hier geht es nicht um die Ermittlung von Risikomaßen oder der Effektivität einer Therapie, sondern um die Zuverlässigkeit eines diagnostischen Verfahrens. Dies bringt ganz eigene Probleme mit sich und erfordert daher auch eigene Maßzahlen.

Die wichtigsten Typen von Studien werden wir im Rest dieses Kapitels kurz vorstellen.

7.4.1 Kontrollierte klinische Studie

Dieser Studientyp ist interventionell, prospektiv und longitudinal. Meist werden Krankheitsverläufe mit und ohne Therapie oder, anders gesagt, die therapeutische Wirksamkeit zweier oder mehrerer Therapiealternativen verglichen. Die Studie heißt kontrolliert, weil es zur Interventionsgruppe eine Kontrollgruppe gibt: So heißt die Gruppe, die keine Therapie, ein Placebo oder die Standardtherapie erhält. Es sind auch mehrere Interventions- und/oder mehrere Kontrollgruppen möglich.

Die zufällige Zuteilung von Probanden zu einer Therapiegruppe oder einer Kontrollgruppe heißt *Randomisierung* und dient dazu, die Therapie- und Kontrollgruppen besser miteinander vergleichbar zu machen. Anders gesagt: Es soll sich kein systematischer Unterschied (Bias) zwischen Therapie- und Kontrollgruppe einschleichen, der das Ergebnis verfälschen würde. Eine Alternative zur Randomisierung ist das sogenannte *Matching*. Hier wird für jeden Probanden in der Interventionsgruppe ein Kontrollproband gesucht, der ihm in möglichst jeder Hinsicht (Geschlecht, Alter, Vorerkrankungen, Lebensgewohnheiten...) entspricht. Man sieht aber schon, dass so ein Matching sehr aufwändig ist und praktisch niemals perfekt durchgeführt werden kann – keine zwei Individuen werden sich jemals in allen Merkmalen gleichen. Selbst eineiige Zwillinge sind unterschiedlichen Umwelteinflüssen ausgesetzt.

Eine zusätzliche Maßnahme, um Bias zu vermeiden, ist die *Verblindung*. Eine Studie ist einfach verblindet, wenn nur der Patient nicht weiß, ob er Therapie oder Placebo (oder die eine oder andere Therapie) erhält. Dies soll dazu beitragen, dass der Placebo-Effekt der Therapie nicht größer wird als der des „echten" Placebos. Zudem soll der Hawthorne-Effekt beim Patienten vermieden werden: Dieser besagt, dass Probanden, die sich besonders beobachtet fühlen (weil sie z. B. wissen, dass sie eine neue Therapie erhalten), ihr Verhalten schon aufgrund dieses Umstandes ändern (was z. B. Einfluss auf den Heilungsverlauf haben kann).

Wenn sowohl Probanden als auch Behandler nicht wissen, wer was erhält, spricht man von einer doppelblinden Studie. Damit soll der sogenannte Rosenthal-Effekt vermieden werden, der dazu führt, dass unter Umständen der Untersucher die Entwicklung einer Krankheit anders beurteilt, wenn er weiß, dass der Patient eine bestimmte Therapie (oder eben keine Therapie) erhält. Es gibt auch eine Dreifach-Verblindung – hier weiß dann auch derjenige, der die Studie auswertet, nicht, welche Gruppe was erhalten hat.

Eine randomisierte und kontrollierte klinische Studie (abgekürzt auch als RCT bezeichnet, von engl. randomized controlled trial) ist nach den Maßstäben der evidenzbasierten Medizin die beste Art, eine einzelne klinische Studie durchzuführen.

Alle Länder der Europäischen Union, die solche Studien durchführen, müssen bei der Durchführung die Richtlinien der *Good Clinical Practice* einhalten und der Deklaration von Helsinki entsprechen.

7.4.2 Beobachtungsstudie

In der Beobachtungsstudie werden Merkmale von Personen in einem definierten Zeitraum auf ein bestimmtes Zielergebnis hin untersucht. Sowohl prospektive als auch retrospektive Designs sind möglich. Der Untersucher beobachtet die Probanden, ohne selber einzugreifen.

Primärer Nachteil dieses Studientyps sind Unterschiede in den einzelnen Studiengruppen, die das Ergebnis ursächlich erklären können. Diese werden als Confounder bezeichnet (Erklärung im Abschnitt zu Kohortenstudien).

Kausale Zusammenhänge lassen sich mit der Beobachtungsstudie nicht nachweisen.

Vorteil dieser Studien sind bei retrospektivem Design die geringen Kosten und der relativ kurze Zeitraum, in dem sich die Daten für eine sinnvolle Analyse sammeln lassen, z. B. bei seltenen Erkrankungen. Ethische Überlegungen lassen manchmal ebenfalls nur einen solchen Studientyp zu.

Eine Unterform der Beobachtungsstudie ist die *epidemiologische Studie*. Sie untersuchen die Ausbreitung und die Häufigkeit von Krankheiten in einer (meist sehr großen) Population in einem definierten Zeitraum.

Eine weitere Unterform der Beobachtungsstudie ist die Kohortenstudie.

7.4.3 Kohortenstudie

Diese Studie ist prospektiv, longitudinal und beobachtend. Zumeist werden recht große Populationen untersucht, die in unterschiedlicher Ausprägung einem Risikofaktor ausgesetzt sind. Die gewonnenen Daten werden in einer Vierfeldertafel geordnet, wobei sich anhand der Häufigkeiten das relative Risiko für ein Outcome berechnen lässt. Kohortenstudien sind sehr zeit- und kostenaufwändig, denn das untersuchte Kollektiv muss über einen langen Zeitraum beobachtet werden. Zudem besteht die Gefahr, dass sogenannte Confounder das Ergebnis verzerren: Einflussfaktoren, die zwischen der exponierten Gruppe und der nicht exponierten Gruppe unterschiedlich sind und somit das Outcome verändern, ohne dass das auf den eigentlich zu untersuchenden Faktor zurückzuführen wäre. Beispiel: Es soll untersucht werden, ob Straßenlärm zu Bluthochdruck führt. Dazu wird eine Kohorte aus Menschen gewählt, die an einer vielbefahrenen Straße wohnen, und eine aus Menschen, die an einer Spielstraße wohnen. Es zeigt sich, dass an der vielbefahrenen Straße das relative Risiko für Bluthochdruck bei 2,4 liegt. Hier sind aber mehrere Confounder denkbar: Vielleicht wohnen an der vielbefahrenen Straße vor allem ältere Menschen, weil junge Familien die Spielstraße bevorzugen. Ältere Menschen haben unabhängig vom Verkehr häufiger Bluthochdruck. Vielleicht sind auch die Mieten an der vielbefahrenen Straße geringer, so dass dort Menschen mit geringerem sozialem Status wohnen, die einen ungesünderen Lebensstil und somit ebenfalls häufiger Bluthochdruck haben.

Die Vermeidung von Confoundern ist das Ziel der in Abschnitt 7.4.1 beschriebenen Maßnahmen (Randomisierung, Matching, Verblindung), die bei kontrollierten klinischen Studien zum Einsatz kommen. Wenn Confounder vorhanden sind, macht das die Studie nicht unbrauchbar, muss aber in der Arbeit diskutiert werden.

Mit den Daten einer Kohortenstudie werden die in Abschnitt 7.3.7 erklärten Risikomaßzahlen berechnet, am einfachsten anhand einer Vierfeldertafel. Das Ergebnis einer Kohortenstudie kann also beispielsweise sein, dass das relative Risiko für eine Erkrankung, wenn ein bestimmter Risikofaktor vorliegt, eine Höhe von 1,5 hat. Mit dem Risikofaktor ist es also 1,5-mal wahrscheinlicher, zu erkranken, als ohne den Risikofaktor. Natürlich kann das relative Risiko auch kleiner als 1 sein: Dann sinkt die Erkrankungswahrscheinlichkeit durch den untersuchten Faktor. Auch die Number needed to treat lässt sich berechnen. Dies wird hauptsächlich dann gemacht, wenn der untersuchte Faktor eine Therapie ist und wurde oben in Abschnitt 7.3.7 näher erklärt.

7.4.4 Fall-Kontroll-Studie

Die Fall-Kontroll-Studie ist eine retrospektive, beobachtende Studie, bei der jeweils einer erkrankten Person eine gesunde Kontrolle gegenübergestellt wird. Im nächsten Schritt wird untersucht, ob ein ätiologischer Faktor in beiden Gruppen unterschiedlich verteilt ist.

Die Fall-Kontroll-Studie ist besonders gut geeignet für Erkrankungen mit geringer Inzidenz (Neuerkrankungsrate), denn: Würde man für solche Erkrankungen eine Kohortenstudie beginnen, müsste man unter Umständen sehr lange warten, bis auch nur ein einziger Krankheitsfall auftritt. Das wäre also ein teures und unsicheres Unterfangen.

Bei einer Fall-Kontroll-Studie hat man zu Beginn dagegen schon die Krankheitsfälle gefunden (beispielsweise über ein klinisches Register oder das Archiv einer Klinik) und vergleicht nun, ob ein Risikofaktor bei ihnen häufiger in der Anamnese auftaucht als in einer Kontrollgruppe.

Beispiel: Es werden 100 Patienten mit kleinzelligem Bronchialkarzinom (Fälle) 100 Patienten ohne Bronchialkarzinom (Kontrollen) gegenübergestellt und ermittelt, wie viele aus jeder Gruppe Nikotinabusus in der Anamnese haben.

Auch hier kommt eine Vierfeldertafel zum Einsatz. Diese dient jedoch nicht dazu, das relative Risiko zu berechnen. Dieses ist ein Maß, das mit der Fall-Kontroll-Studie nicht bestimmt werden kann, sondern nur mit Studien, in denen die Anzahl der Erkrankten nicht von vornherein feststeht.

Stattdessen bedient man sich der Odds' Ratio (OR).

Tabelle 7.5: Vierfeldertafel für eine Fall-Kontroll-Studie.

	exponiert	**nicht exponiert**
krank	a	b
nicht krank	c	d

Unter Verwendung der Vierfeldertafel in Tabelle 7.5 berechnet sich die Odds' Ratio als:

$$OR = \frac{ad}{bc}$$

Bei Erkrankungen mit geringer Inzidenz sind relatives Risiko und Odds' Ratio von ihren Zahlenwerten her in der Regel nicht weit voneinander entfernt. Trotzdem darf man sie keinesfalls miteinander verwechseln, um sich nicht dem Vorwurf auszusetzen, man habe das Studiendesign nicht verstanden.

7.4.5 Metaanalyse und systematisches Review

Eine Metaanalyse ist die gemeinsame Auswertung von mehreren vergleichbaren Studien, um deren statistische Aussagekraft zu erhöhen. Sie ist häufig Teil eines sogenannten systematischen Reviews. Dieses beinhaltet zusätzlich noch eine systematische Literaturrecherche, um sicherzustellen, dass die Auswahl der einzuschließenden Studien „fair" erfolgt. Pionier des systematischen Reviews und der Metaanalyse ist die Cochrane Collaboration, die auch einen deutschen Zweig hat[21]. In der Cochrane Library (siehe Kapitel 5) werden systematische Reviews gesammelt.

[21] http://www.cochrane.de

7.4.6 Arzneimittelstudien

Diese Studien werden nur selten im Rahmen einer Promotion bearbeitet, sollen aber der Vollständigkeit halber kurz erwähnt werden.

Das deutsche Arzneimittelgesetz schreibt die Prüfung von Arzneimitteln in vier Phasen vor. In Phase I werden gesunde Probanden mit dem Medikament behandelt, um Eindrücke von Wirkung(en), Pharmakokinetik und Nebenwirkungsprofil zu bekommen. In Phase II werden einige Patienten mit dem Medikament behandelt, um Wirkungen der Substanz auf kranke Menschen zu testen. In Phase III werden Patienten randomisiert: Ein Teil bekommt das neue Medikament, ein anderer eine Standardtherapie oder ein Placebo. Wenn keine ethischen oder andere Bedenken bestehen, wird Phase III doppelblind durchgeführt. Dieser Teil entspricht also idealerweise der oben beschriebenen randomisierten kontrollierten klinischen Studie (RCT).

Sind Phasen I bis III erfolgreich verlaufen, wird meist die Zulassung beantragt. Ist die erteilt, beginnt nach Markteinführung die Phase IV, die solange weiterläuft, wie das Medikament auf dem Markt ist.

7.4.7 Diagnostische Studien

Auch die Prüfung diagnostischer Verfahren fällt unter den Oberbegriff der Studie. Sie unterscheidet sich methodisch natürlich deutlich von den bisher genannten. Das zu untersuchende Verfahren wird nicht mit Placebo oder einer alternativen Intervention verglichen, sondern mit einem sogenannten Goldstandard Dem bisher besten zur Verfügung stehenden Test für eine bestimmte Erkrankung oder ein bestimmtes Merkmal. Am besten bedeutet, dass er die beste Kombination von Sensitivität und Spezifität hat (mehr dazu weiter unten) und unter realistischen Bedingungen anwendbar ist, also ohne beispielsweise den Patienten zu sehr zu beeinträchtigen. Bestes Negativbeispiel ist die Hirnbiopsie zum Nachweis neurologischer Erkrankungen: Sie wäre bei vielen Erkrankungen diagnostisch zuverlässig, geht aber mit einem zu hohen Schädigungsrisiko für den Patienten einher.

Da die statistischen Grundbegriffe diagnostischer Tests auch außerhalb von klinischen Studien wichtig sind, werden sie im Folgenden separaten Abschnitt eingeführt.

7.5 Diagnostische Tests

7.5.1 Gütekriterien

Statistiker geben in der Regel drei Hauptgütekriterien für diagnostische Tests an: Objektivität, Reliabilität und Validität.

Objektivität. Grad der Unabhängigkeit des Testergebnisses von den Personen, die an der Durchführung, Auswertung und Interpretation beteiligt sind. Die Objektivität ist eine notwendige, aber nicht hinreichende Voraussetzung der Validität.

Reliabilität. Grad der Genauigkeit, mit der ein Test ein Merkmal erfasst (unabhängig davon, ob es auch das Merkmal ist, was er zu messen vorgibt). Die Reliabilität ist eine notwendige, aber nicht hinreichende Voraussetzung der Validität.

Validität. Grad der Genauigkeit, mit der ein Test das misst, was er zu messen vorgibt.

Dazu ein paar Beispiele: Die Messung der Schmerzintensität eines Patienten durch ein formloses Gespräch hat eine geringe Objektivität, da der Hausarzt die Aussage des Patienten „Es ging mir schon mal besser" anders deuten würde als der diensthabende Unfallchirurg in der Notaufnahme. Höher ist die Objektivität durch Messung des Schmerzes anhand einer Visuell-Analog-Skala, auf der der Patient seine Schmerzen zwischen 1 und 10 klassifizieren kann.

Die Messung des Blutdrucks mit einer Blutdruckmanschette am Arm bei einem wachen Patienten zum Zweck der Einschätzung, wie stark seine Schmerzen sind, hat eine relativ hohe Reliabilität, denn: Der gemessene Blutdruck wird vermutlich relativ nah am tatsächlichen arteriellen Blutdruck liegen. In Hinsicht auf die Schmerzmessung ist der Test aber wenig valide, denn ein hoher Blutdruck kann noch andere Faktoren zur Ursache haben als starke Schmerzen.

Vier weniger wichtige Nebengütekriteriensollten ebenfalls beachtet werden:

Normierung. Anhand einer Normierung kann man Testrohwerte Standardwerten zuordnen. Je nachdem, was man bezweckt, gibt es Gesamtnormen oder Gruppennormen.

Wirtschaftlichkeit. Soll bedeuten, dass ein Test schnell durchgeführt werden kann, einen geringen Materialverbrauch hat und eine einfache und schnelle Auswertbarkeit ermöglicht.

Vergleichbarkeit. Bedeutet, dass mehrere Tests parallel mit ähnlicher Validität vorhanden sind und zum gleichen Ergebnis kommen.

Nützlichkeit. Bedeutet, dass ein Test nur dann sinnvoll ist, wenn es keinen anderen, billigeren und weniger invasiven Test gibt. Der Informationsgehalt muss natürlich der gleiche sein.

7.5.2 Sensitivität & Spezifität

Sensitivität und Spezifität sind weitere wichtige Maße zur Beurteilung eines diagnostischen Tests.

Auch diagnostische Tests lassen sich mit einer Vierfeldertafel ausdrücken (siehe Tabelle 7.6). In einer idealen Welt würde ein diagnostischer Test natürlich bei Gesunden immer ein negatives Ergebnis liefern (Feld d) und bei Erkrankten immer ein positives (Feld a). In der nüchternen Realität gibt es aber leider auch falsch-positive Ergebnisse bei Gesunden (Feld b) und falsch-negative Ergebnisse bei Kranken (Feld c).

Tabelle 7.6: Vierfeldertafel für diagnostische Tests.

	krank	**nicht krank**
Test positiv	a	b
Test negativ	c	d

Die Sensitivität bezeichnet nun die Wahrscheinlichkeit, dass ein Test die Erkrankung, sofern sie vorhanden ist, auch erkennt. Sie ist definiert als $\frac{a}{(a+c)}$, also die Zahl der korrekt als krank diagnostizierten Fälle geteilt durch alle Krankheitsfälle.

Die Spezifität ist definiert als der Quotient $\frac{d}{(d+b)}$, also die Anzahl der Gesunden, die als gesund erkannt wurden, geteilt durch die Anzahl aller Gesunden. Oder anders gesagt: Die Wahrscheinlichkeit, mit der ein Gesunder als gesund erkannt wird.

Hier sieht man dann auch, warum für die Beurteilung eines diagnostischen Verfahrens der oben erwähnte Goldstandard notwendig ist: Mit Hilfe des Goldstandards stellt man fest, welche Probanden wirklich krank bzw. gesund sind, ermittelt also die Größen $a + c$ bzw.

$b + d$. Da ein Goldstandard kaum jemals selbst eine Sensitivität und Spezifität von 100 % hat, bleibt bei diagnostischen Tests immer eine gewisse Restunsicherheit.

Je höher Sensitivität und Spezifität sind, desto höher ist bei der ROC-Kurve eines Tests (siehe Abbildung 7.3) die Fläche unter der Kurve (Area under the curve, AUC).

Zusätzlich hängt die Treffsicherheit eines diagnostischen Tests auch vom Schwellenwert ab (auch *cutoff* genannt), ab dem ein Wert als pathologisch zu bewerten ist. Sensitivität und Spezifität hängen voneinander ab, das heißt, man kann durch eine Verschiebung des Schwellenwerts die Sensitivität auf Kosten der Spezifität steigern und umgekehrt. Bildlich dargestellt wandert man damit auf der ROC-Kurve umher. Ein Beispiel: Eine Nüchtern-Blutglucose von 100 *mg/dl* und mehr deutet auf einen Diabetes mellitus hin und sollte zu weiteren Untersuchungen führen. Mit diesem Cutoff hat die Messung der Nüchtern-Glucose eine bestimmte Spezifität und Sensitivität. Das heißt, einige Diabetiker werden hiermit nicht erkannt und einigen Gesunden werden eigentlich überflüssige weitere Untersuchungen aufgebürdet. Wenn man den Cutoff-Wert weiter senkt, z. B. auf 90 *mg/dl*, werden weniger tatsächliche Diabetiker übersehen, aber auch mehr Gesunde zu überflüssigen Untersuchungen geschickt. Das heißt, die Sensitivität steigt, die Spezifität sinkt. Bei Anhebung des Cutoff-Werts auf z. B. 110 *mg/dl* passiert das Umgekehrte.

Sensitivität und Spezifität sagen einem im konkreten Fall allerdings nicht, mit welcher Wahrscheinlichkeit jemand mit positivem Test tatsächlich krank ist. Dazu werden die beiden folgenden Maße herangezogen.

7.5.3 Positiver und negativer Vorhersagewert

Positiver Vorhersagewert (positive predictive value, PPV). Wahrscheinlichkeit, mit der ein testpositiver Patient auch tatsächlich krank ist. Definiert als Quotient $\frac{a}{(a+b)}$.

Negativer Vorhersagewert (negative predictive value, NPV). Wahrscheinlichkeit, mit der ein testnegativer Patient tatsächlich gesund ist. Definiert als Quotient $\frac{d}{(c+d)}$.

Beide Werte sind von der Prävalenz einer Krankheit abhängig: Je höher die Prävalenz einer Erkrankung, desto höher auch der positive Vorhersagewert eines positiven Tests. Das führt dazu, das Screeninguntersuchungen auf Krankheiten, die in der Bevölkerung selten sind, zu einer viel höheren Anzahl an falsch positiven Befunden als an tatsächlich korrekten Diagnosen führen.

7.6 Beurteilung klinischer Studien und evidenzbasierte Medizin

In den letzten Jahrzehnten hat das Konzept der evidenzbasierten Medizin sich zunehmend durchgesetzt, ist aber auch lebhaft diskutiert und kritisiert worden. Die evidenzbasierte Medizin fordert, dass klinische Entscheidungen nicht nur aufgrund der Erfahrung oder Intuition einzelner Behandler getroffen werden, sondern auf der besten verfügbaren wissenschaftlichen Datenlage basieren sollen. Daher wird die evidenzbasierte Medizin scherzhaft auch der herkömmlichen „eminenzbasierten" Medizin gegenübergestellt.

Größte Herausforderung der evidenzbasierten Medizin ist: Wie soll man die wissenschaftliche Datenlage ermitteln? Wir haben im Kapitel über die Literaturrecherche schon dargestellt, mit welcher Flut der wissenschaftlichen Literatur man es als Mediziner oder Biowissenschaftler mittlerweile aufnehmen muss.

Angesichts der ungefähr jährlich 9.000 veröffentlichten klinischen Studien in mehr als 10.000 Zeitschriften (die genauen Zahlen sind schwer zu ermitteln) kann sich jeder Leser vorstellen, wie schwierig es ist, die für den Klinikalltag relevanten Literaturstellen zu finden.

Eine Hilfe, um zu beurteilen, ob einmal gefundene Literatur den eigenen Ansprüchen an Qualität und Relevanz genügt, sind die sogenannten Evidenzgrade (auch Level oder Klassen genannt). Es gibt hierzu verschiedene Skalen, die von unterschiedlichen Organisationen herausgegeben werden, und die sich nur in Details unterscheiden. Wir geben hier die Evidenzklassen des Deutschen Netzwerks für EbM[22] wieder (siehe Tabelle 7.7).

[22] http://www.ebm-netzwerk.de

Tabelle 7.7: Evidenzklassen des Deutschen Netzwerks für EbM (Quelle: http://www.ebm-netzwerk.de/was-ist-ebm/images/evidenzklassen.jpg)

Klasse	Anforderungen an die Studien
Ia	Evidenz aufgrund einer systematischen Übersichtsarbeit randomisierter, kontrollierter Studien (evtl. mit Metaanalyse)
Ib	Evidenz aufgrund mindestens einer qualitativ hochwertigen randomisierten, kontrollierten Studie
IIa	Evidenz aufgrund mindestens einer gut angelegten, kontrollierten Studie ohne Randomisierung
IIb	Evidenz aufgrund mindestens einer gut angelegten, quasi-experimentellen Studie
III	Evidenz aufgrund gut angelegter, nicht experimenteller deskriptiver Studien
IV	Evidenz aufgrund von Berichten, Meinungen von Expertenkreisen, Konsensuskonferenzen oder klinischen Erfahrungen anerkannter Autoritäten

Man erkennt an der Aufzählung, dass „schlechtere" Studientypen wie Beobachtungsstudien nicht von vornherein disqualifiziert werden. Sogar Expertenmeinungen werden als Evidenz anerkannt – sollen jedoch nur gelten, wenn keine bessere Evidenz vorhanden ist.

Was in der Beschreibung der Evidenzklassen mit der Eigenschaft „gut angelegt" gemeint ist, damit ließe sich ein weiteres Kapitel dieses Buches füllen. Die wichtigsten Merkmale einer „guten" Studie sind jedoch einerseits ein Design, das Bias möglichst ausschließt (siehe auch Verblindung und Randomisierung in Abschnitt 7.4.1) und andererseits eine transparente Darstellung in der Publikation. Um die Beurteilung klinischer Studien einfacher und vergleichbar zu machen, sind zahlreiche Checklisten entwickelt worden, die jeweils für eine Studienart spezifisch sind. Eine für Metaanalysen anwendbare ist beispielsweise die PRISMA-Checkliste[23].

7.7 Der Biometriker. Dein Freund und Helfer

Biostatistik ist für viele Studenten ein unbeliebtes Fach. Mag sein, dass es daran liegt, dass der Stoff im Studium nicht praxisrelevant vermittelt wird. Aber wer promovieren wird, der benötigt zumindest einige Grundkenntnisse in diesem Fach – und die Beschäftigung damit schärft die eigene Logik ungemein und hilft, das eigene Denken

[23] http://www.prisma-statement.org/documents/PRISMA%20German%20checklist.pdf

zu verbessern. Viele Promotionen, gerade im klinischen Sektor, sind schon an einer unzulänglichen Statistik gescheitert und führten zu wertlosen Ergebnissen.

Um solchen Problemen aus dem Weg zu gehen, gibt es an allen Universitäten mit medizinischen Fakultäten Biomathematiker und Epidemiologen. Viele private Statistiker bieten ihre Dienste auch freiberuflich und gegen Entgelt an – allerdings kostet die Dienstleistung eines brauchbaren Statistikers schon mal schnell ein- bis zweitausend Euro (Stundensätze zwischen 50 € und 100 € und darüber sind die Regel). Daher sollte die erste Anlaufstelle immer die Universität sein. Mit den Biostatistikern dort können alle während der Promotion anfallenden biomedizinischen Probleme besprochen werden.

Bereits im Vorfeld der Arbeit ist es ratsam, Kontakt mit einem Biomathematiker aufzunehmen (zur ersten Besprechung sollten dann aber die u. g. Materialien vorliegen). Fragen der Studienplanung, der Datenaufzeichnung usw. können gerade im Hinblick auf die Auswertung geklärt werden.

Wenn Sie das erste Mal zu einem Biostatistiker gehen, sollten Sie auf folgende Punkte achten:

- Fragestellung kurz und knapp aufschreiben. Diese müssen Sie unbedingt vorher mit dem Betreuer besprochen haben. Fragen Sie nicht den Biostatistiker, was denn ausgewertet werden soll – das verschwendet seine Zeit.
- Benutzen Sie, soweit möglich, keine medizinischen Fachausdrücke, denn Biomathematiker sind (meist) keine Mediziner.
- Studiendesign, Studienprotokoll, Datenmaterial (bei retrospektiven Studien) sollten vorhanden sein.
- Die zu untersuchenden Merkmale sollten klar und klassifizierbar sein.
- Besprechen Sie bei klinischen Studien auch Stichprobenumfänge.
- Seien Sie motiviert und statistischen Problemen gegenüber offen. Wenn Sie gelangweilt und frustriert wirken, ist das keine große Hilfe für den Biomathematiker.
- Zum ersten Gespräch, wenn möglich, den Betreuer mitnehmen.

- Fragen Sie nach statistischer Software und ggf. nach einer Möglichkeit, sie zu erwerben. Wenn Biostatistiker z. B. SPSS empfehlen, ist es hilfreich, bereits die Daten in diesem Programm zu erfassen. Manche Statistiker benötigen oft nur eine Excel-Tabelle, aus denen die Daten übernommen werden. Klären Sie das vorher unbedingt.

- Erwarten Sie nicht, dass der Biostatistiker mit Ihnen Daten in eine Software eintippt oder Ihnen die Funktionsweise von Programmen erklärt. Möglicherweise wird das passieren, aber eigentlich müssen Sie sich damit selbst befassen.

Wenn Ihr Projekt abgeschlossen ist, sollten Sie sich als dankbarer Kooperationspartner erweisen und ihm zumindest ein Exemplar Ihrer Arbeit zukommen lassen. Bei einer Publikation gehört der Statistiker nach entsprechender Zuarbeit selbstverständlich in die Autorenliste.

8 Ein paar Brocken Bioinformatik

8.1 Bioinformatik für wen und wofür?

Seit Abschluss der erstmaligen Komplettsequenzierung des menschlichen Genoms im Jahre 2003 ist das Gebiet der Bioinformatik (oder Computational Biology) – die Schnittstelle zwischen Informatik und Molekulargenetik – geradezu explodiert. Zahlreiche Forschungsarbeiten in der Molekulargenetik finden nunmehr rein am Computer statt, ohne jeden Laboranteil. Vielleicht verschicken Sie Ihre Proben auch einfach an eine der mittlerweile zahlreichen „Sequenzierfabriken“, die mit schnellen und (relativ) preiswerten Next-Generation-Sequencing-Techniken arbeiten, oder Sie stehen selbst an so einem Sequenziergerät. Aber auch, wenn Sie ganz traditionell im Labor arbeiten, haben Sie möglicherweise mit bioinformatischen Fragestellungen zu tun: Sie müssen Informationen über Gene, Restriktionsschnittstellen, Proteinsequenzen oder PCR-Primer beschaffen.

Wie viel Bioinformatik Sie kennen und können müssen, hängt auch davon ab, ob Sie nur Informationen suchen oder auch verarbeiten wollen. Die neuesten Sequenzierverfahren, mit denen man Organismen (natürlich auch den Menschen) komplett sequenzieren kann, haben zu vorher kaum gekannten Datenmengen aus dem Bereich Wissenschaft und Technik geführt. Ein Untergebiet der Bioinformatik beschäftigt sich daher nur mit der Entwicklung effizienter Algorithmen, um der Datenmenge Herr zu werden (damit Sie also nicht eine Berechnung starten und die nächsten drei Jahre abwarten und Tee trinken müssen). Dabei sind zahlreiche Werkzeuge auch für Anwender entstanden, von denen die meisten jedoch nur unter Linux laufen. Wenn Sie also bioinformatische Daten (beispielsweise im BAM- oder FASTQ-Format) selbst analysieren wollen, sollten Sie sehr ernsthaft darüber nachdenken, auf Linux umzusteigen oder sich zumindest einen Zweitrechner mit Linux anzuschaffen. Für mehr Entscheidungshilfe hierzu können Sie in das Kapitel 3 zurückblättern.

Wenn Ihre Arbeit einen mehr als winzigen Bioinformatik-Anteil umfasst (auch wenn Sie nicht so weit gehen, auf Linux umzusteigen), empfiehlt sich zudem die Anschaffung eines Buchs zum Thema.

Einen sehr verständlichen, preiswerten und aktuellen Einstieg in die Bioinformatik – mit dem Schwerpunkt auf der praktischen Anwendung von Analyseprogrammen – bietet das Buch „Wiley-

Schnellkurs Bioinformatik für Anwender" von Röbbe Wünschiers für 16,99 € (ISBN 978-3527530403). Der Autor pflegt außerdem eine Webseite zum Buch[24], auf der man unter anderem begleitende Dateien oder Abbildungen in hoher Qualität herunterladen kann.

Wenn man noch tiefer in die Bioinformatik einsteigen will, bietet „Understanding Bioinformatics" von Marketa Zvelebil und Jeremy O. Baum (ISBN 978-0815340249) einen theoretisch sehr fundierten und trotzdem gut lesbaren Einstieg (leider nur auf Englisch).

Die Bioinformatik und ihre Werkzeuge sind ein derart umfassendes und spezielles Thema, dass in diesem Kapitel nur einige Tipps für das Suchen und Finden von Daten und für die Anwendung über das Web zugänglicher Standard-Tools aufgezeigt werden, nicht für die Anwendung spezialisierter Tools auf dem eigenen Rechner.

Die Suche nach Literatur ist im Kapitel 6 genauer beschrieben. Die Homepage des NCBI[25], des National Center for Biotechnology Information, auf der auch PubMed zu finden ist, ist übrigens eine der ersten Adressen nicht nur für die Suche nach Literatur, sondern auch nach Gen- und Proteinsequenzen, genetischen Erkrankungen oder nach Ähnlichkeiten zwischen Proteinen.

Eine weitere überaus nützliche Ressource ist Biostars – Bioinformatics explained[26], eine riesige Community, in der Nutzer unter anderem Fragen stellen können. Wenn Sie irgendeine noch so obskure Datenquelle suchen oder bei der Bearbeitung Ihrer Daten auf eine unerklärliche Fehlermeldung stoßen, sind die Chancen gut, dass Ihnen hier weitergeholfen werden kann (oder die Lösung für Ihre Probleme schon im Forum steht).

8.2 Bioinformatische Daten suchen und finden

So, wie man wissenschaftliche Literatur in der Datenbank PubMed findet, gibt es auch spezielle Datenbanken z. B. für eine spezifische Suche nach DNA-, RNA- oder Aminosäuresequenzen.

Prinzipiell lassen sich bioinformatische Daten in die folgenden großen Gruppen einteilen:

- Genomdaten des Menschen und anderer Spezies

[24] http://www.datenmassen.de
[25] https://www.ncbi.nlm.nih.gov
[26] https://www.biostars.org

- DNA-Sequenzen und -strukturen (außer Genomdaten, z. B. cDNA)

- RNA-Sequenzen und -strukturen

- Proteinsequenzen

- Proteinstrukturen (Domänen, 3D-Faltung etc.)

- Pathways (Stoffwechselwege)

- Genexpression und Microarray

- Immunologische Daten

Der Trend geht dabei weg von allein stehenden Datenbanken, die beispielsweise nur DNA- oder nur Proteinsequenzen enthalten, hin zu integrierten Datenbanksystemen, in denen alle möglichen Arten von Informationen (auch verknüpft) abgerufen werden können. Es existieren aber immer noch viele allein stehende, spezialisierte Datenbanken.

Die Zeitschrift Nucleic Acids Research publiziert in der ersten Ausgabe in jedem Jahr eine Liste aller bioinformatischen Datenbanken, von denen ihre Redaktion Kenntnis hat. Diese Publikation ist kostenfrei online abrufbar[27] und ist eine überaus nützliche Referenz, wenn Sie mit bioinformatischen Datenbanken arbeiten.

Die folgende Tabelle 8.1 enthält die Adressen von einigen der umfassendsten Datenbanken. Für spezielle einzelne Datenbanken orientieren Sie sich am besten an der oben genannten jährlichen Publikation von Nucleic Acids Research.

[27] http://nar.oxfordjournals.org/content/45/D1/D12.abstract - Ausgabe von Anfang 2017

Tabelle 8.1: Bioinformatische Datenbanken.

Name	URL	Beschreibung
NCBI	http://www.ncbi.nlm.nih.gov	Nukleotid- und Proteindaten, andere chemische Verbindungen, 3D-Strukturen, Literatur (PubMed), genetische Erkrankungen (OMIM), Genexpression, Genombrowser, Analyse-Werkzeuge u.v.a.
EMBL-EBI	http://www.ebi.ac.uk	Nukleotid- und Proteindaten, andere chemische Verbindungen, 3D-Strukturen, Genombrowser, Analyse-Werkzeuge u.v.a
Sanger Institute	http://www.sanger.ac.uk	Genomdaten und Analyse-Werkzeuge
ExPASy	http://www.expasy.org	Bioinformatik-Linksammlung
KEGG	http://www.genome.jp/kegg/	Stoffwechselwege

8.3 Analyse und Verarbeitung von Sequenzen

Nukleotid- und Proteinsequenzen werden mit verschiedenen Fragestellungen im Hinterkopf analysiert. Eine kleine Auswahl:

- Welchen Primer brauche ich, um eine PCR dieser Sequenz durchzuführen?
- An welchen Stellen schneidet dieses Restriktionsenzym?
- In welche 3D-Struktur wird sich dieses Protein falten?
- Welche Sequenz entspricht diesem Gen in einer anderen Spezies?
- An welche Stelle des Genoms gehört dieses sequenzierte DNA-Fragment?

Zur Beantwortung dieser Fragen gibt es zahlreiche Werkzeuge. Für die mächtigsten unter ihnen verweisen wir wieder auf die oben genannten Bücher – einige sind aber auch komfortabel online zu verwenden. Eine Auswahl von letzteren ist in Tabelle 8 .2zusammengefasst.

Tabelle 8.2: Werkzeuge.

Name	URL	Beschreibung
BLAST	https://blast.ncbi.nlm.nih.gov/Blast.cgi	Alignment von Sequenzen: Nukleotid, Protein, N. => P. (blastx) und P. => N. (tblastn)
Primer-BLAST	https://www.ncbi.nlm.nih.gov/tools/primer-blast/	Primer-Design für PCR
COBALT	https://www.ncbi.nlm.nih.gov/tools/cobalt/	Multiples Protein-Alignment
1000 Genome Browser	https://www.ncbi.nlm.nih.gov/variation/tools/1000genomes/	Browser mit den Daten des 1000 Genomes Project
Related Structures	https://www.ncbi.nlm.nih.gov/Structure/cblast/cblast.cgi	3D-Strukturen von Proteinsequenzen, die der fraglichen Sequenz ähnlich sind
HMMER	http://www.ebi.ac.uk/Tools/hmmer/	Protein-Homologie
Expression Atlas	http://www.ebi.ac.uk/gxa/home	Baseline- und differenzielle Genexpression

Noch umfassendere Sammlungen von Analyse-Werkzeugen finden sich auf den Seiten von NCBI[28] und EMBL-EBI[29].

[28] https://www.ncbi.nlm.nih.gov/home/analyze.shtml

[29] http://www.ebi.ac.uk/services

9 Abbildungen und Grafiken

Wohl keine medizinische Doktorarbeit wird ohne Abbildungen und Grafiken auskommen. Viele Promovenden möchten die Ergebnisse ihrer experimentellen Arbeiten einfügen, andere benötigen für die Einleitung noch ein aussagefähiges Bild aus einem Buch oder einer Zeitschrift.

Während man farbige Grafiken früher nur dort eingesetzt hat, wo es gar nicht anders ging, sind Rechenleistung und Speicherplatz selbst älterer Laptops heutzutage so groß, dass auch Farbgrafiken in der Regel bewältigt werden können. Denken Sie aber daran, dass Sie sie dann auch farbig drucken lassen müssen, wenn die Arbeit fertig ist – was etwas mehr ins Geld geht als der Schwarzweiß-Druck. Sie können auch eine Arbeit mit farbigen Grafiken in Grautönen drucken lassen, müssen dann aber kontrollieren, ob die Grafiken immer noch gute Qualität haben und ob Sie sich im Text nicht auf Farbeigenschaften der Grafiken beziehen („Der blaue Graph zeigt die Überlebenskurve der Kontrollgruppe...").

Wo sollten Grafiken eingesetzt werden? Informationen, die in Textform leichter ausgedrückt werden können, sollte man auch genauso wiedergeben. Andererseits werden in wissenschaftlichen Arbeiten auch Originaldaten verlangt, daher sollten die schwer erarbeiteten Ergebnisse auch hübsch verpackt werden. Flussdiagramme über den Ablauf einer Studie oder den experimentellen Ablauf lassen sich in jede Arbeit integrieren. Wer während seiner Promotion eine klinische Studie bearbeitet hat, muss eine Abbildung über das Studiendesign in seine Arbeit aufnehmen. Im *NEJM* oder im *Lancet* finden sich sehr gute Beispiele, anhand derer man seine eigenen Grafiken planen kann.

Moderne Softwarepakete leisten bei der grafischen Ausgestaltung von Diagrammen eine Menge. Allerdings sollte stets die wissenschaftliche Information an erster Stelle stehen. Der unmotivierte Einsatz verschiedener Farben oder ständig wechselnde Füllmuster sind nicht zu empfehlen. Besser ist da schon, ein- und dasselbe Layout für einen Diagrammtyp über die gesamte Arbeit hinweg einzuhalten.

9.1 Statistische Grafiken

Wissenschaftliche Daten werden in verschiedenen Formen präsentiert. Schon Microsoft Excel (oder das Pendant aus LibreOffice, Calc) bieten bereits einige Vorlagen für brauchbare Grafiken. Wer nur wenige Abbildungen in seine Arbeit integrieren wird, ist damit schon gut bedient. Wer allerdings anspruchsvolle Grafiken aus seinen Rohdaten erstellen möchte, greift in der Regel besser auf die Grafikmöglichkeiten der Statistiksoftware (wenn eine benutzt wird) zurück.

Häufigkeiten bzw. nominal skalierte Merkmale lassen sich leicht in einem Kreisdiagramm darstellen. Balkendiagramme sind wesentlich universeller einsetzbar. Alle qualitativen und quantitativ-diskreten Daten können mit einem solchen Diagramm dargestellt werden. Histogramme dienen der Darstellung eines quantitativen Merkmals in einer Häufigkeitsverteilung. Die Balken liegen dabei dicht nebeneinander. Bei der Erstellung eines Histogramms sollte man einen Punkt besonders beachten: Die Häufigkeit eines Merkmals ist durch das Produkt aus Säulenbreite und Höhe definiert. Wenn also beispielsweise Altersklassen nicht nur in Zehnjahresabstände eingeteilt werden, sondern weitaus größere Abstände aufweisen (z. B. 30 bis 60 Jahre), wird die Höhe der Säule berechnet, indem man die Häufigkeit durch die Anzahl der Jahre teilt.

Beispiele für Grafiken, die abhängig vom Typ der Studie auch zum Einsatz kommen, sind Verteilungskurven, Liniendiagramme, Dosis-Wirkungs-Kurven und Skalen mit logarithmischer Einteilung.

Achten Sie beim Erstellen der Diagramme auf eine korrekte und ausreichend gute Lesbarkeit der Achsentitel. Stimmen die Werte, sind die Fehlerbalken korrekt eingetragen und was repräsentieren sie (SD oder SEM)? Sind alle Signifikanzen eingetragen? Denken Sie auch an eine passende Größe. Die Diagramme werden meist verkleinert, und auch dann müssen alle Daten lesbar bleiben. Daher ist eine etwas größere Strichstärke als die im Programm voreingestellte zu bevorzugen.

9.2 Strichzeichnungen

Auch bei der Erstellung von Strichzeichnungen mit den entsprechenden Programmen (siehe dazu Abschnitt 4.6) sollte man auf eine ausreichende Strichstärke achten, um die beim Drucken verkleinerte

Grafik noch gut erkennen zu können. Aus dem gleichen Grund empfiehlt es sich, Text in den Grafiken fett zu drucken. An den Texten sollte vor Fertigstellung der endgültigen Fassung ein bisschen „herumgespielt" werden, um optimale Proportionen zwischen Text- und Grafikelementen herauszufinden.

Man sollte auf eine vernünftige Informationsdichte achten, denn zu viele Linien und Texteinheiten verwirren den Leser mehr, als dass sie ihm helfen. Das ist besser, als alle Informationen in eine Grafik zu packen: Zwei oder mehr Grafiken erstellen. Hier sollte man darauf achten, dass die gleiche Art von Information in verschiedenen Grafiken gleich dargestellt wird. Zum Beispiel: Die Datenpunkte der Kontrollgruppe als Kreise, der Interventionsgruppe als Quadrate.

Ein Vergleich mit veröffentlichten Artikeln (insbesondere Übersichtsartikeln) kann wertvolle Anregungen für die eigenen Grafiken liefern.

Bevor die endgültigen Fassungen der Grafiken in die Promotion eingefügt werden, sollten diese außerdem den anderen Mitgliedern der Arbeitsgruppe und dem Betreuer zur Ansicht vorgelegt werden. Nicht selten kommt von einem Kollegen noch eine gute Idee, die die Zeichnungen aufpeppt. Die meisten Kollegen und Betreuer sind in dieser Hinsicht sehr hilfsbereit und freuen sich, dass ihr Rat gefragt ist.

9.3 Herzkatheterfilme und anderes Videomaterial

Doktoranden in der Kardiologie oder Herzchirurgie müssen häufig Patienten mit einer koronaren Herzerkrankung untersuchen. Auch in der Neurologie und in anderen Disziplinen enthalten Videos oft wichtige Daten, beispielsweise zu Gangstörungen von Patienten. Eindrucksvolle Befunde möchte man gern in die Dissertation aufnehmen. Da diese aber nach wie vor ein gedrucktes und kein Multimedia-Werk darstellt (wie lange noch?), fallen Filme für diesen Zweck leider aus. Man muss sich also einzelne Standbilder aussuchen.

Filme im .avi-Format können beispielsweise mit dem kostenlosen Open-Source-Programm VLC Media Player[30] abgespielt werden, das für Windows, macOS und Linux verfügbar ist und eine Funktion hat, um Schnappschüsse aus dem Film zu machen. Diese können dann in die Arbeit eingebunden werden.

[30] http://www.videolan.org/vlc/index.html

In der Verteidigung (Disputation, mündlichen Prüfung) der Arbeit können Videos dagegen sehr wohl gezeigt werden, man muss sie nur in die Präsentation einbinden – und vor dem großen Tag tunlichst ausprobieren, ob sie auch funktionieren. Am besten mit der Hardware, die man zur Verteidigung auch mitbringt, wenn es ein eigener Laptop ist, oder mit der Hardware im jeweiligen Seminarraum oder Hörsaal.

9.4 Scannen von Grafiken

Heutzutage liefern immer mehr Geräte zur Bildaufnahme – seien es normale Kameras oder Röntgenapparate – bereits digitale Bilder. Es muss daher deutlich weniger gescannt werden als früher. Nach wie vor liegt aber viel wissenschaftliches Material (aus früheren Jahren, aber auch von heute) nur als analoges Bild vor. Will man dieses digitalisieren, um es weiterzubearbeiten oder einfach in sein Manuskript einzubauen, muss man auch heutzutage noch auf Scanner zurückgreifen.

Zum Einscannen normaler Fotos genügt oft schon ein Scanner für den Heimgebrauch. Röntgenbilder sind jedoch für solche Scanner erstens vom Format her meistens zu groß (Scanner für das Home Office gibt es maximal bis DIN A3), und es fehlt die notwendige Durchlichteinheit. Hier sollte man versuchen, auf einen speziellen Röntgenfilmscanner zurückzugreifen. Wenn das eigene Institut keinen hat, vielleicht bei einer anderen Abteilung anfragen?

Für das Scannen von analog vorliegenden Western-Blots kann man sich meist mit einem Durchlichtaufsatz für den eigenen Scanner behelfen, weil sie vom Format her weniger unhandlich sind als Röntgenbilder. Zudem benötigt man ein Bildbearbeitungsprogramm für die später vorzunehmende Feinabstimmung. Die Röntgenfilme werden unter dem Durchlichtaufsatz platziert und es wird eine Einstellung von meist 300 x 300 dpi gewählt. Die meisten Scan-Programme bieten noch die Option »Negative Film« (ein Röntgenfilm ist im Prinzip ein Negativ), und nach Einstellung dieses Parameters kann schon mit dem Scannen begonnen werden. Zuerst wird immer eine Vorschau (*engl.* Preview) des zu scannenden Bildes erstellt. In ihr sieht man die korrekte Lage des Bildes und bekommt einen ersten Eindruck des Ergebnisses. Mittels Lassofunktion oder eines Rechtecks kann nun der eigentlich interessierende Bereich des Bildes markiert werden. Mit der Zoom-Funktion vergrößert man den ausgesuchten Bereich, und der Betrachter sieht, ob das Bild seinen Wünschen entspricht. Viele Programme bieten noch einige Optionen zur Einstellung der Helligkeit und des Kontrastes. Probieren Sie die Wirkungen dieser Hilfsmittel aus. Nachdem alle Einstellungen vorgenommen sind, beginnt der eigentliche Scanvorgang, der ein bisschen länger dauert als die Erstellung des Vorschaubildes. Nach der Speicherung des Bildes (z. B. im *.tiff*-Format) beginnt nun die eigentliche Bildbearbeitung. Hier können Sie mit den Parametern Helligkeit und Kontrast so lange spielen, bis das Bild gut erkennbar ist. Mit der Erhöhung der Hintergrundhelligkeit kann man beispielsweise störende Hintergrundsignale ausschalten. Die Nachbearbeitung hängt ganz von den Wünschen und Kenntnissen des Benutzers ab, es verbietet sich jedoch von selbst, wissenschaftliche Daten auf diesem Weg zu manipulieren. Empfehlenswert ist die Speicherung mehrerer Varianten des gescannten bzw. nachbearbeiteten Bildes. Wenn Sie sich für den Kauf eines Scanners entscheiden, suchen Sie möglichst hochwertige Geräte aus. Es kommt dabei weniger auf die mögliche optische Auflösung an, sondern mehr auf den mechanisch hochwertigen Eindruck.

Eine andere Möglichkeit zur Erstellung eines brauchbaren Röntgenbildes ergibt sich aus dem Einsatz einer Digitalkamera. Dabei wird das Röntgenbild auf einer normalen Durchlichteinheit für Röntgenbilder platziert und mit einer Digitalkamera werden die interessierenden Abschnitte aufgenommen. Die Kamera sollte für diese Aufnahmen mehr als 4 Megapixel Auflösung mitbringen, das schafft heute jedes Mobiltelefon. Je mehr, desto besser gilt allerdings nur begrenzt, da die Qualität letztendlich durch die Größe des Sensors und nicht durch eine möglichst hohe Pixelzahl bestimmt wird.

Oftmals werden auch Kombinationen aus Strichzeichnungen und gescannten Vorlagen für die Erstellung von Abbildungen benutzt. Wer so etwas noch nie gemacht hat, findet sicher im Kollegenkreis jemanden, der einem weiterhilft. Zuerst sollte eine Skizze angefertigt werden, um sich das fertige Bild vorstellen zu können. Anschließend kann man aus dem Bildbearbeitungsprogramm das nachbearbeitete Bild in das Grafikprogramm importieren und die Abbildung fertig stellen.

10 Wissenschaftlicher Formelsatz

10.1 Chemische Formeln

Chemische Formeln sind oftmals notwendiger Bestandteil vieler medizinischer Dissertationen. Gerade in vorklinischen und klinisch-wissenschaftlichen Instituten, z. B. in pharmakologisch-toxikologischen Instituten, werden medizinische Promotionen angeboten, die die Untersuchung der Wirkung einer bestimmten Substanz zum Ziel haben. Die meisten Studenten möchten oft nur Strukturformeln einer bestimmten Substanz einfügen oder eine einfache chemische Gleichung in die Arbeit integrieren. Trotz vielfältiger – oft kostenlos im Internet erhältlicher – Programme sieht man häufig immer noch von Hand gezeichnete Formeln mit ungleichen Bindungslängen und wechselnder Buchstabengröße. So etwas sieht unschön aus und stört das Gesamtbild einer Promotion erheblich. „Das Auge liest mit", und so mancher Gutachter benotet – bewusst oder unbewusst – auch das Äußere einer Arbeit.

Ein einfaches Zeichenprogramm für chemische Formeln reicht für das Gros der medizinischen Doktorarbeiten völlig aus. Das früher beliebte ISIS/DRAW wurde leider eingestellt. Heutzutage empfehlenswert ist, wenn man keine großen Ansprüche hat, das Online-Tool Strukturformelzeichner[31] Man gibt die IUPAC-Bezeichnung ein und erhält die gezeichnete Struktur als Skelett- oder Valenzstrichformel. Der Strukturformelzeichner kann aber bei weitem nicht alle Verbindungen darstellen.

Ein deutsches Programm zum Zeichnen von Strukturformeln ist Chemograph Plus, das in einer kostenlosen Standard-Version (nur für 2D-Strukturen) und in einer kostenpflichtigen Premium-Version erhältlich ist[32].

Eine gute Alternative ist ChemSketch von ACDLabs[33], das in einer Freeware-Version für privaten und akademischen Gebrauch heruntergeladen werden kann. Dieses Programm besitzt ebenfalls eine Vielzahl von Funktionen und eignet sich hervorragend zur Erstellung einfacher bis komplexer chemischer Strukturen. Selbst chemische Laborgeräte sind als Vorlage enthalten, sodass sich chemische

[31] http://www.strukturformelzeichner.de
[32] https://www.chemograph.de/chemographversions.html
[33] http://www.acdlabs.com/resources/freeware/chemsketch

Reaktionsaufbauten zeichnen lassen. Eine Vielzahl von Export- und Importfunktionen ist nützlich, um die erstellten Dateien evtl. in einem professionellen Zeichenprogramm weiter zu bearbeiten. Auch die 3D-Darstellung gezeichneter Moleküle ist möglich. Kugel- oder Stäbchenmodelle lassen sich von allen Seiten betrachten, selbstverständlich kann man diese 3D-Ansicht auch in einen Text einfügen. Organische Moleküle werden vom Programm gemäß der gültigen IUPAC-Nomenklatur benannt, und vice versa kann durch Eintippen des Namens die Struktur automatisch gezeichnet werden. Gegenüber der kommerziellen Version bietet die kostenlose Freeware akzeptable Einschränkungen: kein technischer Support und kein Wörterbuch mit 85.000 Strukturen.

Cambridgesoft[34] bietet mit ChemDraw ein professionelles Werkzeug für die Erstellung chemischer Strukturen. Im ChemOffice-Paket sind noch viele weitere Programme aus dem Bereich Chemie integriert. Sie sind allerdings eher für Chemiker gedacht. Es gibt verschiedene Discount-Modelle für Studenten und Hochschulen, die aber individuell über die Webseite angefragt werden müssen.

Zu guter Letzt gibt es auch für LaTeX (siehe Abschnitt 4.4) Pakete (Plugins), die den chemischen Formelsatz erleichtern, beispielsweise mhchem[35].

10.2 Mathematische und physikalische Formeln

Physik- und Mathematikstudenten werden wahrscheinlich weitaus mehr mathematische Formeln in einer Diplom- oder Promotionsarbeit verwenden als Medizinstudenten, aber auch diese bearbeiten nicht selten Themen, die sich durch einen starken mathematisch/-physikalischen Hintergrund auszeichnen, z. B. in der Radiologie, Strahlentherapie oder in der Physiologie.

Der Formelsatz in Microsoft Word ist in den letzten Versionen deutlich verbessert worden. Gestartet wird der Formeleditor über „Einfügen" und „Formel". In dem Ribbon, das sich daraufhin öffnet, gibt es verschiedene Auswahlmöglichkeiten: Man kann, indem man erneut „Formel" anwählt, verschiedene fertige Vorlagen einfügen, die nach individuellen Vorstellungen geändert werden können. Man kann auch unter unterschiedlichen Formeltypen wählen und seine

[34] http://www.cambridgesoft.com
[35] https://www.ctan.org/pkg/mhchem

Formel dann anhand von Symbolen, die zur Auswahl gestellt werden, zusammenstellen. Bei den Darstellungsmöglichkeiten stehen „Professionell“ und „Linear“ zur Auswahl – ersteres bedeutet, dass die Formel sich über zwei und mehr Zeilen erstrecken kann, weil beispielsweise Brüche durch eine waagerechte Linie dargestellt werden. Beispiel:

$$x = \frac{-b \pm \sqrt{b^2 - 4ac}}{2a}$$

Und so sieht das in LaTeX aus, um obige Formel zu produzieren:

Beispiel für Formel

```
x=\frac{-b\pm\sqrt{b^2-4ac}}{2a}}
```

In der linearen Schreibweise werden Brüche durch „/“ dargestellt und das Wurzelzeichen verkürzt, sodass die Formel mit normalem Text in eine Zeile passt. Beispiel:

$x=-b\pm \sqrt{b^2-4ac}/2a$

Abbildung 10.1 Wissenschaftlicher Formelsatz (Beispiel Textverarbeitung).

Sehr nützlich – und überraschend gut anwendbar – ist in Word auch die sogenannte Freihandgleichung. Es öffnet sich ein Fenster, in das mit Hilfe der Maus, des Touchpads oder anderer Eingabegeräte freihändig die betreffende Formel gezeichnet wird, und Word übersetzt diese im Feld darüber in den Formelsatz (siehe Abbildung 10.1).

Wer sehr viele Formeln in seinem Text verarbeiten muss, sollte auch hier wieder über das Schreiben der Promotion in LaTeX nachdenken (siehe Abschnitt 4.4). Der anfängliche Zeitaufwand zur Einarbeitung lohnt sich umso eher, je mehr Formeln zu verarbeiten sind.

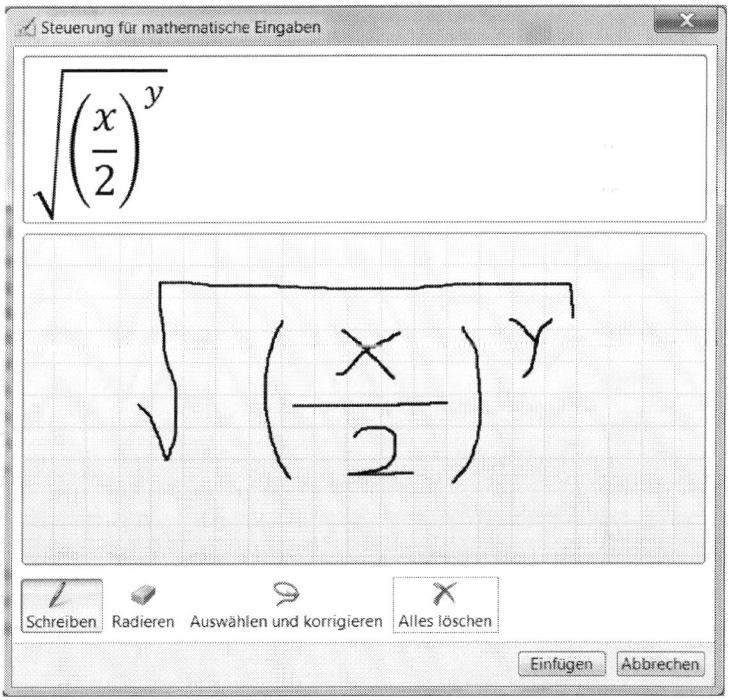

Abbildung 10.1 Freihandgleichung in Microsoft Word.

11 Der schwerste Teil? – Das Schreiben

11.1 Allgemeines

Experimente fertig, jetzt „nur noch zusammenschreiben"? Das ist oft eine Fehleinschätzung des Arbeitsaufwandes, den der Schreibprozess mit sich bringt.

Faustregel: Planen Sie ein Drittel der gesamten Arbeitszeit für das Schreiben ein.

Wenn Sie schon vor Beginn der Arbeit diese Planung im Hinterkopf behalten, erspart Ihnen das viel Frust und Stress. Wenn Sie doch schneller sein sollten, umso besser.

Bevor Sie nun wild drauflos schreiben, einige Praxistipps:

- Besorgen Sie sich die aktuelle Promotionsordnung und die zugehörigen Merkblätter mit den formellen Anforderungen. Diese stehen meist schon online – sonst müssen Sie sich selbst ins Dekanat bzw. Promotionsbüro begeben. In den Promotionsordnungen oder ihren Anhängen ist genau geregelt, wie eine Promotion auszusehen hat: Schriftgröße, Zeilenabstand, Deckblatt, Gliederung, Zitierweise usw. Halten Sie sich exakt an diese Vorgaben, die Bürokratie kann grausam sein. Bei Problemen oder im Zweifel ist eine Nachfrage im Dekanat oder Promotionsbüro immer empfehlenswert.

- Besorgen Sie sich eine oder mehrere (medizinische) Promotionen aus dem gleichen Institut und/oder vom gleichen Doktorvater. Sie haben damit eine Vorlage, an der Sie sich orientieren können – auch über Umfang und Stil der bisherigen Arbeiten.

- Legen Sie in Ihrem Textverarbeitungsprogramm eine Formatvorlage mit den geforderten Angaben an (siehe dazu auch Abschnitt 4.1 dieses Buchs).

- Erstellen Sie eine grobe Gliederung der Arbeit: Welche Methoden sollen beschrieben werden, wie ist die Anordnung der Ergebnisse, welche Abbildungen sollen angefertigt werden? Wenn Sie beim Schreiben anfangen, über solche Dinge nachzudenken, kommen Sie nicht richtig voran. Wenn Ihre Promotionsordnung ein definitives Seitenlimit vorgibt, ist es empfehlenswert, sogar ungefähre Seitenangaben in die Gliederung mit aufzunehmen.

- Stellen Sie sich einen Zeitplan auf und versuchen Sie, ihn einzuhalten. Allzu leicht lässt man sich von anderen Dingen abhalten, aber die Rückkehr zum Schreibtisch ist notwendig. Sie sollten sich tatsächlich immer wieder aufs Neue dazu zwingen, mit dem Schreiben anzufangen – sobald Sie einmal dabei sind, läuft es oft leichter.

Manchmal erleichtert es den Start (und den Fortschritt) der Arbeit, wenn man seine ungeordneten Gedanken erst einmal irgendwie festhält. Dazu eignet sich eine Mind-Mapping-Software wie MindManager[36] oder XMind[37] – ein großes Blatt Papier tut es aber im Zweifelsfall auch.

11.2 Ihr eigenes geistiges Eigentum – und das von anderen

In den Kapiteln 5 und 6 haben Sie gelernt, wie Sie eine fundierte Literaturrecherche zu Ihrem Thema durchführen und die gefundene Literatur sinnvoll verwalten.

Eine Literaturrecherche machen Sie dabei nicht nur einmal als Vorbereitung zu Ihrer Arbeit, sondern sie ist ein fortlaufender Prozess.

Die Literaturrecherche zu Beginn Ihrer Arbeit ist später die Grundlage für die Einleitung (Abschnitt 11.4). Das heißt nicht, dass Sie sie einmal durchführen, zusammenschreiben und fertig sind. Da die Menge wissenschaftlicher Publikationen immer weiter ansteigt und Publikationszyklen immer kürzer werden, müssen Sie die anfängliche Recherche auf jeden Fall aktualisieren, bevor Sie die Arbeit abschließen.

Wenn Sie eigene experimentelle oder statistische Ergebnisse gesammelt haben, dann möchten Sie sie mit den Ergebnissen anderer vergleichen. Schriftlich schlägt sich das im Teil Diskussion (siehe Abschnitt 11.7 und 11.8) nieder. Wenn Ihre Ergebnisse allem zuvor Publizierten widersprechen, kann das sehr aufregend sein und auf einen wissenschaftlichen Durchbruch hindeuten. Vielleicht ist Ihnen

[36] https://www.mindjet.com/de/produkte/mindmanager
[37] http://www.xmind.net/de

im Labor aber auch einfach etwas schiefgegangen. Jedenfalls müssen Sie Ergebnisse, die der vorherrschenden Meinung in der Literatur widersprechen, besonders solide nachweisen und begründen.

Viele Doktorandinnen und Doktoranden stellen kurz vor der Fertigstellung Ihrer Arbeit fest, dass eine andere Arbeitsgruppe am anderen Ende der Welt (oder fast nebenan) die gleichen Ergebnisse erzielt hat wie sie selbst, aber schneller zu Publikation gelangt ist. Das ist natürlich sehr ärgerlich, mindert aber nicht die Qualität der eigenen wissenschaftlichen Arbeit. Fundierte Ergebnisse aus ordentlich durchgeführten Experimenten oder statistischen Analysen bleiben fundierte Ergebnisse, auch wenn sie bereits bekannte Fakten „nur" untermauern. Sehen Sie das sportlich und verwenden Sie solche Quellen dann in der eigenen Diskussion, um sie in Beziehung zu den eigenen Ergebnissen zu setzen. An jeder Stelle Ihrer Arbeit muss aber klar sein, welche Erkenntnisse Sie selbst durch Ihre Experimente oder Analysen gewonnen haben und welche von anderen stammen. Immer, wenn Sie in Ihrer Arbeit eine Aussage machen, dann muss diese aus Ihren eigenen Ergebnissen abgeleitet sein oder Sie müssen die Quelle angeben, und zwar als Referenz direkt hinter der Aussage – es genügt nicht, wenn die entsprechende Quelle nur im Literaturverzeichnis steht. Direkte Zitate, also wörtliche und nicht nur sinngemäße Übernahmen aus einer anderen Arbeit, müssen zusätzlich immer in Anführungszeichen stehen.

Auch Quellen von Abbildungen müssen angegeben werden. Wenn Sie eine Abbildung selbst erstellen, aber nach der Vorlage einer Abbildung aus der Literatur, dann müssen Sie auch diese Quelle vermerken, etwa mit dem Hinweis „Eigene Darstellung, nach ..." (Einzelheiten entnehmen Sie bitte Ihrer Promotionsordnung).

Wie Sie die Quelle konkret angeben müssen, das steht in Ihrer Promotionsordnung und besprechen Sie im Zweifelsfall mit Ihrem Betreuer. Hierzu gehört etwa die Frage, welchen Zitierstil Sie verwenden, und auch, wie Sie direkte und indirekte Zitate kenntlich machen (so müssen direkte Zitate in manchen Promotionsordnungen zusätzlich noch anders hervorgehoben werden als nur mit Anführungszeichen).

Wenn Sie sich nicht streng an das Prinzip halten, dass Sie fremde Ergebnisse und Gedanken mit Quelle kennzeichnen, dann begehen Sie ein Plagiat, und das kann noch Jahre später zur Aberkennung Ihres hart erarbeiteten Doktorgrades führen.

Es gibt übrigens auch das sogenannte Selbstplagiat: Hierbei „klauen“ Sie Teile aus Publikationen, die Sie selbst (mit-)geschrieben haben. Auch dies müssen Sie vermeiden, denn an einer Publikation sind ja in der Regel noch andere Autorinnen und Autoren beteiligt, deren geistige Leistung Sie damit unter den Tisch fallen lassen. Wenn Sie Teile aus Publikationen übernehmen, deren einziger Autor Sie sind, dann kann das unter Umständen erlaubt sein – das hängt vom Umfang ab, vom Verlag, in dem das Paper erschienen ist, und anderen Bedingungen, die Sie sich sorgfältig ansehen müssen.

Sie sind dagegen immer auf der sicheren Seite, wenn Sie die Quelle auch dann angeben, wenn es Ihre eigene ist.

11.3 Gliederung

Die Doktorarbeit wird ähnlich einer wissenschaftlichen Publikation gegliedert, es kommen jedoch noch einige Textabschnitte hinzu (z. B. Inhaltsverzeichnis, Lebenslauf, ehrenwörtliche Erklärung, Widmung). Für gewöhnlich wird eine Promotion wie folgt aufgebaut:

- Titelblatt
- Blatt mit Angaben zu Prüfern
- Evtl. Widmung
- Inhaltsverzeichnis
- Einführung mit Fragestellung
- Material & Methoden
- Ergebnisse
- Diskussion
- Zusammenfassung
- Referenzen
- Evtl. Anhang mit Publikationen
- Lebenslauf
- Evtl. ehrenwörtliche Erklärung

Im Zweifelsfall gilt immer die Vorgabe Ihres Dekanats.

Mit der Indexfunktion von Word & Co lassen sich sehr brauchbare Inhaltsverzeichnisse generieren, wenn Sie mit Vorlagen gearbeitet haben (siehe auch Abschnitt 4.1). Nutzen Sie diese Funktion – sie spart Ihnen viel Arbeit, vor allem beim Endspurt. Wenn Sie sich schon darauf freuen, bald abgeben zu können, nur noch kurz einen Absatz umformatieren oder eine Abbildung einfügen und dann nach dem Drucken feststellen, dass die Seitenzahlen nicht mehr stimmen? Eine Erfahrung, auf die man verzichten kann.

11.4 Einleitung

Was gehört nun in die Einleitung? Drei Punkte müssen in einer Einleitung bearbeitet werden:

- Historischer Kontext der bearbeiteten Fragestellung (kurz & knapp)
- Aktueller Stand der Wissenschaft (ausführlicher, aber nicht zu lang)
- Fragestellung der Arbeit (in der Regel höchstens eine Seite)

Eine gute Einleitung führt auf wenigen Seiten den interessierten Leser in die Materie ein, ohne zu langweilen. Zu viele Fakten und Zitate ermüden selbst professionelle Vielleser.

Die Einleitung umfasst meistens etwa 10 bis 15 % der gesamten Promotion. Sie zu schreiben, setzt solides Literaturwissen voraus. Bevor Sie loslegen, empfiehlt sich die Lektüre der drei neuesten Übersichtsarbeiten zu Ihrem Thema. In ihnen wird nämlich auch Ihr Thema in einen breiteren Kontext gestellt. Daraus können Sie viele nützliche Informationen für Ihre Einleitung gewinnen.

Die gelesene Literatur muss natürlich zitiert werden. Durch diesen Ansatz kommen Sie auch automatisch auf den aktuellen Wissensstand, was später bei der Verteidigung ohnehin notwendig ist.

Geht es um komplexe Sachverhalte, machen Sie Ihren Lesern mit Abbildungen wie etwa Flussdigrammen das Leben leichter. Mathematische Hintergründe einer Formel oder eines komplizierten Messverfahrens sollten nicht in vollem Umfang in der Einleitung ausgeführt werden. Meist reicht ein kurzer Absatz und der Hinweis auf weiterführende Literatur bzw. die Erläuterung im Methodenteil.

Im letzten Abschnitt der Einleitung wird die Fragestellung der Arbeit definiert. Formulieren Sie Ihre Arbeitshypothese und Forschungsfragen sorgfältig und möglichst konkret. Ein Leser in Eile liest erst die Fragestellung, dann die Ergebnisse und das war's meist schon. Das mag zwar enttäuschend sein, ist aber andererseits verständlich, denn es kommt nun einmal hauptsächlich auf die Ergebnisse an.

Bestimmte Promotionen, z. B. im Fach „Geschichte der Medizin" erfordern manchmal einen etwas anderen Aufbau der Einleitung, da der historische Kontext natürlich umfangreicher dargestellt werden muss. Im Prinzip sind das aber nur geringe Abweichungen vom hier dargestellten Schema.

11.5 Material & Methoden

Dies ist ein gutes Kapitel, um mit dem Schreiben der Arbeit zu beginnen (denn selbstverständlich müssen Sie die Kapitel nicht von vorn bis hinten nacheinander schreiben). Viele der hier benötigten Informationen lassen sich ohne viel Kopfzerbrechen erfragen, aus Protokollen ablesen oder sind sowieso für eine Zeitlang Teil Ihres Alltags gewesen.

In diesen Abschnitt gehören folgende Themen:

- Chemikalien/Geräte (immer Hersteller und Modell angeben)
- Versuchstiere (auch Bakterien-/Virenstämme)
- Auswerteverfahren inkl. der statistischen Methoden
- Spezielle Soft- und Hardwareangaben (z. B. Statistikprogramme, Grafikprogramme)

Hersteller sollten mit Stadt und Land genannt werden, z. B. „Qiagen, Hilden, Deutschland".

Für klinische Studien (retro- und prospektiv) unbedingt angeben:

- Ein- und Ausschlusskriterien
- Charakteristika der Patienten

- Studienbeschreibung (beispielsweise als Flussdiagramm) inklusive der verschiedenen Studienarme
- Ethikvotum

Um sich das Schreiben etwas zu erleichtern, empfiehlt es sich, in den Labors zu fragen, ob nicht schon mal Texte zu Methoden erschienen sind. Diese kann man leicht modifizieren und in die eigene Arbeit aufnehmen. Wird ein Kit eines bestimmten Herstellers verwendet, ist auch die dem Test zugrunde liegende Methode aufzuführen. In den meisten Labors existieren bereits fertige Texte oder man kann sie sich von anderen Promovenden besorgen.

Für klinische Studien gilt prinzipiell das Gleiche. Achten Sie hier genau darauf, dass immer *informed consent* eines Patienten vorliegt. Nur dann dürfen Sie dessen Ergebnisse überhaupt auswerten. Prüfen Sie, ob ein Ethikvotum vorliegt, und schreiben Sie das auch in die Arbeit.

In Ihrer Arbeit dürfen niemals persönliche Angaben zu einem Patienten, z. B. in einer Tabelle, erscheinen. Auch Initialen werden mittlerweile nur noch ungern verwendet. Am besten verwenden Sie eine interne Studiennummer oder nummerieren Ihre Patienten selbst durch. Bilder eines Patienten dürfen nur publiziert werden, wenn er definitiv nicht zu identifizieren ist (ein kleiner schwarzer Balken über den Augen reicht nicht) – es sei denn, der Patient hat Ihnen schriftlich sein Einverständnis für eine unmaskierte Publikation gegeben. Auch bei nicht identifizierbaren Bildern fährt man mit einem Einverständnis sicherer. Das Studienprotokoll darf ebenfalls nicht fehlen. Als hilfreich hat sich die grafische Darstellung der Studie in Form eines Flussdiagramms erwiesen.

11.6 Ergebnisse

Im Ergebnisteil müssen die Resultate Ihrer Untersuchungen logisch und leicht nachvollziehbar dargelegt werden. Im Gespräch mit Ihrem Betreuer werden Sie sicher auch zusammen festlegen, wie die Ergebnisse anzuordnen sind. Manchmal fällt dann noch auf, dass einige Experimente fehlen, die man für eine gelungene Darstellung benötigt. Auch deshalb ist es sinnvoll, wenn man vor Beginn des Schreibens schon eine grobe Gliederung erstellt.

Unterschätzen Sie nicht den Aufwand für die Erstellung der Abbildungen. Geben Sie sich nicht mit qualitativ minderwertigen Grafiken zufrieden – Grafiken fallen nun mal auch dann ins Auge, wenn jemand die Arbeit nur überfliegt, und bestimmen wesentlich den ersten Eindruck der Arbeit. Hilfestellungen sind in den meisten Instituten bei PostDocs und Doktoranden der naturwissenschaftlichen Fächer zu bekommen. Eingeklebte Fotos sind im Computerzeitalter nicht mehr Stand der Technik (siehe auch Abschnitt 4.6 und Kapitel 9).

Neben einer logischen Gliederung ist wichtig, dass die Resultate in einem sachlichen, nicht wertenden Stil dargelegt werden. Im Ergebnisteil wird nur gezeigt, nicht interpretiert! Auch wenn Ihre Daten noch so überraschend sind.

Tabellen, Abbildungen, Diagramme lockern den Text auf und helfen dem Leser, die Ergebnisse zu verstehen. Die Legenden sollten sorgfältig erstellt werden und alle zum Verständnis der Abbildung nötigen Informationen enthalten: Färbemethoden, Maßstäbe, Erklärungen der verwendeten Symbole usw. Kleine Ausführungen zu statistisch komplexen Berechnungen werden Ihnen vom Leser gedankt.

Apropos statistische Daten bzw. Messwerte: Die Angabe von ein oder zwei Dezimalstellen hinter dem Komma (abhängig von Ihrer Methode) ist meist ausreichend, Sie täuschen sonst Messgenauigkeiten vor, die es in Wirklichkeit gar nicht gibt.

Wenn Sie die Rohdaten einer Messreihe nicht in die Arbeit aufnehmen wollen oder können, sollten Sie sie trotzdem gut aufbewahren. Im Zweifelsfall können Sie mit ihnen belegen, dass Ihre Arbeit ehrlich und gewissenhaft war.

Der Ergebnisteil nimmt meist etwa 40 % der Arbeit ein.

11.7 Diskussion

Die Diskussion ist der wohl anspruchvollste Teil der Arbeit. In ihr müssen die Daten interpretiert und mit anderen Publikationen verglichen werden.

Auch Kritik an der eigenen Arbeit sollte enthalten sein: Jedes wissenschaftliche Projekt hat Nachteile und Limits, die es korrekt aufzuzeigen gilt. Beispiel: Wenn Sie eine Beobachtungsstudie durchgeführt haben, ist die Wahrscheinlichkeit für eine Verzerrung durch Confounder höher als bei einer randomisierten Interventionsstudie.

Für letztere hatten Sie aber vielleicht nicht die Ressourcen, oder die Fragestellung war für eine solche nicht geeignet. Sie sollten dies offen in der Diskussion ansprechen. Ein anderes Beispiel: Bei geringen Patientenzahlen sind statistische Auswertungen nur bedingt aussagekräftig. Auch hierauf sollte hingewiesen werden.

Am Ende der Diskussion steht eine Zusammenfassung oder eine Schlussfolgerung, die aber auch in einem separaten Abschnitt stehen kann.

Die Diskussion macht etwa 25% des Umfangs der meisten Arbeiten aus.

11.8 Interpretation der Daten

Manche Autoren schätzen, dass nur 4 bis 6 % aller klinischen Studien eine Bedeutung haben, d. h. auch tatsächlich zu therapeutischen Konsequenzen führen. Wenn Sie diese Zahlen kennen, werden Sie verstehen, dass viele wissenschaftliche Daten irrelevant sind – egal, wie mühsam ihre Erhebung war.

Ein sehr häufiges Problem bei der Dateninterpretation ist die (fehlende) statistische Signifikanz eines Messwertes (mehr zum gefürchteten p-Wert in Abschnitt 7.3). Wenn in einer Messreihe mit zehn Messungen fünf Ihrer Arbeitshypothese entsprechen, werden Sie wahrscheinlich Ihren Stichprobenumfang erhöhen müssen. Möglich ist natürlich auch, dass eine Hypothese verworfen werden muss und stattdessen die Nullhypothese zutrifft. Das kann passieren, Sie sollten das auch in Ihrer Arbeit erwähnen und entsprechend diskutieren. Nehmen Sie als Beispiel die Wirkung eines Medikaments bei einer seltenen Erbkrankheit: Wenn an Ihrem Institut nur zehn Patienten mit dieser Krankheit behandelt werden, kann es durchaus sein, dass Sie keine Wirkung des Medikaments feststellen. Das bedeutet aber eben nicht, dass dieses Medikament nicht wirkt, sondern dass Sie darüber keine Aussage treffen können, weil Ihre Stichprobe zu klein ist.

Auch viele molekularbiologische und zellbiologische Arbeiten leiden unter genau diesem Problem. Wenn nur eine einstellige Zahl von Versuchen durchgeführt und die resultierenden Ergebnisse als signifikant verkauft werden, führt das nicht selten zu falschen Schlüssen. Vergleiche zwischen Ergebnissen *in vitro* und *in vivo* sind auch nicht ohne Einschränkungen zulässig. Interpretieren Sie vorsichtig und lesen Sie lieber noch ein paar Artikel, um genau abzuwägen.

Beim Vergleich mit der Literatur sollten Sie sehr gründlich sein. Wenn andere Autoren zu ähnlichen Ergebnissen gekommen sind wie Sie, ist das sehr erfreulich. Andererseits zeigen manchmal Reproduktionen eines Experiments auch Fehler und Limitationen des alten Experiments auf. Verlassen Sie sich also nicht unbedingt auf publizierte Ergebnisse. Vergleichen Sie immer die Umstände, unter denen andere Autoren die Ergebnisse erzielt haben (Versuchstiere, Antikörper usw.). Und nicht zuletzt besteht wissenschaftlicher Erkenntnisgewinn ja auch nicht darin, nur die alten Ergebnisse von anderen zu reproduzieren.

Wenn eine Methode trotz mehrfacher Überarbeitung bei Ihnen und anderen Kollegen nicht funktioniert, kann das auch ein methodisches Problem sein. Dann ist diese Methode eben nicht so super, wie Ihr Doktorvater vielleicht glaubt. Diskutieren Sie solche Überraschungen ebenfalls in der Arbeit (diplomatisch).

11.9 Zusammenfassung

Die maximal eine bis anderthalb Seiten lange Zusammenfassung folgt gewöhnlich auf die Diskussion, entweder als eigenständiger Abschnitt oder als ihr letzter Teil. Hier sollte in komprimierter, leicht nachvollziehbarer Form das Fazit der Promotion gezogen werden. Leitfrage: Wie würden Sie einem Kollegen (der nicht tief in dieses Fachgebiet eingearbeitet ist) auf einem Kongress zwischen zwei Vorträgen kurz und knapp Ihre Arbeit und deren Ergebnisse beschreiben?

Auf Zitate und Zahlenangaben kann man hier verzichten.

Die Zusammenfassung ist einer der am häufigsten gelesenen Abschnitte Ihrer Promotion – Sie sollten daher viel Sorgfalt darauf verwenden, dass sie flüssig zu lesen ist und Ihre Arbeit in gutem Licht dastehen lässt.

11.10 Literaturverzeichnis

Die meisten Promotionsordnungen geben die Art und Weise, wie zitiert werden darf, genau vor.

Häufig verwendete Zitierstile sind Harvard oder Springer, von denen wiederum Varianten existieren: Im Haupttext werden die Referenzen entweder mit einer Nummer ([1]) oder dem Namen des Erstautors und der Jahreszahl zitiert (Smith et al, 2000). Bei mehreren Referenzen wird wie folgt vorgegangen:

- [1-3, 45], bei numerischer Zitierweise
- (Smith et al, 2000; Johnson 1999; Kelly et al, 1975)
- (Smith et al, 2000a; Smith et al, 2000b) bei Referenzen eines Autors aus dem gleichen Jahr.

Bei mehrfachen Zitaten steht das neueste Zitat am Anfang der Aufzählung.

Die Verwendung eines Literaturverwaltungsprogramms (siehe Kapitel 6) macht Ihnen das Leben deutlich leichter. Zudem können Sie mit wenig Aufwand alle Zitate und das Literaturverzeichnis Ihres Dokuments auf einen anderen Stil umstellen, ohne alles von Hand ändern zu müssen, wenn Sie feststellen, dass die Promotionsordnung irgendein Detail doch anders verlangt, als Sie es dachten.

11.11 Lebenslauf & Danksagung

Ein Lebenslauf ist meistens obligatorischer Bestandteil der Arbeit. Wie er gestaltet werden soll, hängt von der jeweiligen Promotionsordnung ab. Schreiben Sie aber bitte keinen Lebenslauf, mit dem Sie sich bewerben möchten. Eine kurze tabellarische Darstellung des Bildungsweges, einige persönliche Angaben und aktuelle Tätigkeit reichen völlig aus.

In die Danksagung gehören alle Menschen hinein, die Sie bei Ihrer Arbeit unterstützt haben. Vergessen Sie nicht, neben dem Doktorvater auch die vielen MTAs und Laboranten zu erwähnen. Am besten schaut man sich einige Danksagungen ehemaliger Promovenden an, um einen Anhalt zu finden, wie „dick aufgetragen" werden soll.

11.12 Rechtschreibung und Grammatik

Eine medizinische Dissertation wird nicht nach ihrer Sprachqualität beurteilt (das würde auch den steigenden Anteil ausländischer Doktoranden benachteiligen) – aber gute Rechtschreibung und Grammatik tragen natürlich zu einem positiven Eindruck bei.

Mit elektronischer Hilfe kann schon beim Schreiben ein Großteil der Fehler gefunden werden (siehe Kapitel 4). Sorgfältiges Korrekturlesen ist aber immer noch empfehlenswert, um der Arbeit den letzten Schliff zu geben. Legen Sie die fertige Arbeit einigen Freunden zur Korrektur vor: Sie werden erstaunt sein, wie viele Fehler trotz mehrfacher eigener Korrektur noch gefunden werden. Wenn man einen Text so oft gelesen hat wie die einzelnen Teile der eigenen Doktorarbeit, sieht man irgendwann den Wald vor lauter Bäumen nicht mehr.

Medizinische Fachkenntnis ist übrigens für eine formale Korrektur nicht erforderlich. Oft hilft vielmehr ein unverstellter Blick.

Die formale Korrektur ist übrigens nicht die Aufgabe Ihres Betreuers.

Maßgeblich in Fragen der Rechtschreibung ist für die meisten Promotionsordnungen der Duden. Es gilt die neue deutsche Rechtschreibung, die mittlerweile nicht mehr ganz so neu ist.

Hier ein paar konkrete Tipps zu Zweifelsfällen, die in Dissertationen häufig vorkommen:

- Zahlen bis 12 werden ausgeschrieben (zwölf), es sei denn, sie werden in Kombination mit einer Einheit genannt (12 mg/dl).

- Es sollten SI-Einheiten verwendet werden, also beispielsweise kJ statt kcal. Zur leichteren Lesbarkeit kann die Nicht-SI-Einheit eventuell zusätzlich genannt werden (mit dem Betreuer absprechen).

- In eingedeutschten lateinischen oder griechischen Begriffen werden Umlaute verwendet („ä", „ö", „ü"), nicht „ae" etc.

- Laut Duden werden in eingedeutschten Begriffen „k" und „z" statt „c" verwendet („Kalzium",

- In nicht eingedeutschten fremdsprachigen Begriffen wird die originale Schreibung beibehalten („Os scaphoideum").

- In Zweifelsfällen („Acetabulum" oder „Azetabulum") entscheiden Sie sich für eine Schreibweise und halten Sie diese konsistent bis zum Ende durch. Vor Abgabe sicherheitshalber noch einmal „Suchen und Ersetzen" im Textverarbeitungsprogramm benutzen.

In Bezug auf die Grammatik sollten Sie darauf achten, dass Sie Zeitformen einheitlich benutzen. Gewöhnlich werden selber durchgeführte Tätigkeiten im Imperfekt geschrieben (auch wenn die Beschreibungen sich auf Ihre früheren Publikationen beziehen). Erkenntnisse und bereits belegte Theorien können im Präsens dargestellt werden. Im Diskussionsteil kann es daher notwendig werden, sowohl Gegenwart als auch Vergangenheit zu verwenden.

Wenn Sie Meinungen anderer wiedergeben, denken Sie daran, den Konjunktiv I zu verwenden: „Die Ansicht von Forscher X, die Funktion des Gens *sei* xyz..." Mit dieser Formulierung können Sie das, was andere geschrieben haben, wahrheitsgetreu wiedergeben und können gleichzeitig offenlassen, ob Sie sich dem Geschriebenen anschließen.

11.13 Stilistische Anmerkungen

Was ist guter Stil in einer wissenschaftlichen Arbeit? Man kann ihn aus dem Zweck der Arbeit ableiten: Neue Ergebnisse sollen wahrheitsgemäß und objektiv dargestellt werden, und zwar so, dass der Leser der Logik der Darstellung leicht folgen kann und – Bonuspunkte dafür – ihm das Lesen auch noch Spaß macht.

Schlechter Stil ist also alles, was diesem Ziel im Weg steht: Wiederholungen an den falschen Stellen, Schachtelsätze, Passivkonstruktionen und die Verwendung unnötig komplizierter Wörter und Wendungen beeinträchtigen die Lesbarkeit. Die Objektivität wird dagegen beeinträchtigt von unsachlichen Einwürfen, Übertreibungen, Wertungen innerhalb des Ergebnisteils und gewollten sprachlichen Verzerrungen, um beim flüchtigen Lesen die Ergebnisse anders erscheinen zu lassen als sie sind.

Daraus kann man einige Faustregeln für guten Stil ableiten:

- Wiederholungen nur dort, wo es in den logischen Ablauf und den Verständnisprozess des (imaginären) Lesers passt – beispielsweise um nur die wichtigsten (!) Ergebnisse am Anfang des Diskussionsteils noch einmal in Erinnerung zu rufen.

- In der Wissenschaft kann man wegen der komplexen Materie kaum die ganze Zeit mit Dreiwortsätzen arbeiten – das wäre außerdem genauso schrecklich zu lesen wie eine Arbeit voller komplizierter Nebensatzkonstruktionen. Sie sollten aber Aktivsätze bevorzugen („Die Ergebnisse zeigen …" statt „Es war festzustellen …") und die Satzlänge variieren. Sehr wichtige Ergebnisse und Schlussfolgerungen sollten Sie eher in kurzen Sätzen präsentieren, damit sie sich besser einprägen.

- „Wir konnten zeigen", „Die vorliegende Arbeit konnte zeigen" oder „Es konnte gezeigt werden"? Ob die Verwendung von „wir" und anderen Personalpronomina gestattet ist oder gern gesehen wird, hängt von Ihrem Betreuer und dem Dekanat ab. Eine Formulierung wie „In der vorliegenden Arbeit …" stößt praktisch nie auf Einwände.

- Sie sollten Fachausdrücke einerseits nicht wahllos durch irgendwelche obskuren deutschen Entsprechungen ersetzen – eine Arbeit aus der Gastroenterologie wird nicht unbedingt lesbarer, wenn Sie beharrlich vom „Zwölffingerdarm", „Leerdarm" und „Krummdarm" schreiben. Zahlreiche Begriffe sind für medizinisch gebildete Leser so gebräuchlich (z. B. „prospektiv" und „retrospektiv", „unilateral" und „bilateral"), dass Sie ihnen durch die Verwendung eines deutschen Begriffs eher Kopfschmerzen machen würden.

- Andererseits sollten Sie aber gebräuchliche deutsche Begriffe nicht durch Fremdwörter ersetzen, um akademischer zu klingen. Ein venöser Zugang kann auch hergestellt statt etabliert werden.

12 Wie schreibe ich ein Paper?

12.1 Warum ein Paper?

Die Publikation wissenschaftlicher Ergebnisse ist wichtiger Bestandteil der wissenschaftlichen Arbeit. „Publish or perish" (publizieren oder untergehen) und andererseits „publish and flourish" (publizieren und gedeihen).

Publizieren bedeutet in der Regel: In einem Peer-Review-Journal publizieren. Hiermit ist der Begutachtungsprozess gemeint, dem eingereichte Artikel unterliegen. Beim Peer Review (in etwa „Begutachtung durch Kollegen") wird ein Manuskript an Wissenschaftler weitergereicht, die im gleichen oder einem ähnlichen Gebiet forschend tätig sind. Immer wieder wird Kritik an dieser Vorgehensweise laut: Gutachter seien kaum dazu bereit, ungewöhnliche Ergebnisse ernsthaft zu prüfen, weil sie an althergebrachten Vorstellungen hingen; die fehlende Bezahlung für Gutachter führe dazu, dass gute Leute kaum motiviert seien, als Gutachter in den Prozess einzusteigen; und schließlich verzögere diese Vorgehensweise die Publikation neuer Ergebnisse oft um mehr als ein Jahr. Vielleicht kann man über den Peer Review sinngemäß das Gleiche sagen, was Winston Churchill über die Demokratie gesagt hat: Peer Review ist das schlechteste Begutachtungsverfahren, aber es gibt kein besseres.

Obwohl das Publizieren für Wissenschaftler so wichtig ist, werden das Handwerk und die Kunst des wissenschaftlichen Schreibens an medizinischen Fakultäten kaum gelehrt. Daher geben wir Ihnen mit diesem Kapitel einen kurzen Leitfaden an die Hand, der Ihnen den Start hoffentlich erleichtern wird.

Vom Aufbau des Artikels her macht es keinen Unterschied, ob Sie auf Deutsch oder Englisch schreiben. Aus welchen Abschnitten ein Paper besteht, variiert vielmehr geringfügig von Journal zu Journal.

Das Schreiben auf Englisch dauert für die meisten deutschen Muttersprachler natürlich länger als das Schreiben auf Deutsch (und bedarf vermutlich noch sorgfältigerer Korrektur). Es ist aber keine unüberwindliche Hürde, und hinzu kommt: Wenn Sie tatsächlich richtig schlechte Englischkenntnisse haben sollten, aus welchem Grund auch immer, werden Sie sowieso nicht umhin kommen, diese aufzubessern. Englisch hat im Medizin- und Wissenschaftsbetrieb mittlerweile fast die gleiche Rolle wie früher Latein und Griechisch.

Es beeinträchtigt Ihre Berufschancen deutlich, wenn Sie es nicht beherrschen – also ist jetzt genau die richtige Zeit, um sich näher damit zu befassen.

Wenn Sie eine Karriere in der Wissenschaft anstreben, wird dieses Paper nur das erste von vielen sein. Um sich in der Medizin zu habilitieren, muss man sehr produktiv forschen und noch produktiver schreiben.

Auch wenn Sie definitiv nicht weiter wissenschaftlich tätig sein wollen, wird sich die Publikation einerseits positiv auf die Note Ihrer Doktorarbeit auswirken – und andererseits werden Sie stolz sein, wenn Sie den gedruckten Artikel mit Ihrem Namen in Händen halten. (Oder das fertige PDF herunterladen können, um an dieser Stelle etwas realistisch zu sein.)

Es gibt immer noch einige gern gelesene Zeitschriften in den meisten Fachgebieten, die auf Deutsch veröffentlichen. Da die meisten Manuskripte aber in englischsprachigen Zeitschriften veröffentlicht werden (und diese meist mehr Impact-Punkte versprechen), wird der Schwerpunkt in diesem Kapitel auf diesen liegen.

12.2 Vor dem Schreiben

Unabhängig davon, in welcher Sprache Sie schreiben, sollten Sie als Anfänger einige Punkte beachten:

- Sprechen Sie genau mit Ihrem Betreuer über das geplante Manuskript.
- Erstellen Sie mit wenigen Worten ein Konzept (auch grafisch), in dem folgende 4 Fragen beantwortet werden:
    - o Was ist das Ergebnis der Forschungsarbeit? (message)
    - o Was ist das richtige Format für mein Ergebnis? (format)
    - o Wer soll meine Ergebnisse lesen? (audience)
    - o Welche ist die richtige Zeitschrift für eine Publikation? (journal)
- Kaufen oder leihen Sie sich ein gutes englisches Wörterbuch (z. B. Pons Globalwörterbücher) und einen englischen Thesaurus, oder bookmarken Sie sich die entsprechenden Online-Wörterbücher in Ihrem Browser.

- Kaufen oder leihen Sie sich ein Buch über das englischsprachige wissenschaftliche Schreiben. Empfehlenswert sind z. B. „Successful scientific writing. A step-by-step guide for the biological and medical sciences" von J.R. und R.W. Matthews (ISBN 978-0521550888), "Scientific English" von Christian und Robert Hrdina (ISBN 978-3861173090) und ganz besonders "Writing Scientific English: A Workbook" von Tim Skern (ISBN 978-3825236199).

- Besorgen Sie sich auch Literatur darüber, wie englische Fachtexte gelesen und bewertet werden sollen, beispielsweise „How to read a paper – Basics of Evidence Based Medicine" von Trisha Greenhalgh (ISBN 978-1118800966).

- Planen Sie genügend Zeit für die Erstellung ein: mindestens eine Woche täglichen Schreibens und Lesens. Realistischer sind allerdings zwei und mehr Wochen Schreib- und Lesearbeit.

- Nehmen Sie notwendige Korrekturen von Kollegen und Betreuern nicht persönlich. Je mehr an diesem Projekt beteiligt sind, desto umfangreicher werden die Korrekturen sein.

12.2.1 Die „Message" Ihrer Arbeit

Mal ehrlich: Haben Sie zu Beginn Ihrer Arbeit vom Betreuer schon eine verständliche Arbeitshypothese vorgestellt bekommen? Wohl eher nicht. Beim Abfassen eines Manuskripts kommt es aber darauf an, dass Sie die genau kennen, denn ein Paper soll ja eine Antwort auf eine Fragestellung geben. Gefragt ist eine konkrete Aussage bezüglich einer wissenschaftlichen Fragestellung.

Nehmen Sie sich einmal die Zeit, um genau die von Ihnen erbrachten Ergebnisse in eine kurze, prägnante „Message" zu verpacken und damit klar zu einem Problem Stellung zu nehmen. Das wird Ihnen beim ersten Versuch vermutlich gar nicht so leicht fallen.

12.2.2 Das richtige Format

Wissenschaftliche Ergebnisse lassen sich in verschiedenen Kategorien publizieren. Für Sie kommen dabei in der Regel nur folgende in Frage:

- Originalarbeit (Research article)
- Fallbericht (Case history oder Case report)
- Übersichtsarbeit (Review) mit oder ohne Metaanalyse (Metaanalysis)

Die von Wissenschaftlern so begehrten Impact-Punkte gibt es in der Regel nur für Originalarbeiten, und nur in besonderen Fällen auch für Fallberichte oder Übersichtsarbeiten (letzteres zum Beispiel bei einem guten systematischen Review mit Metaanalyse).

Wenn Sie selbst im Labor gestanden oder eine ganze Reihe von Patienten untersucht haben, können Sie Ihre Ergebnisse in Form einer Originalarbeit einem Journal anbieten.

Um einen Fallbericht handelt es sich, wenn Sie einen oder wenige einzelne Patientenfälle beschreiben, die besondere Charakteristika haben, die für andere Ärzte und Wissenschaftler interessant sein könnten. Es kann beispielsweise um bisher unbekannte klinische Entitäten gehen, um das Zusammentreffen von zwei seltenen Krankheiten, um eine ungewöhnliche Manifestation einer häufigen Erkrankung oder um ungewöhnliche bzw. seltene unerwünschte Effekte von Arzneimitteln.

Übersichtsarbeiten bzw. Metaanalysen werden eher von erfahreneren Wissenschaftlern geschrieben, denn das Verfassen fällt einem leichter, wenn man schon fundierte Kenntnisse auf dem entsprechenden Gebiet hat. Für einen Promovenden sind diese Arten der Publikation sicherlich nicht erste Wahl. Allerdings kann es passieren, dass Ihr Betreuer ein solches Projekt an Sie heranträgt, das Sie im Rahmen der Literatursuche für Ihre Arbeit angehen sollen. Reviews sind in der wissenschaftlichen Welt recht angesehen, bringen aber für Sie keine Impact-Punkte. Ein bekannter Verlag, in dessen Journals Reviews veröffentlicht werden, ist Annual Reviews[38].

Populärwissenschaftliche Artikel, z. B. für Tageszeitungen oder Magazine, sind keine wissenschaftlichen Artikel und erbringen natürlich auch keine Impact-Punkte. Trotzdem kann es sehr interessant und lohnenswert sein, wissenschaftliche Ergebnisse auch für die Allgemeinheit verständlich zu formulieren und zu veröffentlichen.

[38] http://www.annualreviews.org

12.2.3 Die zukünftige Leserschaft

Praktisch alle wissenschaftlichen Autoren gehen davon aus, dass ihre Forschungsleistungen von wesentlich mehr Menschen beachtet und gelesen werden, als es dann tatsächlich geschieht. Dieses Phänomen führt zu einer Flut an Manuskripten, die an die renommiertesten (und auch alle anderen) Zeitschriften geschickt werden. Aufgrund dieser Wettbewerbssituation werden bei weitem nicht alle Manuskripte auch zur Publikation angenommen. Viele werden schlicht abgelehnt – und selbst, wenn man Ihr Manuskript annimmt, müssen Sie mit einer langen Liste von Änderungen rechnen, die die Gutachter von Ihnen verlangen.

Je genauer Sie die Frage Ihrer Leserschaft beantworten und je genauer Sie ein damit verbundenes Journal einkreisen, desto besser stehen die Chancen, dass Ihr Manuskript akzeptiert wird, denn: Man kann alles irgendwo publizieren.

12.2.4 Das richtige Journal oder die „Nadel im Heuhaufen"

Die Auswahl des Journals hat ganz wesentlichen Einfluss auf Ihre Chancen zur Publikation. Einen Fallbericht an eine Zeitschrift zu schicken, die nur Originalarbeiten veröffentlicht, ist verschwendete Energie. Zumal Sie eine Arbeit, die von einem Journal abgelehnt wurde, nicht unverändert an das nächste Journal schicken können: Der Inhalt kann zwar der gleiche bleiben, aber jedes Journal will Gliederung etwas anders sehen, hat eigene Vorstellungen von der Formatierung von Überschriften und Zitaten und hat seine eigenen Anforderungen an Einwilligungserklärungen von Patienten und Co-Autoren.

Die Wahl des Journals sollte also als erstes mit dem Betreuer diskutiert werden. Oft wurde aus einer Arbeitsgruppe schon ein Artikel in einer bestimmten Zeitschrift publiziert oder der Ordinarius ist selbst Editor. Das verbessert die Chancen ungemein.

Andere Möglichkeiten, um das richtige Journal zu finden: Diskussionen mit Kollegen oder eine Suche nach verwandten Themen auf PubMed (www.pubmed.gov).

Ein sehr angesehenes Journal muss im Einzelfall nicht das richtige Journal für die eigene Publikation sein – man sollte versuchen, den Stellenwert der eigenen Arbeit realistisch einzuschätzen. Auch, wenn

Sie hervorragende Arbeit geleistet haben, kann die Aussagekraft Ihrer Arbeit beispielsweise durch eine eher geringe Anzahl an Probanden begrenzt sein.

Wenn Sie mehrere Journale in die nähere Auswahl gezogen haben, besuchen Sie deren Webseiten und schauen, ob Ihre Arbeit in das Themenspektrum (Scope) des Journals passt, ob die entsprechende Kategorie (z. B. Fallbericht) dort veröffentlicht wird und wie die formalen Anforderungen sind.

Beantworten Sie die folgenden Fragen, um die passende Zeitschrift zu finden:

- Ist die Zeitschrift eine primär wissenschaftliche Zeitschrift? Es gibt medizinische Zeitschriften (z. B. die Medical Tribune), die keine wissenschaftlichen Zeitschriften sind, sondern eher Nachrichten und Berufspolitik publizieren.
- Ist die von mir beabsichtigte Publikation in diesem Journal möglich (Scope of the journal)?
- Sind ähnliche Forschungsarbeiten schon einmal dort veröffentlicht worden?
- Ist die Leserschaft des potenziellen Journals tatsächlich auch für meine Arbeit die passende?
- Welche Formate lässt die Zeitschrift zu (z. B. Originalarbeiten, Kasuistiken)?
- Was steht auf der Seite„Information for Authors“ oder „Author Guidelines“?
- Wie lang dauert es, bis ein Manuskript evaluiert und gedruckt wird? Auf bereits veröffentlichten Arbeiten steht oft klein auf der ersten Seite, wann sie erstmals eingereicht wurden, wann die Revision eingereicht wurde und wann sie schließlich angenommen wurde.

Wenn Sie die passende Zeitschrift gefunden haben, ist für Sie als nächstes die Sektion „Information for Authors“ oder „Author Guidelines“ von Interesse. Schreiben Sie das Paper von Anfang an gleich nach den Guidelines der Redaktion, damit ersparen Sie sich viel Arbeit.

Wenn Sie sich trotz Durchsicht der Verlagsunterlagen nicht sicher sind, ob eine bestimmte Zeitschrift Ihr Manuskript zum Review annehmen wird, besteht immer noch die Möglichkeit, den Editor der Zeitschrift zu fragen. Verpacken Sie ihre Frage aber diplomatisch. Fragen Sie z. B. "Are you willing to consider for publication a 20-page article about a prospective study on the effects of...?" Fragen Sie nicht direkt „Will you publish..." – denn diese Entscheidung hängt ja von der Empfehlung der Gutachter ab. Eine klare Antwort des Editors erspart Ihnen eine Menge Zeit beim Suchen des passenden Journals.

12.2.4.1 Open-Access-Journale Open Access – also die (kosten-) freie Zugänglichkeit wissenschaftlicher Artikel – setzt sich erfreulicherweise in der Wissenschaft immer mehr durch (siehe auch Abschnitt 5.5).

Wenn Sie sich für ein Journal mit Open-Access-Policy entscheiden, sollten Sie aber kurz recherchieren, wie das Geschäftsmodell des Journals ist. Es gibt Zeitschriften, die für die Publikation von Open-Access-Artikeln Geld von den Autoren verlangen, oder eine kostenpflichtige Mitgliedschaft. Wenn dies der Fall sein sollte, klären Sie rechtzeitig, ob Ihr Institut willens ist, diese Kosten zu tragen (oder ob sie in Ihr persönliches Budget passen).

12.2.5 Literatursuche

Noch vor dem eigentlichen Schreiben sollten Sie eine Literaturdatenbank anlegen – siehe dazu auch Kapitel 6. Für eine Kasuistik (einen Fallbericht) benötigen Sie weniger Literatur als für eine Originalarbeit, und für diese wiederum weniger als für eine Übersichtsarbeit. Oft gibt das Journal eine Obergrenze vor, wie viele Arbeiten Sie zitieren dürfen. Sie können natürlich weitaus mehr Arbeiten in Ihre Literaturdatenbank aufnehmen, denn Sie müssen Sie ja hinterher nicht alle zitieren.

12.2.6 Abbildungen, Tabellen & Grafiken

Noch vor dem eigentlichen Schreiben sollten auf Papier die Abbildungen und Grafiken schematisch aufgezeichnet werden. Bereits im Vorfeld lassen sich bestimmte Diagrammtypen festlegen (macht ein Histogramm Sinn?). Auch die Anordnung von experimentellen Ergebnissen in einer logischen Reihenfolge erleichtert das Schreiben. Lassen sich vielleicht Ergebnisse in einer Abbildung kombinieren? Lassen sich Laborwerte in einer Tabelle darstellen?

Bei Tabellen sollte allerdings darauf geachtet werden, dass sie nicht zu groß und unübersichtlich geraten. Eine Tabelle, die eine oder mehrere A 4-Seiten umfasst, ist schwierig zu erfassen und wirkt schnell unübersichtlich. Im Allgemeinen können 1.000 Worte Manuskript von einer Tabelle begleitet sein, d. h. eine Tabelle auf vier doppelzeilige Manuskriptseiten mit einem Rand von jeweils 2,5 cm. In Tabellen sollten nur Informationen stehen, die nicht schon im Text aufgeführt worden sind. Eine doppelte Darstellung der Daten ist auf jeden Fall zu vermeiden. Gute Tabellen können leicht und ohne Referenz zum Text verstanden werden. Alle Tabellen in einem Manuskript sollten ein ähnliches Erscheinungsbild haben, um Vergleiche zu erleichtern. Die Benutzung ähnlicher Terminologie und Tabellentitel ist dabei vorteilhaft.

Zur Anordnung der Daten in Tabellen: Unabhängige Variablen sollten nach Möglichkeit horizontal (in rows) und abhängige Variablen vertikal (in columns) angeordnet werden. Leser können z. B. Zahlen in vertikaler Anordnung besser verstehen als in horizontaler Anordnung.

Am besten ist es natürlich, wenn der Tabellenstil einer jeweiligen Zeitschrift genau eingehalten wird. Ein Blick in bisher erschienene Ausgaben lohnt sich auf jeden Fall. Die Verwendung mehrerer Einheiten sollte genauso vermieden werden wie die Angabe von Patientencodes (z. B. D-12). Geben Sie immer die Größe der untersuchten Population an (z. B. n=200). Angaben von Maßeinheiten sollten immer dem SI-System folgen. Statistische Daten in Tabellen enthalten meist eine Angabe des Testverfahrens (falls mehrere zum Einsatz kamen) und eine Angabe zum Signifikanzniveau (z. B. Students t-Test, p< 0,05). Vermieden werden sollte die Angabe so genannter pseudo-akkurater Werte, wie 0,003456. Dies verwirrt nur und täuscht eine Messgenauigkeit vor, die in der Realität gar nicht erreicht werden kann.

Wenn Sie Patientenfotos veröffentlichen wollen, müssen Sie die schriftliche Zustimmung des Patienten einholen. Das kann manchmal einige Zeit dauern, daher sollten Sie rechtzeitig den Patienten informieren und mit ihm sprechen. **Publizieren Sie niemals Pati-**

entenmaterial ohne Zustimmung des Patienten. Das kann, neben einer Ablehnung des Manuskripts, auch üble Konsequenzen durch die Ethikkommission der Fakultät zur Folge haben. Mittlerweile lassen sich nämlich auch viele Verlage die schriftliche Zusage des Patienten zur Publikation vorlegen.

Viel Wert sollte auf die Erstellung von aussagefähigen Legenden der Abbildungen oder Tabellen gelegt werden. Neben einer kurzen Beschreibung der Daten müssen Legenden Informationen z. B. zu Färbetechniken, Maßstäben usw. geben. Die Abbildung muss nur durch Lesen der Legende verständlich sein. Aber wenn die Legende mehr Platz beansprucht als die eigentliche Tabelle, sollten Sie überlegen, sich kürzer zu fassen.

12.2.7 Planung des Schreibprozesses

12.2.7.1 Outlines Immer dann, wenn ein Manuskript organisiert werden soll, ist die Erstellung eines roten Fadens (Outline) sehr sinnvoll. Das menschliche Denken läuft bei den meisten Menschen raster- bzw. schubladenförmig ab, und das spiegelt eine Outline gut wider.

Beim Schreiben ist es wichtig, dass Ideen, Fakten und Gedanken entweder chronologisch oder in anderen Reihenfolgen dargestellt werden. Outlines werden nicht von allen professionellen Schreibern als sinnvoll erachtet. Nur der, der genau weiß, was er sagen will, kann einen brauchbaren Outline schreiben. Aber wer weiß das immer am Anfang schon so genau?

Für bestimmte Formate ist eine Outline sinnvoll. Ein Fallbericht schreibt sich besser, wenn man alle Symptome chronologisch auflistet. Ein vollständiger Review über das Bronchialkarzinom sollte auch weniger häufige Metastasierungsorte nennen und die Überlebensraten verschiedener Therapieformen gegenüberstellen. Um das nicht zu vergessen, kann ein Outline helfen. Ob der Outline zunächst auf Papier oder elektronisch erstellt wird, bleibt dem persönlichen Geschmack überlassen. Word ist übrigens bestens dafür geeignet. Ein Beispiel für eine alphanumerische Outline ist nachfolgend abgebildet:

1. Einführung

    a. Historische Aspekte der Tuberkulose

    b. Aktuelle Zahlen

2. Diagnostik
   a. Anamnese
   b. Bildgebung
      i. Konventionelles Röntgen
      ii. Computertomographie
   c. Laborchemische Untersuchung

Neben alphanumerischen Outlines gibt es eine ganze Reihe weiterer Möglichkeiten, Ergebnisse, Fakten etc. darzustellen. Häufig finden sich Darstellungen von Ursache-Wirkungsbeziehungen, Vor- und Nachteile z. B. eines bestimmten Medikaments, Reihenfolgen von Wichtigkeiten, funktionale Betrachtungen, z. B. stark vereinfachte versus komplexe Darstellungen biochemischer Prozesse. Je nachdem, welche Fragestellungen bearbeitet werden, kann die Auswahl einer Outline-Variante Vorteile bringen. Mit zunehmender Erfahrung wird dieser Prozess einfacher.

12.2.7.2 Brainstorming, Mindmap & Co. Sie können eine (vollständige) Outline nur schreiben, wenn Sie wissen, was Sie schreiben wollen. Wenn das nicht der Fall ist, sondern Sie eine Menge einzelner Informationen und Aspekte im Kopf haben, die sich noch nicht so recht in eine Struktur fügen wollen, fangen Sie besser mit einer Mindmap (oder Concept Map) an.

In die Mitte eines Blatt Papiers schreibt man dazu in einen Kreis oder eine Box einen Schlüsselbegriff. Ausgehend davon sollen alle Unterpunkte, die einem zu diesem Schlüsselbegriff einfallen, aufgeschrieben werden. Verbindungen werden durch Linien dargestellt. Besonders für visuell orientierte Menschen scheinen Mindmaps eine sehr effektive Darstellungsform zu sein.

Eine Mindmap kann zum Beispiel aus einem Brainstorming entstehen. Brainstorming ist eine Technik, bei der ein Einzelner oder eine Gruppe so viele Gedanken wie möglich zu einem bestimmten Problem aufzählen. Es geht dabei weniger um die Qualität als um die Quantität. Für wissenschaftliches Schreiben ist der Computerbildschirm optimal, um seine Gedanken untereinander aufzulisten. Beim Schreiben sollten Sie bewusst nicht auf die Wertigkeit der Gedanken eingehen, sondern einfach nur Ihre Ideen aufschreiben.

Wenn Sie auf diese Art alles festgehalten haben, was wichtig ist oder wichtig werden könnte, können Sie in einem zweiten Schritt die Inhalte strukturieren, beispielsweise wie oben beschrieben in einer Outline.

12.3 Das eigentliche Schreiben

Ein wissenschaftliches Manuskript eines Originalartikels ist zumeist in folgende Abschnitte gegliedert:

- Titelseite (title page)
- Zusammenfassung (summary) + Schlüsselwörter (key words)
- Einführung (Introduction)
- Material & Methoden (materials & methods)
- Ergebnisse (results)
- Diskussion (discussion)
- Schlussfolgerung (conclusion)
- Referenzen (references)
- Abbildungslegenden (figure legends)
- Abbildungen (figures)

Text und Abbildungen werden bei wissenschaftlichen Manuskripten meist nicht als eine Einheit geschrieben, sondern getrennt eingereicht (als .docx und .jpg oder anderen vom Journal geforderten Formaten). Kasuistiken folgen der oben genannten Struktur in leicht abgewandelter Form. Reviews und Metaanalysen haben eine andere Struktur.

Passen Sie die Textverarbeitungssoftware vor dem Schreiben an den Stil der Zeitschrift an. Kleinigkeiten wie laufende Titel in der Kopfzeile, Seitennummern rechts unten usw. sollten einen Reviewer nicht ärgern. Sie wissen schon, Formalisten gibt's überall.

Ein Manuskript sollte kontinuierlich geschrieben werden. Dafür müssen Sie sich Zeit nehmen. Wem dies zu Hause besser gelingt, der sollte das Institut eben eher verlassen und dort arbeiten. Um einen guten Einstieg zu finden, eignet sich besonders der Abschnitt Material & Methoden. Oftmals liegen schon fertige Texte vor, die nur noch umformuliert und an die Zeitschrift angepasst werden müssen (kein Copy & Paste!).

Noch ein paar konkrete Tipps für den Schreibvorgang:

- Versuchen Sie immer, im Fluss zu bleiben. Kontinuierliches Schreiben, auch in kleineren Portionen, gibt Ihnen das Gefühl des Vorwärtskommens und hilft Ihnen, sich der Aufgabe zu stellen.

- Setzen Sie sich ein realistisches Ziel und schreiben Sie so lange, bis dieses Ziel erreicht wurde. Schreiben Sie in Blöcken und hören Sie nicht am Ende eines Blocks auf, sondern besser in der Mitte eines Satzes oder eines Gedankens. Das erleichtert den psychologischen Einstieg beim nächsten Mal.

- Erkennen Sie rechtzeitig Zeichen des Ermüdens und des Nachlassens der Kreativität. Wenn die Arbeit an einem bestimmten Abschnitt zu schwierig werden sollte, schreiben Sie an einem anderen Abschnitt weiter. Ein neuer Abschnitt stimuliert das Gehirn, und es lassen sich noch brauchbare Ideen zu Papier bringen. Alternativ kann man auch in einem separaten Dokument einfach schreiben, aus welchen Gründen man gerade eine Schreibblockade hat. Erstaunlicherweise haben Forscher herausgefunden, dass dieser Schritt die Hemmungen abbaut und neue Gedanken zum eigentlichen Projekt entstehen lässt.

- Wenn Sie eine heraufziehende Schreibblockade bemerken oder unkonzentriert werden, lockern Sie sich für ein paar Minuten mit Sport, Musik oder etwas anderem auf und schreiben dann an einem anderen Abschnitt weiter. Keinesfalls sollte Unkonzentriertheit zu einem Abbrechen der Schreibtätigkeit für den restlichen Tag führen.

- Das Essen spielt eine große Rolle beim Schreiben. Wer intensiv denkt und schreibt, kennt diese Momente des plötzlichen Hungers beim Tippen. Wer keine Essenspausen einhalten möchte, sollte leichte Nahrung, z. B. Obst, bevorzugen. Es macht keinesfalls müde und kann auch mit einer Hand gegessen werden. Achten Sie immer auf ausreichende Flüssigkeitszufuhr. Nach der fünften Tasse Kaffee wird kein stimulierender Effekt mehr beobachtet werden. Wasser, ungesüßte Säfte oder Saftschorlen haben sich in der Praxis als besonders empfehlenswert erwiesen.

- Wenn das passende Wort auf der Zunge liegt, aber es einem partout nicht einfallen will: Erst mal einen Wortfüller einsetzen. Amerikaner benutzen häufig den Namen des Lieblings-Baseballteams oder Basketballers. Wenn eine Idee oder eine Aussage nicht formuliert werden kann, liegt es daran, dass sie noch nicht genau durchdacht wurde. Überdenken sie den Punkt genauer – danach fällt es leichter, den Gedanken auszudrücken.

- Irgendwann kommt der Moment, ab dem die Gedanken einfach nicht mehr fließen. Man kaut auf dem Stift herum, schaut in die Landschaft, fängt an, etwas zu trinken usw. Typische Zeichen einer beginnenden Schreibhemmung. Viele verschiedene Strategien wurden entwickelt, um dieser Situation zu begegnen. Einige Experten empfehlen Jazzmusik, andere, einfach die einem dann durch den Kopf gehenden Gedanken aufzuschreiben. Am besten ist es allerdings zu wissen, dass die erste Version eines Manuskripts eben die erste Version ist und durchaus Fehler, Inkonsistenzen usw. enthalten kann. Man sollte daher die ganze Sache von der positiven Seite nehmen. Eine fertige erste Fassung bedeutet, dass der schlimmste Teil überstanden ist und man sich gratulieren sollte.

12.4 Wie präsentiere ich meine Daten?

Die meisten biomedizinischen und klinischen Publikationen enthalten mindestens eine Abbildung und eine oder mehrere Tabellen. Doch welche Daten kann man sinnvoll in einer Tabelle oder in einem Diagramm darstellen? Tabelle 12 .1 vermittelt einen groben Überblick über die verschiedenen Möglichkeiten.

Tabelle 12.1: Daten und ihre Darstellung.

Art der Daten	Mögliche Darstellungsformen
Rohdaten, exakte Messwerte	Tabelle, Liste
Trends, Beziehungen zwischen Variablen	Liniendiagramm (Line graph)
Unterschiede von Daten, Datenvergleiche	Säulendiagramm (Bar graph)
Komplexe Beziehungen, Signalwege, Prozesse	Diagramm
Sequenzielle Abläufe	Flussdiagramm (Flow chart)
Klassifizierung von Daten	Tabelle, Liste, Piktogramm
Beschreibung von Teilen	Schema (Schematic)
Beschreibung von Prozessen, Organisationen	Piktogramm, Flussdiagramm
Vergleiche/Kontraste	Piktogramm, Kreis-, Säulendiagramm (Pie chart)
Veränderungen eines Zustandes	Linien-, Säulendiagramm
Proportionen	Kreis-, Säulendiagramm
Beziehungen	Tabelle, Liniendiagramm
Kausalzusammenhänge	Flussdiagramm, Piktogramm
Objektbeschreibungen	Schema, Zeichnung, Photographie
Hierarchien	Fluss-, Blockdiagramm

Beim Schreiben eines Manuskripts sollten Wiederholungen der Daten im Text oder in einer Grafik vermieden werden. Allerdings kann der zu häufige Einsatz von Grafiken und Tabellen die Lesbarkeit deutlich erschweren, denn man springt von Abbildung zu Tabelle, von dort zum Text und zurück.

Bei der Erstellung einer Tabelle müssen einige Punkte bedacht werden (s. u.). Eine Tabelle sollte abhängig von Leserkreis und Journal sorgfältig zusammengesetzt werden. Besonders komplexe Zahlen, z. B. Labordaten oder Ergebnisse klinischer Untersuchungen, lassen sich gut in Tabellenform darstellen. Es sollte pro 1.000 Worte Text nicht mehr als eine Tabelle verwendet werden (entspricht etwa einer Tabelle auf vier Manuskriptseiten). Wenn die Daten in einem Manuskript etwa dreimal so viel Platz wie in einer Tabelle benötigen, sollte die Tabellenform gewählt werden. Eine Tabelle sollte stets ein unabhängiger, aber integraler Bestandteil eines Manuskripts sein. Ein Leser sollte eine Tabelle verstehen können, ohne den Text zusätzlich zu lesen. Alle Tabellen in einem Manuskript sollten in einem ähnlichen Format gestaltet werden. Ein logischer Aufbau ist selbstverständlich, d. h. jede Tabelle hat eine Legende, die Spalten und

Zeilen müssen beschriftet sein, und bei numerischen Daten sollten die Felder auch ausgefüllt sein.

Schreiben Sie in einem Manuskript nicht „Wie in obiger Tabelle...“, denn Sie können nicht wissen, an welcher Stelle die Tabelle im gedruckten Paper schließlich stehen wird. Achten Sie genau auf die Vorgaben des jeweiligen Journals, d. h. auch bei Tabellen wird normalerweise eine doppelzeilige Schreibweise gewünscht.

Die Anzahl der untersuchten Population oder deren Anteil, z. B. $n = 30$, sollte stets angegeben werden. Die Verwendung von SI-Einheiten wird von vielen professionellen Autoren bevorzugt. Wenn Prozentangaben gemacht werden, sollte auch immer die Zahl, auf die sich die Prozente beziehen, angegeben werden. Zahlen wie 6.234.543 sollten möglichst gerundet und in einer sinnvollen Einheit aufgeführt werden, d. h. 6.2 Mio.

Statistische Daten sind mit besonderer Vorsicht darzustellen. In Fußnoten sollten immer die statistischen Methoden angegeben werden oder beispielsweise bei Angaben wie 5,3 ± 0,3 (Mittelwert ± SD). Dabei sollte jedoch nicht jedes Detail eines statistischen Tests angegeben werden, d. h. bei einer Vierfelder-Tafel muss nicht der F-Wert angeführt werden.

Nutzen Sie den Raum in einer Tabelle sinnvoll, erstellen Sie jedoch keine überproportional großen Tabellen, denn die sind nicht übersichtlich. Ähnliche Prinzipien gelten für Abbildungen. Auch sie sollten integrale Bestandteile eines Manuskripts sein. Eine wissenschaftliche Abbildung sollte eine Information darstellen, sie ist kein Designobjekt und daher frei von Schnörkeln, Verzierungen, verschiedenen Schriftarten usw.

Liniendiagramme sind die am häufigsten verwendeten Diagramme in der wissenschaftlichen Schreibweise. Die meisten Leser bevorzugen aber Säulendiagramme, weil sie einfacher zu interpretieren sind. Wenn Liniendiagramme verwendet werden, sollten die Linien ausreichend stark gezeichnet und die Legende klar verständlich sein. Symbole wie Dreiecke oder Kreise helfen, die Linien zu unterscheiden. Logarithmische Skalen sind in wissenschaftlichen Kreisen ebenfalls sehr beliebt. Säulendiagramme eignen sich gut für die Darstellung von Unterschieden. Piktogramme sind im Prinzip Säulendiagramme, in denen die Säulen durch Symbole ersetzt wurden.

Lassen Sie bei der Auswahl der graphischen Darstellung Ihrer Phantasie (zunächst einmal) freien Lauf und experimentieren Sie anfangs mit möglichen Formen. Es sollte immer die bestmögliche Abbildungsform gewählt werden. Fragen Sie aber auch kritisch, ob die Abbildung wirklich sein muss. Die beste Farbabbildung nützt Ihnen nichts, wenn die Zeitschrift 1.500 USD pro Bild abrechnet und Sie (oder Ihr Institut) diesen Betrag gerade nicht „übrig" haben. Das ist ein durchaus realistischer Betrag, der viele Autoren zunächst abschrecken und wahrscheinlich doch eine S/W-Form wählen lassen wird.

Komplexe Messeinrichtungen wie Zellsorter oder Massenspektrographen sind nicht jedem Leser sofort verständlich. Oftmals kann eine Illustration zum Messaufbau die gemessenen Werte verständlicher machen.

12.5 Manuskripte in deutscher Sprache

Schreibstil, Grammatik und Orthographie für deutsche Manuskripte siehe Kapitel 11.

12.6 Manuskripte in englischer Sprache

Englischsprachige Manuskripte sind für Anfänger schwerer als deutsche zu verfassen – auch, wenn man gutes umgangssprachliches Englisch spricht, denn Stil, Zeitformen und Grammatik müssen den wissenschaftlichen Gegebenheiten angepasst werden. Erfahrungsgemäß ist es mehr als sinnvoll, bereits Outline, die Ideen zu Abbildungen usw. in Englisch zu schreiben. Am Anfang wird vielleicht besonders das Fachvokabular Schwierigkeiten bereiten. Da hilft nur das Lesen vieler englischer Artikel und der Griff zum Wörterbuch. Und es gilt natürlich: Übung macht den Meister (oder, in der leicht pessimistischen englischen Version: „The life so short, the craft so long to learn").

Eine sehr wertvolle Referenz für englischsprachige Manuskripte ist das „Manual of Style" der American Medical Association (ISBN 978-0195392036). Dieses Buch gibt erschöpfend Auskunft darüber, wie ein Artikel vorbereitet werden sollte, es informiert über den Stil, die korrekte Terminologie und Angabe von Einheiten, über Grammatik, Statistik, Studiendesign und vieles mehr. Es gibt auch eine

Online-Version[39], die jedoch kostenpflichtig abonniert werden muss. Die meisten Unibibliotheken haben das Buch vorrätig.

12.6.1 Der Einsatz von Rechtschreib- und Grammatikprogrammen

Die gängigen Programme zur Prüfung der Rechtschreibung und Grammatik lassen sich einfach von Deutsch auf Englisch umstellen – mehr dazu in Abschnitt 4.8 (in dem wir auch vom Einsatz einer Übersetzungssoftware abraten).

In Word und LibreOffice sind diese Programme (mit Thesaurus) bereits enthalten: In Word im Ribbon „Überprüfen“ in der Gruppe „Rechtschreibung“, im LibreOffice Writer im Menü „Werkzeuge“ bzw. „Tools“.

12.6.2 Capitalization (Großschreibung)

Dies ist selbst für Muttersprachler ein Problem. Empfehlenswert ist in Zweifelsfällen natürlich der Blick ins Wörterbuch (online oder gedruckt) – hier nur ein paar Faustregeln:

- Substantive und Eigennamen werden auch im Englischen gewöhnlich groß geschrieben (z. B. Boston terrier).

- Produktnamen (trade names) können manchmal tückisch sein. So ist der Begriff Vaseline ein Handelsname, der allgemeine Name lautet jedoch im amerikanischen Englisch petroleum jelly. Handelsnamen sollten nicht gedankenlos synonym mit den allgemein bekannten Begriffen verwendet werden.

- Klein geschrieben werden im Englischen häufig Dinge wie Chemikalien, Namen von Generika, Krankheiten oder anatomische Begriffe. Auch von wissenschaftlichen Namen abgeleitete Bezeichnungen für Pflanzen und Tiere werden klein geschrieben. Beispiele sind tuberculosis, adenovirus, malaria, cranial nerve. Bei German measles (Röteln) dagegen wird das German groß geschrieben.

[39] http://www.amamanualofstyle.com

- Wichtige Worte im Manuskripttitel sollten groß geschrieben werden. Das gilt nicht für Artikel (a, an, the), Konjugationen (and, or) und Präpositionen (with, on, between). Beispiel: *A Solitary Chest Wall Metastasis from a Primary Unknown Hepatocellular Carcinoma*. Aber: Einige Journale weichen von diesem Schema ab, also einfach die Titel bereits erschienener Artikel anschauen.

12.6.3 Fremdwörter in englischen Manuskripten

Ähnlich der deutschen Sprache wurden auch im Englischen unzählige Fremdwörter integriert. Manchmal kann man die fremdsprachige Herkunft nicht mehr erkennen. Handelt es sich um nicht vollständig assimilierte Worte und Wortwendungen, werden diese Phrasen in üblichen Texten *kursiv* geschrieben (z. B. *sine qua non*). In wissenschaftlichen Manuskripten wird das Befolgen dieser Regel nur noch von wenigen Journals gefordert, die meisten verzichten jedoch vollständig darauf.

Verwirrung stiften auch die lateinischen Worte *in vivo*, *in vitro*, *de novo* und *in vacuo*. Alle drei müssen hinter dem Substantiv, das sie näher bezeichnen, stehen. Es heißt also korrekt „tests *in vivo*" und nicht „*in vivo* tests". Aber mittlerweile wird diese Regel aufgeweicht und viele Journals akzeptieren auch die eigentlich inkorrekte Schreibweise (inklusive der nicht kursiven Darstellung).

Achten Sie auch auf die Pluralformen lateinischer Worte (z. B. medium/media).

12.6.4 Abkürzungen & Akronyme

Für bestimmte Worte, Institutionen, Titel usw. gibt es offizielle Abkürzungen. Daneben gibt es noch so genannte Akronyme, das sind Abkürzungen bzw. Kunstworte, die aus den Anfangsbuchstaben der jeweiligen Bezeichnung gebildet werden. Beispiel: AIDS. Abkürzungen, die sich von sowieso groß zu schreibenden Wörtern ableiten, werden gewöhnlich auch groß geschrieben. Die korrekten Abkürzungen sollten einem aktuellen Wörterbuch entnommen werden.

Wenn Einheiten wie mg oder ml im Manuskript verwendet werden, sollte für Singular und Plural die gleiche Einheit konsistent benutzt werden. Beispiel: 50 mg, 40 IU. Die Pluralformen von ECG oder

IQ werden durch ein Anhängen des Buchstabens s ohne Benutzung des Apostrophs gebildet. Beispiel: ECGs, IQs. Das gleiche Prinzip gilt für Jahreszahlen. Beispiel: In the late 1970s, Smith discovered… Ein Apostroph zeigt gewöhnlich einen Besitz an, an animal's bone. Die Abkürzungen der Begriffe page und species haben besondere Pluralformen. Eine Seite wird mit p., mehrere mit pp. abgekürzt. Eine Species wird mit sp. abgekürzt, mehrere mit spp.

Abkürzungen und Akronyme sollten nicht allzu häufig in einem Manuskript verwendet werden. Schwierige oder sehr lange Fachbegriffe sollten allerdings schon, wenn möglich, abgekürzt werden. Eine Abkürzung sollte bei erstmaliger Verwendung in einem Text definiert werden. Beispiel: „The whooping cough (WC)…".Besonders häufig benutzte Abkürzungen werden oft international standardisiert benutzt. Auch hier ist ein Blick in ein Wörterbuch anzuraten.

12.6.5 Interpunktion (Punctuation)

Je einfacher und klarer Satzkonstruktionen sind, desto einfacher ist auch deren Interpunktion. Schachtelsätze, eingefügte Nebensätze und ein insgesamt überladen wirkender Satzbau ermüden nur den Leser und führen nicht auf direktem Weg zur Hauptbotschaft.

In der englischen Wissenschaftssprache wird das Semikolon immer weniger verwendet. Sätze werden gewöhnlich mit einem Punkt (full stop) beendet. Vermeiden Sie die Verknüpfung von mehreren Sätzen via Semikolon, denn das kann manchmal zu einer Fehlinterpretation führen.

Die Kommasetzung in der englischen Sprache hat ebenfalls ihre eigenen Regeln. (Da werden manche Erinnerungen an das Schulenglisch wach.) Nebensätze, die zum Verständnis des Satzes notwendig sind, werden nicht mit Komma getrennt. Werden Nebensätze mit that eingeleitet, werden diese ebenfalls nicht mit Komma getrennt. Nebensätze, die lediglich Zusatzinformationen liefern, werden dagegen sehr wohl mit einem Komma getrennt.

Beispiel:

„Every patient who suffered from chest pain or shortage of breath was excluded from the study."

- Kein Komma, weil "who suffered" notwendig ist für die Definition von "patient". Der Sinn des Satzes würde sich ändern, wenn man den Nebensatz weglassen würde: „Every patient was excluded from the study" – funktioniert nicht.

„Another patient, who had a temperature of 39,8°C in addition to his chest pains, was referred for further examination and blood cultures."

- Nebensatz durch Komma abtrennen, denn er liefert nur zusätzliche Informationen zu diesem einen Patienten. Der Satz „Another patient was referred for further examination and blood cultures" vermittelt zwar weniger Informationen, ist aber immer noch sinnvoll.

12.6.6 Zahlen in englischen Manuskripten

Traditionell werden Zahlen bis 10 grundsätzlich ausgeschrieben, außer es handelt sich um Seitenzahlen oder Angaben zu Abbildungen und Tabellen. Allerdings gibt es mittlerweile auch Journals, die für alle Zahlenangaben ein arabisches Format fordern (bei Unklarheiten immer in den Author Guidelines nachschlagen). Innerhalb eines Manuskripts sollte die Zahlendarstellung natürlich konsistent sein.

Weitere Faustregeln, die in den meisten Journals gelten:

Zahlen sollten grundsätzlich bei Angaben zu Dosierungen oder Messwerten verwendet werden, z. B. 32 m oder 70 °C. Soll eine Zahlenangabe am Satzanfang stehen, muss die Zahl ausgeschrieben werden. Stehen zwei Zahlen direkt hintereinander (back to back), sollte eine Zahl ausgeschrieben werden (Beispiel: seven 15-ml portions...).

Zahlenangaben können manchmal Verwirrung stiften. Messwerte sollten grundsätzlich mit den gültigen SI-Einheiten angegeben werden (z. B. kg, m, s, M, mol, K, A, cd). Zahlenangaben in der Form $1{,}3 \times 10^3$ lassen sich nicht immer vermeiden (Zellzahlen), sollten aber sparsam im Manuskript verwendet werden. Da im amerikanischen Sprachraum die Angaben billion, trillion nicht den deutschen bzw. europäischen Maßzahlen entsprechen, wird deren Verwendung nicht empfohlen.

Bei Prozentangaben sollte vor jedem %-Symbol eine arabische Zahl stehen, z. B. „symptoms were found in 15 %, 34 %, and 12 % of the patients in groups 1, 2, and 3, respectively". Prozentangaben in Sätzen können so dargestellt werden: Beispiel: „Cardiac disease was found in 50 % (30) of the patients". Oder „in 30 (50 %) of the patients"– oder „in 50 % (30/60) of the patients".

Messwerte, die sich statistisch nicht signifikant unterscheiden, sollten nicht als »insignificant« bezeichnet werden. »Significant« sollte nicht benutzt werden, wenn keine statistischen Tests durchgeführt wurden.

Mathematische Formeln sollten, sofern notwendig, in möglichst einfacher Form dargestellt werden (siehe dazu auch Kapitel 10 und die Author Guidelines Ihres Journals).

12.6.7 Aktiv- und Passivsätze (active and passive voice)

Der Passiv wird verwendet, wenn derjenige, der eine Handlung vollführt, im aktuellen Zusammenhang unwichtig ist. Beispiel: „The first cardiac pacemaker was implanted in 1958". Man kann Passiv auch verwenden, um einer Sache oder einer Person eine Bedeutung zuzuweisen. Beispiel: "Senning and his collegue implanted the first cardiac pacemaker" (um Senning hervorzuheben) oder"The first pacemaker was implanted by Senning" (um den Schrittmacher hervorzuheben).

Von den meisten Sprachwissenschaftlern wird das Aktiv bevorzugt. Es ist klarer in seiner Bedeutung, lässt weniger Raum für Fehlinterpretationen und liest sich flüssiger. Es sollte daher stets nach dem wahren Subjekt eines Satzes gesucht werden.

Klassische wissenschaftliche Formulierungen im Passiv lauten: "The following results were obtained" oder "It is recommended by the authors of the present study".

Schreiben Sie doch stattdessen einfach: "We obtained these results" und „We recommend".

12.6.8 Zeitformen in englischen Manuskripten

Bei den meisten Manuskripten werden Vergangenheits- und Gegenwartsformen benutzt. Obwohl im Einzelfall immer eine subtile Entscheidung zu treffen ist, geben folgende Punkte eine grobe Richtschnur.

Abstract/Summary. Past tense, denn es wird auf die zurückliegende Erhebung der eigenen, jetzt noch unpublizierten Daten eingegangen.

Introduction. Present tense, denn es wird auf vorhandene Erkenntnisse eingegangen.

Materials & Methods. Past tense, denn es wird von den selbst verwendeten Arbeitstechniken berichtet.

Results. Past tense, denn es werden die gefundenen Ergebnisse aufgeführt.

Discussion. Past und Present tense, denn die Ergebnisse müssen in Relation zu anderen Ergebnissen interpretiert werden.

Present tense wird immer benutzt, wenn eine Tatsache schon bekannt war und publiziert wurde (in einem primären wissenschaftlichen Journal). Beispiel: Echocardiography is commonly used to detect cardiac valve abnomalities. Es wird ebenfalls bei Bezug auf Tabellen und Abbildungen benutzt. Allgemeine „Wahrheiten" (jedenfalls, bis sie jemand widerlegt hat) werden immer in Present tense geschrieben.

Present perfect wird bei mehrfach beobachteten oder wiederholten Ergebnissen benutzt. Beispiel: "Furosemide has been shown to produce significant elevations in diuresis".

Past tense wird dann benutzt, wenn Ergebnisse oder Fakten beschrieben werden, die nicht einfach verallgemeinert werden können. Beispiel: "Simm et al. (1999) reported that Angiotensin action is dependent upon cell density". Past Tense wird auch bei bisher unpublizierten Ergebnissen benutzt. Beispiel: "In the present study, substance A inhibited 50 % of the cell proliferation".

12.6.9 Ideen einfach ausdrücken – auch auf Englisch

Im Vordergrund eines wissenschaftlichen Manuskripts steht die Vermittlung neuen Wissens in einer klaren, präzisen und einfach verständlichen Form. Fragen Sie immer beim Schreiben, ob Satzbau, Wortwahl und Stil dieser Anforderung gerecht werden. Sowohl in deutschen als auch englischen Manuskripten wird sehr häufig viel Wortballast mitgeschleppt, der den Leser ermüdet.

Welche inhaltslosen Bindewörter oder Phrasen sollten also vermieden werden?

Zunächst einmal die beliebten„*It ... that*"-Konstruktionen. Sie geben keine neuen Informationen. Beispiele: "It is interesting to note that...", "It seems that there can be little doubt...", "It is considered that..."

Vermeiden sollten Sie auch die auf Englisch so genannten *hiccups*: „*All of*", „*large in size*", „*red in color*" oder „*refer back*". „*Red in color*" beispielsweise ist redundant, denn in welcher Hinsicht als der Farbe sollte ein Objekt denn sonst rot sein?

Der Gebrauch der folgenden Redewendungen sollte nicht von vornherein verurteilt werden – trotzdem sind sie aber abgegriffen und daher besser sparsam einzusetzen:

a majority of, by means of, definitely proved, for the reason that, having regard to, in case, it has been reported by Jones, lacked the ability to, on the basis of, a number of, despite the fact that, in order to, it is worth pointing out, prior in time to, a proportion of, are found to be in, due to the fact, agreement with, give rise to, in connection with, it would appear that

Im Englischen kann man, ähnlich wie im Deutschen, ein Substantiv durch andere vorhergehende Substantive oder Adjektive näher beschreiben. In der Wissenschaftssprache wird diese Möglichkeit allerdings häufig missbraucht. Beispiel: „single comb white leghorn specific pathogen free chickens". Nach jedem Wort denkt der Leser, er hätte nun das Ende der Kette erreicht, aber der Ausdruck geht immer noch weiter, bis schließlich klar wird, dass es die "chickens" sind, die "single comb", "white leghorn" und "specific pathogen free" sind.

Besondere Bedeutung verdienen so genannte „faule" Verben (auf Englisch *lazy verbs*) und Verbalsubstantive (*verbal nouns*). Beispiele für faule Verben sind: *present, observe, demonstrate, show, exhibit*. Sie sind unspezifisch und werden in der Wissenschaftssprache vor allem dann gebraucht, wenn einem kein besseres Verb einfällt: „The patient exhibited a fever of … " Sie sollten durch stärkere bzw. treffendere Verben ersetzt werden: „The patient's temperature reached a maximum of … "

Verbal nouns sind Substantive, die sich von Verben ableiten und meist auf *-ion* enden (collection, protection, degeneration). Vor Einsatz dieser Substantive – oder vielmehr: bevor man diese Substantive einsetzt, sollte man sich überlegen, ob nicht die entsprechenden Verben die bessere Wahl sind.

Manchmal schleicht sich auch klinischer Jargon in die Wissenschaftssprache ein: „*No pathology was found in the spleen*". Dieser sollte, so es einem selbst denn auffällt, durch exaktere Ausdrucksweise ersetzt werden.

12.7 Die Überarbeitung – wie ein Paper entsteht

Von der Einleitung über Material und Methoden und den Ergebnisteil haben Sie sich bis zur Diskussion und Schlussfolgerung vorgearbeitet und sind nun erleichtert: Das Paper ist fertig!

Entschuldigung, aber: nein.

Die erste Fassung eines Manuskripts ist eine Rohfassung, die noch den letzten Schliff braucht. Während Sie die erste Fassung geschrieben haben, kam es auf Organisation und Logik des Manuskripts an, in der Überarbeitung stehen vor allem Stil und Wortwahl im Mittelpunkt.

Im Folgenden einige Praxistipps, wie Sie effektiv überarbeiten:

- Drucken Sie das Manuskript aus. Im gedruckten Manuskript werden Sie Fehler entdecken, über die Sie am Bildschirm fünfmal hinweggelesen haben. Schreiben Sie an den Rand, welche strukturellen Änderungen vorgenommen werden sollen, z. B. „Wort löschen", „Tabelle 1 und 2 kombinieren" oder „in den Abschnitt Diskussion verschieben".

- Beantworten Sie die folgenden Fragen:

1. Ist der Titel griffig, verständlich und (wichtig!) stimmt er mit dem Inhalt überein?

2. Sind im Abstract alle relevanten Informationen aufgeführt, ohne dass die erlaubte Wortanzahl überschritten wird?

3. Sind alle wichtigen Informationen im Abschnitt „Introduction" aufgeführt, ohne dass dieser Teil zu lang und zu komplex wird? Ist am Ende dieses Abschnitts die Fragestellung klar hervorgehoben?

4. Sind die übrigen Abschnitte des Textes korrekt angeordnet? Entsprechen sie den Autorenrichtlinien?

5. Können Textabschnitte gelöscht oder verkürzt werden? Werden Informationen an anderer Stelle wiederholt?

6. Fehlen irgendwo wichtige Informationen?

7. Sind die Daten im Text und in den Tabellen schlüssig aufeinander abgestimmt?

8. Sind alle Referenzen im Text auch im Literaturverzeichnis enthalten und umgekehrt? (Das hat Ihre Literaturverwaltungssoftware hoffentlich richtig gemacht – siehe dazu auch Kapitel 6.)
9. Können Tabellen oder Abbildungen gelöscht, umstrukturiert oder kombiniert werden?

- Speichern Sie häufig die Arbeit ab und fertigen Sie Sicherungskopien an. Ohne Sicherungskopien bewegen Sie sich auf sehr dünnem Eis.
- Spannen Sie auch die Rechtschreibprüfung, die Online-Wörterbücher und – nicht zuletzt – Ihre Co-Autoren ein!

Bedenken Sie: Revisionen, die Sie jetzt nicht machen, müssen Sie machen, sobald die Kommentare der Gutachter eingetroffen sind. Eine gute Überarbeitung erhöht die Chancen, dass das Manuskript angenommen wird und sich die Nacharbeit in Grenzen hält.

12.8 Das (fast) fertige Manuskript

Endspurt – das Manuskript ist fast fertig zum Einreichen. Was müssen Sie jetzt noch beachten?

- Lesen Sie die „Instructions for Authors"noch einmal gründlich durch und überprüfen Sie alle geforderten Angaben (Zeilenabstand, Schriftgröße, Seitennummerierung, Zitierstil...)
- Lassen Sie das fertige Manuskript noch einmal von ein oder zwei unbeteiligten Kollegen lesen. Hier fallen oft noch Kleinigkeiten (oder größere Macken) auf.
- Legen Sie sich im elektronischen Einreichungssystem des Journals einen Zugang an und geben Sie schon einmal die Metadaten des Papers ein (Co-Autoren, Affiliations, Einverständniserklärungen von Patienten etc.)
- Schreiben Sie den Begleitbrief an den Editor (*Cover letter*) und lassen Sie auch diesen noch einmal vom Betreuer und den Kollegen Korrektur lesen. Im Begleitbrief sollten Sie neben einer knappen Inhaltsangabe auch kurz und sachlich die Vorzüge

Ihrer Arbeit erwähnen. Der Begleitbrief wird so formuliert, als ginge er per Post an den Herausgeber (die Postadresse findet sich auf der Webseite des Journals), wird aber in der Regel im elektronischen Einreichungssystem mit hochgeladen.

- Laden Sie schließlich das fertige Manuskript und die Abbildungen hoch.

- Nach dem Einreichen erhalten Sie in der Regel eine PDF als Druckfahne zum Herunterladen. Drucken Sie auch diese aus und prüfen Sie sie ein letztes Mal auf Fehler.

Dann können Sie das Manuskript guten Gewissens elektronisch abschicken.

12.9 Der Umgang mit den Kommentaren von Gutachtern (Reviewern)

Gewöhnlich wird kein Manuskript ohne Kommentare der Gutachter zu den Autoren zurückkehren. Steht man am Beginn seiner Karriere und hat vielleicht nicht den mächtigsten Chef als Co-Autor, kann der eine oder andere Kommentar eines Gutachters ziemlich wehtun. Oft werden nämlich gar nicht die eigentliche Arbeit, sondern Kleinigkeiten im Schreibstil oder der Argumentation herangezogen, um eine Publikation nicht zu akzeptieren. Sehen Sie diese Kommentare nicht als persönlichen Affront.

Bedenken Sie immer, dass auch Ihre Autorenkollegen nicht besonders glücklich über die Verfahrensweise im *peer review* sind. Aber lesen Sie die Gutachten gründlich durch: Oft haben Anmerkungen doch Hand und Fuß und zeigen beispielsweise Schwächen in Ihrer Argumentation auf oder weisen auf Quellen hin, die Ihnen noch nicht bekannt waren. Manchmal ist es nur ein Wort, das einen Gutachter vielleicht einen anderen Schluss ziehen lässt als Sie.

Bei unberechtigter oder sachlich falscher Kritik sollten Sie dies im Antwortbrief diplomatisch verpacken: Finden Sie ein Körnchen Wahrheit an dem falschen Kommentar, heben Sie dieses hervor und danken Sie dem Gutachter für seinen wertvollen Beitrag, aber erklären Sie, warum Sie die Sache anders sehen.

Gehen Sie auf jeden Kommentar einzeln ein und führen Sie genau die durchgeführten Änderungen auf – oder warum Sie auf gewünschte Änderungen verzichtet haben. Manche Zeitschriften wünschen sogar eine farbige Markierung im Text.

Sollten Sie sich nach dem Bearbeiten der Kommentare frustig fühlen: Machen Sie Ihrem Ärger nicht im Anschreiben an den Editor Luft. Gehen Sie davon aus, dass Sie über solchen kleinlichen Ärgernissen stehen und bleiben Sie sachlich. Sie hinterlassen damit einen guten Eindruck. Wie wir alle wissen, ist die Welt ja klein – vor allem die wissenschaftliche.

13 Die fertige Arbeit veröffentlichen

Die Arbeit ist fertig, die mündliche Prüfung bestanden? Herzlichen Glückwunsch! Zwischen Ihnen und Ihrem Doktortitel steht nun noch die sogenannte Veröffentlichungspflicht.

Wie diese genau aussieht, entnehmen Sie Ihrer Promotionsordnung Dort steht, wie viele gedruckte Exemplare Sie abliefern müssen (bei Eigendruck bzw. bei Druck in einem Verlag), und wie alternativ die Online-Veröffentlichung ablaufen soll.

13.1 Publikation im Eigendruck

Das ist die einfachste, aber nicht unbedingt preiswerteste Variante.

Sie gehen dazu mit Ihrer Manuskriptdatei in einen Copyshop, lassen sich bezüglich Papierqualität, Bindung und Einband beraten und lassen Ihr Manuskript schließlich drucken und binden.

Beim Einband und der Bindung müssen Sie darauf achten, was Ihre Promotionsordnung vorsieht: Oft sind z. B. Ringbuch- oder Spiralbindungen nicht erlaubt. Wenn Sie sich für eine Klebebindung entscheiden, Vorsicht: Nach dem Binden dürfen Sie die Bücher für einige Stunden nicht öffnen, sonst geht an dieser Stelle die Klebebindung kaputt.

Große Kette oder kleiner Copyshop? Wenn Sie beispielsweise bei Staples oder einem anderen Riesen drucken und binden lassen, zahlen Sie möglicherweise weniger als in einem unabhängigen Shop, die Beratung und die Qualität des Ergebnisses sind jedoch tendenziell schlechter. Das variiert aber zugegebenermaßen von Filiale zu Filiale.

Trauen Sie sich, zu vergleichen: Besprechen Sie in mehreren Copyshops die Druckvarianten und Preise und lassen Sie sich Beispiele anderer Arbeiten (Ansichtsexemplare) zeigen.

Seit einiger Zeit wetteifern zahlreiche Online-Druckereien um Kunden (einfach mal nach „Doktorarbeit drucken lassen“ suchen). Diese können zwar auch gute Ergebnisse liefern, der entscheidende Nachteil ist aber, dass Sie kein Ansichtsexemplar vor Ort anschauen (und befühlen) können.

Der Gesamtpreis hängt von der in Ihrer Promotionsordnung vorgeschriebenen Anzahl an Exemplaren ab, von der Seitenzahl Ihrer Dissertation und vor allem von der Notwendigkeit und Anzahl von

Farbabbildungen. Sie sollten aber auf jeden Fall mehrere hundert Euro einkalkulieren.

Zitierfähig veröffentlicht ist die Arbeit mit diesem Verfahren übrigens deswegen, weil die Dissertation hinterher einerseits in der Bibliothek Ihrer Uni stehen wird, und weil diese andererseits in der Regel per Promotionsordnung das Recht beansprucht, Ihre Arbeit weiter zu vervielfältigen und zu verbreiten.

13.2 Verlagspublikation

Die Publikation der eigenen Arbeit in einem Verlag ist in anderen Fächern weiter verbreitet als in der Medizin, ist aber trotzdem eine interessante Alternative: Ihr Buch wird ins Verzeichnis lieferbarer Bücher (VLB) aufgenommen und erhält eine ISBN, so dass es wie alle anderen Bücher im Versand oder in jeder Buchhandlung bestellt werden kann. Und Sie können es bei der VG Wort[40] anmelden und erhalten dann eine Vergütung, sogar dann, wenn jemand das Werk nur aus der Bibliothek ausleiht. (Ob diese Vergütung den Druckkostenzuschuss, den Sie vermutlich zahlen müssen, wieder einspielt, steht auf einem anderen Blatt.)

Die Druckqualität ist in der Regel höher als in einem Copyshop – die Vorarbeit ist unter Umständen aber auch intensiver, denn das Buch wird möglicherweise anhand Ihrer Word- oder anderen Manuskriptdatei erst einmal gesetzt und Sie müssen dann die Fahnen (heutzutage eher eine PDF) kontrollieren. Auch an die Qualität und Auflösung von Abbildungen werden höhere Ansprüche gestellt, die Sie am besten direkt in Rücksprache mit dem Verlag klären. Auch Verlagspublikationen werden gewöhnlich digital produziert, nur sind diese Maschinen nicht mit den Kopierern aus dem Copyshop vergleichbar und bieten eine dem Offsetdruck vergleichbare Qualität, auch im Farbbereich.

Auch bei einer Verlagspublikation müssen Sie Pflichtexemplare an Ihre Unibibliothek liefern, meist aber deutlich weniger, wenn der Verlag bescheinigt, dass das Werk in einer bestimmten Auflage produziert wird. Auch hier stehen die konkreten Regeln in der jeweiligen Promotionsordnung. Oft übernimmt der Verlag schon diese Pflichtlieferung, sodass Sie nicht selbst mit dem Paket zur Post oder zur Uni stiefeln müssen.

[40] http://www.vgwort.de

Was kostet nun eine Verlagspublikation? Da fast jeder Verlag Mindestauflagen hat, müssen Sie ebenfalls (wie beim Druck im Copyshop) mit mindestens mehreren hundert Euro rechnen. Für das Geld erhalten Sie aber normalerweise mehr Exemplare als im Copyshop.

Eventuell übernimmt Ihre Universität auch im Rahmen eines Druckkostenstipendiums Ihren Druckkostenzuschuss. Dies ist aber in der Medizin weiterhin eher unüblich.

Ein guter Ansprechpartner für die Publikation einer medizinischen oder biowissenschaftlichen Doktorarbeit ist – ein wenig Eigenwerbung sei erlaubt – der Verlag Lehmanns Media[41].

13.3 Online-Publikation

Muss ich im Zeitalter von PDF und E-Books meine Dissertation überhaupt noch auf Totholz drucken? An den meisten Fakultäten gilt: Leider ja. Wenn Sie sich für die Online-Publikation entscheiden, müssen Sie aber unter Umständen weniger gedruckte Exemplare einreichen. An anderen Fakultäten reicht mittlerweile auch die Online-Veröffentlichung.

Die einfachste Form der Online-Publikation ist die Einreichung des PDFs Ihrer Arbeit bei Ihrer Unibibliothek, die die Arbeit daraufhin auf ihren Servern öffentlich zugänglich macht.

Auch für die Online-Publikation können Sie sich Hilfe ins Boot holen: So hat sich beispielsweise die Self-Publishing-Plattform epubli[42] unter anderem auf die Online-Veröffentlichung wissenschaftlicher Arbeiten spezialisiert. Mittlerweile produziert man dort nicht nur E-Books, sondern bietet auch sogenanntes Print on Demand an, mit dem auch kleine und große gedruckte Auflagen hergestellt werden können.

Auch hier sollten Sie wieder damit rechnen, dass Sie mehr Vorarbeit leisten müssen als bei einem konventionellen Eigendruck. Und – auch hier – lesen Sie vorher die Promotionsordnung oder fragen im Promotionsbüro an, ob eine solche Veröffentlichung geeignet ist, um die Veröffentlichungspflicht zu erfüllen, und wie viele gedruckte Exemplare gegebenenfalls zusätzlich abgeliefert werden müssen.

[41] https://www.lehmanns.de/page/fuerautoren
[42] http://www.epubli.de/science

14 Probleme während der Arbeit

14.1 Das Leben als Doktorand

Wenn Sie sich ein bisschen in Ihr Thema eingearbeitet haben, wird Sie schnell die tägliche Routine einholen. Sie werden ein Gefühl dafür bekommen, wie gut Sie eigentlich betreut werden (Praxis und Theorie beim Vorstellungsgespräch klaffen oft auseinander), und Sie merken auch schnell, ob die Methoden etabliert sind oder nicht.

Haben Sie bereits innerhalb der ersten vier Wochen Grund zur Annahme, dass Sie unzureichend betreut werden oder das Thema unpassend ist, sollten Sie schnellstens ein Gespräch mit Ihrem Betreuer suchen. Natürlich müssen Sie auch ein gewisses Maß an Selbständigkeit mitbringen – der Betreuer möchte Ihnen in der Regel nicht die Hand beim Pipettieren führen. Wenn Sie aber ehrlich das Gefühl haben, dass die Betreuung schlecht ist oder das Thema ungeeignet und sich auch nach einem offenen Gespräch nichts ändert, dann trauen Sie sich, die Arbeit abzubrechen.

Jedem Doktorvater und jeder Doktormutter bringt der Abbruch einer Arbeit auch ein gewisses schlechtes Image, denn negative Nachrichten sprechen sich unter Studenten schnell herum. Die meisten Betreuer versuchen (nicht nur deshalb), bestehende Probleme aus dem Weg zu räumen.

Falls Sie sich für einen Abbruch entscheiden, lernen Sie aus den Problemen, um einen neuen, erfolgreicheren Versuch zu starten.

An vielen Fakultäten wird zwischen Doktorand und Uni bzw. zwischen Doktorand und Betreuer ein Doktorandenvertrag abgeschlossen. In ihm sind der zeitliche Ablauf, das Thema und die gegenseitigen Pflichten aufgeführt und schriftlich, und damit rechtlich bindend, fixiert. Als Promovend haben Sie damit die Möglichkeit, den Dekan auf eine mangelnde Betreuung oder eine seit Monaten ausstehende Korrektur aufmerksam zu machen. Das gibt zumindest einen gewissen Rückhalt bei Streitigkeiten.

Sie sind als Doktorand übrigens nicht die unbezahlte, „Wissenschaftliche Hilfskraft" Ihres Betreuers und müssen nicht seine oder ihre Vorlesungen vorbereiten (aber gegen einen entsprechenden Vertrag oder die eine oder andere Kongressreise können Sie ja mal wohlwollend darüber nachdenken).

Pflegen Sie auch den guten Draht zu anderen Promovenden, damit wichtige Informationen auch zu Ihnen fließen – und natürlich wegen der gegenseitigen moralischen Unterstützung.

14.2 Stolpersteine während der Promotion

14.2.1 Die Betreuung lässt nach

In einer idealen Welt wäre die Betreuung während der ganzen Dissertationsphase gleich gut. In der realen Welt wird es aber Phasen geben, in denen Sie sich besser oder schlechter betreut fühlen. Mit zunehmender Selbständigkeit werden Sie auch unabhängiger vom Betreuer arbeiten können und dementsprechend nur bei Problemen zu ihm kommen.

Denken Sie aber daran, dass Ihr Betreuer auch noch andere wichtige Aufgaben hat. Da müssen Patienten versorgt oder ein Kongressbeitrag geschrieben werden, und andere Doktoranden wollen natürlich auch betreut sein.

Wer einen Habilitanden als Betreuer hat, wird wiederum vielleicht mehr Betreuung erfahren als andere. Jemand, der habilitieren will, will in kurzer Zeit viele Artikel veröffentlichen und übt dann wahrscheinlich auch entsprechend Druck aus. Manchen Promovenden tut das gut, andere fühlen sich überfordert. Betreuung ist also ein relativer Begriff. Erwarten Sie also nicht die „24 x 7-Betreuung rund-um-die-Uhr“, dafür aber eine ordentliche Einarbeitung in das Thema einschließlich Hinweis auf die wichtigste Literatur.

Im Laufe der Arbeit, vor allem wenn sie einige Jahre dauert, wird sich in den allermeisten Fällen eine gute und konstruktive Atmosphäre zwischen Ihnen und Ihrem Doktorvater oder Ihrer Doktormutter aufbauen. Es kommt allerdings auch vor, dass Betreuer nach einiger Zeit die Lust an einer Arbeit verlieren, beispielsweise bei mangelnden Resultaten (die oft an der Fragestellung und nicht an Mängeln in Ihrer Arbeitsweise liegen). Erinnern Sie dann Ihren Betreuer an seine Pflichten. Er kann Ihnen ein neues Thema anbieten oder eine andere Methodik ausprobieren. Seien Sie aber auch kritisch mit sich selbst: Sind Ihnen im Moment andere Dinge wichtiger? Zeigen Sie Präsenz im Labor? Suchen Sie den Informationsaustausch mit Ihrem Betreuer und den Kollegen? Führen Sie ein nachvollziehbares Protokoll Ihrer Experimente?

Auch in der Endphase einer Arbeit, sprich in der Korrekturphase, kann es zu Spannungen kommen – besonders, wenn ein Ortswechsel stattgefunden hat und die Kommunikation nur noch per E-Mail und Telefon läuft. Wenn die Korrekturzeiten jegliches vernünftige Maß überschreiten, sollten Sie tatsächlich einmal versuchen, sich ans Dekanat zu wenden, wie oben beschrieben.

Ärgern Sie sich auch nicht, wenn drei- oder viermal eine Korrektur ansteht. Im Gegenteil, seien Sie froh, dass Fehler schon im Vorfeld ausgeräumt werden können und Ihre Arbeit dadurch besser wird. Es sei denn natürlich, die Korrekturen sind nicht zielführend und etwas, das geändert werden sollte, soll bei der nächsten Korrektur wieder zurückgeändert werden. Hier ist ein (diplomatisches) klärendes Gespräch angezeigt.

14.2.2 Die Kooperation anderer Mitarbeiter ist unbefriedigend

Wenn ein Ordinarius Ihr Betreuer sein sollte, werden Sie vermutlich nicht von ihm selbst betreut oder in Methoden eingearbeitet. Das müssen andere, nicht immer freiwillig, übernehmen. In den meisten Instituten werden Ihnen hilfsbereite und entgegenkommende Menschen begegnen, die sich viel Mühe bei der Einarbeitung und Problembewältigung geben werden. In vorwiegend experimentellen Einrichtungen stehen die Chancen für eine gute Einarbeitung nicht schlecht. In klinischen Einrichtungen mag das ein wenig anders aussehen. Sind Sie auf Patientenuntersuchungen angewiesen, kommt es regelmäßig vor, dass Promovenden nicht zu den Untersuchungen gerufen werden. Das ist zwar ärgerlich, aber zumeist nur auf mangelnde Kommunikation zurückzuführen. Forschungsvorhaben spielen gerade in klinischen Stresssituationen eine eher untergeordnete Rolle. Versuchen Sie, die Zusammenarbeit zu verbessern, indem Sie Ihrerseits auch mal Hilfe anbieten, beispielsweise bei Computerproblemen – und der Atmosphäre auf Station ist es immer förderlich, eine Packung Pralinen oder ein Blech Kuchen für das Stationszimmer mitzubringen.

14.2.3 Konkurrenz belebt das Geschäft

Zumindest in größeren Forschungseinrichtungen ist es normal, dass mehre Promovenden zusammen in einer oder mehreren Gruppen arbeiten. Auch wenn vielleicht nicht am gleichen Thema gearbeitet wird, können unschöne Konkurrenzsituationen entstehen. Promovend A denkt, dass B eine bessere Betreuung bekommt oder A und B meinen, dass C unberechtigt eine Autorenschaft auf einem Paper bekommen hat. Aber ob solche Ungerechtigkeiten nun wirklich vorliegen oder nur eingebildet sind: Man sollte sich um ein kooperatives Verhältnis zu den Mitstreitern bemühen.

Dabei kann Wissen ausgetauscht werden, einer kennt sich vielleicht besser in Bildbearbeitung oder statistischen Analysen aus als ein anderer, während der mit der deutschen Sprache nicht so auf dem Kriegsfuß steht. Und so können im Laufe der Zeit Modelle fruchtbarer Zusammenarbeit entstehen. Wie die Kapitelüberschrift richtig vermittelt, sollten alle Promovenden versuchen, das Beste aus ihrer Arbeit herauszuholen.

Es sei hier allerdings nicht verschwiegen, dass es auch Promovenden gibt, die bewusst Konkurrenzsituationen für sich ausnutzen. Gehen Sie dagegen mit aller Konsequenz vor und stellen Sie die Sachlage richtig dar. Lassen Sie sich nicht ausnutzen.

14.2.4 Ortswechsel

Je jünger Ihr Betreuer ist, desto wahrscheinlicher ist es, dass er im Verlauf Ihrer Arbeit an eine andere Klinik oder Institution wechselt. Ist der praktische Teil schon erledigt, ist das meistens kein Problem – über den Schreibprozess können Sie sich auch per E-Mail abstimmen.

Stehen Sie dagegen noch mitten im praktischen Teil, kann der Wegfall der Betreuung unschöne Konsequenzen haben und die Arbeit in Gefahr bringen. Manchmal wird dem Doktoranden angeboten, an eine andere Uni mitzugehen. Wägen Sie das sehr genau ab und prüfen Sie, ob sich das für Sie lohnt. Stehen dort beispielsweise noch keine Laborräume zur Verfügung, ist der zeitliche Rahmen kaum noch abzuschätzen.

Ob ein Betreuer die Uni verlassen wird oder nicht, kann mit etwas Glück schon in den ersten Gesprächen herausgefunden werden: Fragen Sie ihn einfach danach. Ein guter Betreuer wird immer fair mit Ihnen umgehen und Ihnen frühzeitig einen möglichen Wechsel mitteilen. Trotzdem sind Sie natürlich nicht vor bösen Überraschungen gefeit.

14.2.5 Zeitliche Probleme

Selten sind die Promotionsvorhaben, in denen die anfängliche Zeitplanung eingehalten wurde. Als Faustregel gilt: Auf die von einem Betreuer veranschlagte Zeit kann man getrost sechs bis neun Monate drauflegen. Nach dem experimentellen Teil kommen noch Datenanalyse und Schreibarbeit, für die etwa ein Drittel der gesamten Promotionszeit veranschlagt werden sollte. Wer glaubt, die Schreibarbeit sei mal eben im Urlaub parallel zu den anderen Vergnügungen zu schaffen, der irrt. Auch wenn Sie stets nach Ausreden und guten Gründen Ausschau halten, nicht schreiben zu müssen, vertrödeln Sie Zeit und warten länger auf Ihren Doktorhut. Kollegen, die schon dem klinischen Alltag ausgesetzt sind, werden es ebenso schwer haben, denn sie müssen in der sowieso schon knappen Zeit auch noch Freiräume zum Schreiben finden.

Insgesamt hat Prokrastination („Aufschieberitis") eine ganze Reihe von Nachteilen:

- Je länger die Arbeit liegen bleibt, desto schwieriger ist der Wiedereinstieg.
- Veröffentlichungen sind schwieriger in Journalen unterzubringen, weil die Daten älter geworden sind.
- Das Literaturstudium wird aufwändiger, weil es immer wieder aktualisiert werden muss.
- Die Kommunikation mit dem Betreuer wird schwieriger, wenn zu lange mit dem Zusammenschreiben gewartet wird.
- Wenn aus Ihrer Bewerbung ersichtlich wird, dass Sie sehr lange gebraucht haben, macht dies unter Umständen einen ineffizienten Eindruck.

Um gar nicht erst in zeitliche Bedrängnis zu kommen, sollten Sie die nachfolgenden Hinweise beherzigen:

- Beginnen Sie so früh wie möglich mit dem Zusammenschreiben. Wann immer Sie eine neue Methode gelernt haben, fertigen Sie ein leicht nachvollziehbares Protokoll an. Beginnen Sie immer mit Material und Methoden.

- Teilen Sie sich Ihre Zeit sinnvoll ein. In den Semesterferien sollte immer an der Promotion gearbeitet werden. Täglich vier bis fünf Stunden Schreibarbeit sind dabei realistisch.

- Legen Sie sich einen konkreten Zeitplan an. Sie werden merken, dass anfangs die Organisation der Arbeit, des Studiums usw. ganz schön Nerven kosten wird. Nach einiger Zeit werden Sie sich an diese Sachen gewöhnt haben und immer effektiver arbeiten können.

- Wenn Experimente zu ungeahnten Hürden führen, ist es sinnvoll, frühzeitig mit der Problembehebung zu beginnen. Komplexe Methoden erfordern häufig eine sehr genaue Analyse der auftretenden Probleme. Sprechen Sie sofort mit Ihrem Betreuer darüber und suchen Sie Lösungen.

- Ihr Familien-, Freundes- und Bekanntenkreis sollte Verständnis für die Arbeit aufbringen. Sich von ihnen unter Druck setzen zu lassen (mehr oder weniger Zeit mit der Arbeit zu verbringen), ist kontraproduktiv. Sie selbst sind für die Arbeit verantwortlich, und niemand sonst.

- Arbeiten Sie konsequent und kontinuierlich – lieber jeden Tag ein bisschen als 14 Stunden am Stück.

- Bleiben Sie in Kontakt zu Ihrem Betreuer. Am besten, Sie sprechen mit ihm in regelmäßigen Abständen über Ihre Ergebnisse und Probleme.

Zum Schluss möchten wir Ihnen noch einmal die drei wichtigsten Tipps vom Anfang in Erinnerung rufen:

- Keine Angst vor dem leeren Blatt – eine schlecht geschriebene Seite ist besser als eine nicht geschriebene.

- Seien Sie nett zu Leuten, deren Arbeitszeit Sie beanspruchen.

- Und – vergessen Sie die Sicherheitskopien nicht.

Viel Erfolg!

Register